WILLIAM J. ROBINSON,
DOTTORE IN MEDICINA

LA DONNA
LA SUA VITA SESSUALE E AMOROSA

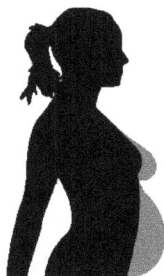

ØMNIA VERITAS.

WILLIAM J. ROBINSON, DOTTORE IN MEDICINA.

Capo del Dipartimento di Malattie Genito-Urinarie e Dermatologia, Dispensario dell'Ospedale del Bronx Redattore dell'*American Journal of Urology and Sexology*; Redattore di *The Critic and Guide*; Autore di *Treatment of Sexual Impotence and Other Sexual Disorders in Men and Women*; *Treatment of Gonorrhea in Men and Women*; *Limitation of Offspring by the Prevention of Conception*; *Sex Knowledge for Girls and Women*; *Sexual Problems of Today*; *Never-Told Tales*; *Eugenics and Marriage*, ecc. Membro della New York Academy of Medicine, dell'American Medical Editors' Association, dell'American Medical Association, della New York State Medical Society, dell'Internationale Gesellschaft für Sexualforschung, dell'American Genetic Association, dell'American Association for the Advancement of Science, dell'American Urological Association, ecc.

DONNA, LA SUA VITA SESSUALE E AMOROSA
1917

Woman, her sex and love life, Omnia Veritas Ltd

Tradotto dall'inglese e pubblicato da
OMNIA VERITAS LTD
ⵔMNIA VERITAS.
www.omnia-veritas.com

LA CREAZIONE DELLA DONNA

Questa antica leggenda orientale è così squisitamente affascinante, così superiore alla narrazione biblica della creazione della donna, che merita di essere riprodotta in *Woman: Her Sex and Love Life*. Esistono diverse varianti di questa leggenda, ma io la riproduco così come è apparsa nel primo numero di THE CRITIC AND GUIDE, gennaio 1903.

All'inizio dei tempi, Twashtri, il Vulcano della mitologia indù, creò il mondo. Ma quando volle creare una donna, scoprì di aver impiegato tutti i suoi materiali nella creazione dell'uomo. Non era rimasto un solo elemento solido. Allora Twashtri, perplesso, cadde in una profonda meditazione dalla quale si destò e procedette come segue:

Ha preso la rotondità della luna, le ondulazioni del serpente, l'intreccio delle piante avvinghiate, il tremolio dell'erba, la snellezza della vite di rosa e il velluto del fiore, la leggerezza della foglia e lo sguardo del cerbiatto, l'allegria dei raggi del sole e le lacrime della nebbia, l'incostanza del vento e la timidezza della lepre, la vanità del pavone e la morbidezza del piumino sulla gola della rondine, la durezza del diamante, il dolce sapore del miele e la crudeltà della tigre, il calore del fuoco e il freddo della neve, il chiacchiericcio della ghiandaia e il tubare della tortora.

Unì tutti questi elementi e formò una donna. Poi la regalò all'uomo. Otto giorni dopo l'uomo si recò da Twashtri e disse: "Mio Signore, la creatura che mi hai dato avvelena la mia esistenza. Chiacchiera senza sosta, mi ruba tutto il tempo, si lamenta per niente ed è sempre malata; riportala indietro".

Ma otto giorni dopo l'uomo tornò dal dio e disse: "Mio Signore, la mia vita è molto solitaria da quando ho restituito questa creatura. Ricordo che danzava davanti a me, cantando. Ricordo che mi guardava con la coda dell'occhio, che giocava con me e si aggrappava a me. Restituiscimela", e Twashtri gli restituì la donna. Passarono solo tre giorni e Twashtri vide l'uomo venire di nuovo da lui. "Mio signore", disse, "non capisco esattamente come sia, ma sono sicuro che quella donna mi provoca più fastidio che piacere. Vi prego di sollevarmi da lei".

Ma Twashtri gridò: "Vai per la tua strada e fai del tuo meglio". E l'uomo gridò: "Non posso vivere con lei!". "Né puoi vivere senza di lei!" rispose Twashtri.

E l'uomo se ne andò addolorato, mormorando: "Guai a me, non posso vivere né con né senza di lei".

PREFAZIONE

Nel primo capitolo di questo libro ho dimostrato, credo in modo convincente, perché la conoscenza del sesso è ancora più importante per le donne che per gli uomini. Ho esaminato attentamente i libri che sono stati scritti per le ragazze e le donne, e so che non è un pregiudizio, né una critica critica critica, ma una rigorosa onestà che mi costringe a dire che non ho trovato un solo libro soddisfacente sul sesso per le ragazze o le donne. Ci sono alcuni ottimi libri per ragazze e donne sull'igiene generale; ma sull'igiene sessuale, sulle manifestazioni generali dell'istinto sessuale, sull'etica sessuale, nessuno. Ho cercato di scrivere un libro del genere. Se ci sono riuscito - completamente, parzialmente o per niente - non sta a me dirlo, anche se ho i miei sospetti. Ma questo so: nello scrivere questo libro sono stato rigorosamente onesto con me stesso, dalla prima all'ultima pagina. Non so se tutto ciò che ho scritto sia la verità. Ma almeno credo che lo sia, altrimenti non l'avrei scritto. E posso affermare solennemente che il libro è privo di qualsiasi cantilena, ipocrisia, falsità, esagerazione o compromesso, né in alcun capitolo è stato fatto alcun tentativo di conciliare gli stupidi, gli ignoranti, i pervertiti o i senza sesso.

Come in tutti gli altri miei libri, ho usato un inglese semplice e onesto. Non più chiaro del necessario, ma abbastanza chiaro da evitare oscurità e malintesi.

La scienza e l'arte sono entrambe necessarie alla felicità umana. Non è questa la sede per discutere l'importanza relativa delle due. E, pur non avendo pazienza con l'arte per l'arte, riconosco che lo scienziato non può essere messo in un canale stretto e ordinato di andare in una certa direzione precisa. Le indagini scientifiche che sembravano senza scopo e inutili hanno talvolta portato a risultati molto importanti, e non denigrerei la scienza per se stessa. Ha la sua utilità. Tuttavia, a me personalmente non serve. Per me tutto deve avere uno scopo umano diretto, una precisa applicazione umana. Quando la coppa della vita umana trabocca di dolore e miseria, mi sembra un gretto dilettantismo o una vera e propria ciarlataneria dedicarsi a problemi insignificanti o bizzarri che non possono avere alcuna relazione con la felicità umana, e vaneggiare di autocompiacimento e autoespressione. Si può avere tutta l'espressione di sé che si vuole facendo un lavoro utile.

E lavorare per l'umanità non esclude un sano edonismo; non il ristretto edonismo cirenaico, ma un illuminato edonismo altruistico. Nello scrivere questo libro ho tenuto costantemente davanti agli occhi il problema umano. Non era mia ambizione limitarmi a trasmettere fatti interessanti: la mia preoccupazione era l'applicazione pratica di questi fatti, il loro rapporto con la felicità umana.

Se questo libro servirà, come confido, a distruggere alcune superstizioni medievali, a dissipare alcuni errori che ostacolano e rendono difficile la vita, a infondere un po' di speranza nei cuori dei senza speranza, a portare un po' di gioia nelle case dei senza gioia, ad aumentare, anche se in misura minima, la somma totale della felicità umana, la sua missione sarà stata gloriosamente compiuta.

Questa è la missione del libro: aumentare la somma totale della felicità umana.

W.J.R.

12 Mount Morris Park W.,
New York City.
1 gennaio 1917.

CAPITOLO I

L'ESIGENZA FONDAMENTALE DELLA CONOSCENZA DEL SESSO PER LE RAGAZZE E LE DONNE

Perché la conoscenza del sesso è di fondamentale importanza per le ragazze e le donne - Le ragioni per cui un passo falso in una ragazza ha conseguenze più gravi di un passo falso in un ragazzo - Il posto che l'amore occupa nella vita della donna - Le disabilità fisiche della donna.

Tutti sono d'accordo - intendo tutti coloro che sono capaci di pensare e che hanno riflettuto sull'argomento - che per il benessere della razza e per il proprio benessere fisico e mentale è importante che il ragazzo riceva un'istruzione sessuale. Non tutti sono d'accordo sul carattere dell'istruzione, sulla sua portata, sull'età in cui dovrebbe essere iniziata e su chi dovrebbe essere l'insegnante - il padre, il medico di famiglia, l'insegnante di scuola o un libro appositamente preparato - ma sulla necessità della conoscenza del sesso per il ragazzo c'è ora un sostanziale accordo, sia tra i conservatori che tra i radicali.

Non esiste un accordo simile per quanto riguarda la conoscenza del sesso per le ragazze. Sono ancora molti gli uomini e le donne - e non solo tra i conservatori - che si oppongono fermamente a che le ragazze ricevano un'istruzione in materia sessuale. Alcuni sostengono che tale istruzione - ad eccezione di alcune regole igieniche sulle mestruazioni - non è necessaria, perché l'istinto sessuale si risveglia nelle ragazze relativamente tardi, ed è sufficiente che imparino queste cose dopo il matrimonio. Altri temono che la conoscenza del sesso distrugga il mistero e il romanticismo del sesso e privi le nostre fanciulle del loro fascino più grande: il pudore e l'innocenza. Altri ancora temono che l'insegnamento del sesso tenderebbe a risvegliare prematuramente l'istinto sessuale nelle nostre ragazze; indirizzerebbe i loro pensieri verso questioni alle quali non penserebbero altrimenti; e sostengono che gli avvertimenti sulle malattie veneree, sulla prostituzione, ecc. che sono parte integrante dell'insegnamento del sesso, tendono a creare un atteggiamento cinico e inimico nei confronti del sesso maschile, che può persino sfociare in idee ipocondriache e nell'antagonismo al matrimonio.

Non nego che ci sia un fondo di verità in tutte le obiezioni di cui sopra. L'istruzione sessuale fa sì che *alcune* ragazze pensino alle questioni sessuali prima di quanto farebbero altrimenti, e alcune ragazze sono diventate amareggiate, ipocondriache e disgustate dal sesso maschile. Ma non sarebbe difficile dimostrare che non è stata l'istruzione sessuale *in sé a essere* responsabile di questi risultati deplorevoli; la colpa è stata del tipo di istruzione *sbagliata*, dell'enfasi sbagliata, delle esagerazioni luride che hanno causato il male, e non della verità. In altre parole, non è l'informazione sessuale, ma la disinformazione sessuale a essere perniciosa. E, naturalmente, su questo tutti saranno d'accordo: piuttosto che una falsa informazione, meglio nessuna informazione.

Ma se le informazioni da dare sono sane, oneste e veritiere, senza esagerare i mali e senza porre eccessiva enfasi sulle ombre oscure della nostra vita sessuale, allora i risultati possono essere solo benefici. Il compito che mi sono prefissato in questo libro è quello di dare alle nostre ragazze e alle nostre donne informazioni sane, corrette e oneste sui loro organi sessuali e sulla loro natura sessuale, informazioni assolutamente prive di ludibrio, da un lato, e di sentimentalismo sdolcinato, dall'altro. Il sesso femminile ha bisogno di queste informazioni, molto più di quello maschile. Sì, se i ragazzi, come è ormai universalmente riconosciuto, hanno bisogno di istruzioni sessuali, le ragazze ne hanno molto più bisogno. Perché? Per diversi motivi importanti.

Il primo motivo per cui l'educazione sessuale è ancora più importante per le ragazze che per i ragazzi è che un passo falso in una ragazza ha conseguenze molto più disastrose che in un ragazzo. I risultati disastrosi di un passo falso in un ragazzo sono solo fisici; i risultati dello *stesso* passo falso in una ragazza possono essere fisici, morali, sociali ed economici. Per parlare più chiaramente. Se un ragazzo, per ignoranza, si lascia andare a rapporti sessuali illeciti, la conseguenza peggiore per lui può essere l'infezione di una malattia venerea. Ma non viene considerato immorale, non viene disprezzato, non viene ostracizzato, non perde minimamente la sua posizione sociale e quando guarisce dalla malattia venerea non ha difficoltà a sposarsi. Non deve nemmeno nascondere alla moglie il suo passato sessuale. Ma se una ragazza fa un passo falso, le conseguenze per lei sono davvero terribili: può non solo costarle la salute e la posizione sociale, ma anche pagare con la sua stessa vita. Corre il rischio di contrarre un'infezione venerea come il ragazzo, ma in più corre il rischio di rimanere incinta, il che nel nostro attuale sistema sociale è davvero una catastrofe. Per salvarsi dall'onta di un figlio illegittimo può abortire; l'aborto può non avere esiti negativi, ma, se eseguito male, può lasciarla invalida a vita o ucciderla del tutto. Se è così sfortunata da non riuscire a convincere nessuno ad abortire, dà alla luce un figlio illegittimo, che nella maggior parte dei casi è costretta a rinchiudere in un istituto di qualche tipo dove spera e prega che possa morire presto - e, in genere, muore. Se non muore, ha per il resto della sua vita una spada di Damocle che pende sulla sua testa e ha il costante terrore che il suo peccato venga scoperto. Non si permette di cercare un compagno, ma se si sposa, lo spettro della sua esperienza antematrimoniale è costantemente davanti ai suoi occhi. Dopo anni e anni di vita coniugale, il marito può divorziare se scopre che lei ha "peccato" prima di conoscerlo. E a meno che il marito non sia un uomo di larghe vedute e non la ami veramente e a meno che lei non gli abbia confessato tutto prima del matrimonio, la sua vita è una continua tortura. Ma anche se la ragazza è sfuggita alla gravidanza, il solo fatto di scoprire che ha avuto un'esperienza illecita la priva della posizione sociale, o la rende un'emarginata sociale, e distrugge completamente o riduce notevolmente le sue possibilità di sposarsi e di creare una casa propria. Deve rimanere una vagabonda solitaria fino alla fine dei suoi giorni.

L'enorme differenza nei risultati di un passo falso in un ragazzo e in una ragazza è chiaramente visibile e per questo motivo, se non per altri, l'educazione sessuale è più importante per le ragazze che per i ragazzi.

Ma ci sono altre ragioni importanti, e una di queste è espressa in modo splendido e veritiero da Byron nei suoi due noti versi.

> L'amore dell'uomo è una cosa a parte della vita dell'uomo,
> È l'intera esistenza della donna.

Sì, l'amore è tutta la vita di una donna.

Alcune donne moderne potrebbero obiettare a questo. Potrebbero dire che questo era vero per la donna del passato, che era esclusa da tutte le altre vie dell'attività umana. La donna di oggi ha altri interessi oltre a quelli dell'amore. Ma io sostengo che questo è vero solo per una piccola percentuale di donne; e anche in questa piccola minoranza di donne, le attività sociali, scientifiche e artistiche non possono prendere il posto dell'amore; per quanto queste donne possano essere impegnate e di successo, vi diranno, se godete della loro fiducia, che sono infelici, se la loro vita sentimentale è insoddisfacente. Niente, niente può riempire il vuoto creato dalla mancanza d'amore. Le varie attività possono aiutare a coprire il vuoto, a proteggerlo da occhi estranei, ma non possono riempirlo. Perché essenzialmente la donna è fatta per l'amore. Non esclusivamente, ma essenzialmente, e una donna che non ha avuto amore nella sua vita è stata un fallimento. Le poche eccezioni che si possono citare non fanno che sottolineare la regola.

Ma non solo dal punto di vista psichico la vita amorosa e sessuale della donna è più importante di quella dell'uomo, ma anche dal punto di vista fisico la donna è molto più consapevole del suo sesso e molto più ostacolata dalle manifestazioni della sua natura sessuale rispetto all'uomo. Per citare solo una funzione, le mestruazioni. Dall'età di 13 o 14 anni fino all'età di quarantacinque o cinquanta anni, la donna si ricorda mensilmente che è una donna, che è una creatura del sesso; e, mentre per molte donne questa funzione periodicamente ricorrente è solo una fonte di fastidio o di disagio, per un gran numero è causa di dolore, mal di testa, sofferenza o completa invalidità. L'uomo non ha un fenomeno simile che lo infastidisca praticamente per tutta la vita.

Ma ancora più importanti sono i risultati dell'unione amorosa, delle relazioni sessuali. Un uomo dopo una relazione sessuale è libero come lo era prima. Una donna, se il rapporto è sfociato in una gravidanza, cosa che in genere accade, a meno che non si prendano particolari precauzioni, ha davanti a sé nove mesi fastidiosi, mesi di disagio se non di vera e propria sofferenza; ha poi una prova estremamente provante e dolorosa, quella del parto, e poi c'è un altro periodo di prova, quello dell'allattamento o della cura e della crescita del bambino. La pena sembra quasi troppo grande.

E quando la donna sta per smettere di avere le mestruazioni, non lo fa in modo tranquillo e confortevole. Deve attraversare un periodo chiamato menopausa, che può durare uno o due anni e che può portare con sé disagi e pericoli. L'uomo non deve attraversare un periodo di demarcazione così netto che separa la sua vita sessuale da quella non sessuale. Nel complesso non si può negare che la donna sia molto più schiava della sua natura sessuale di quanto non lo sia l'uomo. Sì, la natura ha handicappato la donna molto più pesantemente dell'uomo.

In breve, sia in considerazione del fatto che l'ignoranza sessuale, con i suoi possibili errori, ha conseguenze molto più disastrose per la ragazza che per il ragazzo, sia in considerazione del fatto che l'istinto sessuale e le sue manifestazioni fisiche e psichiche occupano una parte molto più importante nella vita della donna di quanto non facciano nella vita dell'uomo, riteniamo che la necessità dell'istruzione sessuale sia molto maggiore nel caso della donna che dell'uomo. Non vorrei essere frainteso nel senso di sottovalutare la necessità dell'istruzione sessuale per l'uomo, ma ritengo che tale necessità sia ancora maggiore nel caso della donna.

CAPITOLO II

GLI ORGANI SESSUALI FEMMINILI: LA LORO ANATOMIA

Gli organi sessuali interni-Le ovaie-Le tube di Falloppio-L'utero-Le divisioni dell'utero-Anteversione, Anteflessione, Retroversione, Retroflessione dell'utero-Endometrite-La vagina-L'imene-Imperforato-I genitali esterni-La vulva, le Labia Majora, le Labia Minora, il Mons Veneris, il Clitoride, l'uretra-I seni-La pelvi-La differenza tra la pelvi maschile e femminile.

Gli organi che distinguono principalmente un sesso dall'altro sono gli organi sessuali. È con l'aiuto degli organi sessuali che i bambini vengono generati e messi al mondo, che la razza si *riproduce* e si perpetua. Per questo motivo gli organi sessuali sono chiamati anche organi riproduttivi.

La prima cosa da fare è conoscere la *struttura* e la *posizione* degli organi sessuali; in altre parole, dobbiamo farci un'idea della loro *anatomia*.

Gli organi sessuali femminili, detti anche organi riproduttivi o generativi, si dividono in interni ed esterni. Quelli interni sono i più importanti e consistono in: ovaie, tube di Falloppio, utero e vagina. Gli organi sessuali esterni della donna sono: vulva, imene e clitoride. Tra gli organi esterni sono generalmente inclusi anche il mons Veneris e le mammelle o ghiandole mammarie.

SOTTOCAPITOLO A - GLI ORGANI SESSUALI INTERNI

Le ovaie. Le ovaie sono gli organi essenziali della riproduzione. Sono loro, infatti, a generare le uova, o *ovuli*, che, dopo essere state *fecondate* dagli spermatozoi dell'uomo, si sviluppano in bambini. Senza le ovaie della donna, così come senza i testicoli dell'uomo (a cui corrispondono), non potrebbero nascere bambini e l'intera razza umana scomparirebbe rapidamente dal nostro pianeta. Le ovaie sono in numero di due e sono incastonate nei *larghi legamenti* che sostengono l'utero nella pelvi, una per ogni lato dell'utero. Sono di colore grigiastro o rosa biancastro e sono lunghe circa un centimetro e mezzo, larghe tre quarti e spesse un terzo di centimetro. Il peso varia da un ottavo a un quarto di grammo. La loro superficie può essere liscia o ruvida e frastagliata. Pensate a una grossa mandorla sbollentata e avrete un'idea abbastanza precisa delle dimensioni e della forma di un ovario.

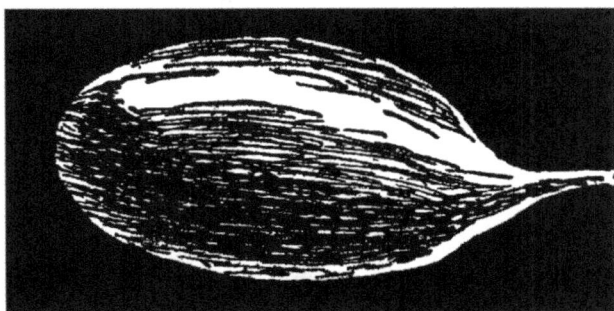

Ovaio

Le tube di Falloppio. Le tube di Falloppio (così chiamate da Fallopio, un grande anatomista che le scoprì; dette anche ovidotti: conduttori d'uovo, perché conducono gli ovuli dall'ovaio all'utero) sono due tubi molto sottili, che si estendono uno da ciascun angolo superiore dell'utero fino alle ovaie; ma all'estremità ovarica si espandono in un'estremità frangiata e a forma di tromba. Le frange sono chiamate *fimbrie*. Sono lunghe circa cinque centimetri e hanno un diametro di appena un sedicesimo di pollice; la funzione delle tube è quella di catturare gli ovuli che fuoriescono dalle ovaie e di convogliarli nell'utero. Considerando il *lume*, o *calibro*, molto stretto delle tube di Falloppio, è facile capire perché anche un'infiammazione molto lieve sia in grado di ostruirle, di sigillare le loro bocche o aperture, rendendo così la donna *sterile*, o incapace di avere figli. Infatti, se le tube di Falloppio sono "ostruite", gli ovuli non hanno modo di raggiungere l'utero.

Il nome greco della tuba di Falloppio è salpinx (salpinx in greco significa tubo). Un'infiammazione della tuba di Falloppio è quindi chiamata salpingite. (Una salpingite ha lo stesso effetto di causare sterilità nella donna come un'epididimite nell'uomo). La salpingectomia consiste nell'asportazione dell'intera tuba di

Falloppio o di un pezzo di essa (corrisponde alla vasectomia nell'uomo).

1. Aperture nelle tube di Falloppio. 2. Bocca dell'utero.

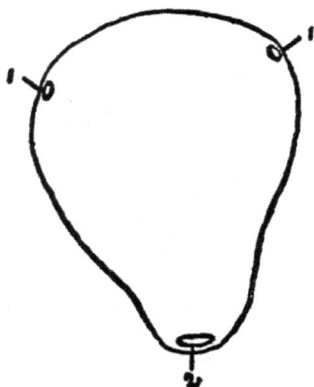

L'utero. L'utero o grembo è l'organo in cui l'ovulo fecondato cresce e si sviluppa in un bambino. È un organo muscolare cavo, delle dimensioni di una pera, con pareti spesse, in grado, sotto l'influenza della gravidanza, di espandersi e crescere notevolmente. La parte larga della pera è chiamata *corpo* dell'utero; la parte stretta inferiore è chiamata *collo* dell'utero, o *cervice*. L'utero di una donna o di una ragazza adulta è lungo circa tre centimetri, largo due centimetri nella parte superiore e spesso quasi un centimetro. Pesa da un grammo a un grammo e mezzo. Quando l'utero è in stato di gravidanza, aumenta enormemente, sia in termini di dimensioni che di peso, come vedremo in un prossimo capitolo. La cavità dell'utero ha una forma piuttosto triangolare; ad ogni angolo superiore si trova la piccola apertura che comunica con la tuba di Falloppio; la parte superiore dell'utero è chiamata fundus; l'apertura esterna dell'utero, situata al centro della cervice, è chiamata bocca dell'utero, o *os*, o os esterno.

FALLOPIAN TUBE

FALLOPIAN TUBE

UTERUS

OVARY

OVARY

NECK OF WOMB

MOUTH OF WOMB

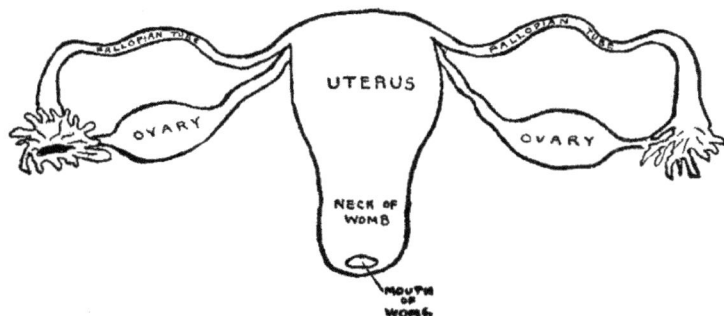

L'utero è situato al centro della pelvi, tra la vescica e il retto. È sostenuto da alcuni legamenti, i principali dei quali sono i legamenti larghi; ma, a causa di una debolezza generale, di un lavoro fisico troppo duro o del sollevamento di pesi pesanti, i legamenti possono stirarsi e l'utero può abbassarsi nella vagina, e si ha allora la condizione nota come prolasso dell'utero. In alternativa, l'utero può essere ruotato in avanti, quando si verifica una condizione di *antiversione*. Se l'utero è *piegato* (o *flesso*) in avanti su se stesso, la condizione è chiamata *anteflessione*. Se l'utero è girato all'indietro, la condizione si chiama *retroversione*; se è piegato o flesso all'indietro su se stesso, la condizione si chiama *retroflessione*. Un grado estremo di antiversione o anteflessione, o di retroversione o retroflessione, può interferire con l'impregnazione, in quanto gli spermatozoi possono trovare difficile o impossibile raggiungere l'apertura dell'utero - l'os esterno.

L'intera cavità dell'utero è rivestita da una membrana mucosa;[1] questa membrana mucosa è chiamata endometrio (endo-interno; metra-utero). Un'infiammazione dell'endometrio è chiamata *endometrite*. È l'endometrio che è principalmente coinvolto nelle mestruazioni, cioè è da esso che proviene la scarica mensile di sangue.

La vagina [vagina in latino: una guaina]. La vagina è il tubo o canale che funge da passaggio tra l'utero e l'esterno del corpo. Si

---

[1] Membrana mucosa - brevemente una membrana che secerne muco o qualche altro fluido.

estende dai genitali esterni o dalla vulva fino al collo dell'utero, abbracciando quest'ultimo per una certa distanza. È un canale forte, fibromuscolare, rivestito di mucosa. Non è liscio all'interno, ma disposto in pieghe, o *rugæ*, in modo che quando è necessario, come durante il parto, può allungarsi enormemente e consentire il passaggio della testa del bambino. La lunghezza del canale vaginale varia da tre a cinque centimetri, ma in generale è molto più capiente nelle donne che hanno avuto uno o più figli rispetto a quelle che non ne hanno avuti.

Vicino all'ingresso della vagina si trovano due piccole ghiandole, grandi come un pisello, che secernono muco. Si chiamano ghiandole di Bartholin; a volte si infiammano e danno un bel po' di problemi.

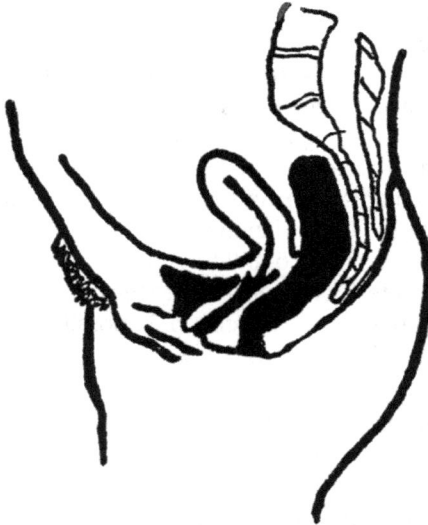

Anteroversione dell'utero.

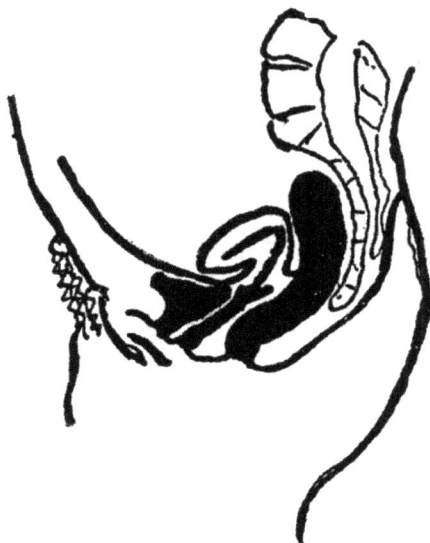

Anteflessione dell'utero.

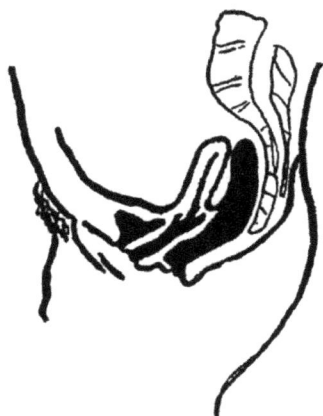

Retroversione dell'utero.

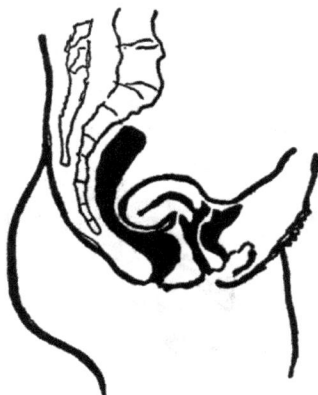

Retroflessione dell'utero.

L'imene [imene in greco: membrana]. L'apertura esterna della vagina, nelle vergini, cioè nelle ragazze o donne che non hanno avuto rapporti sessuali, è quasi interamente chiusa da una membrana chiamata imene. Il nome volgare dell'imene è "testa di fanciulla". L'imene può essere di varie forme e di diversa consistenza. In alcune ragazze è una membrana molto sottile, che si lacera molto facilmente; in altre è piuttosto duro. Sul margine superiore o al centro dell'imene c'è un'apertura che permette il passaggio delle secrezioni della vagina e del sangue dell'utero. In rari casi l'imene non presenta alcuna apertura, cioè la vagina è completamente chiusa. Tale imene è detto *imperforato* (non perforato). Quando la ragazza inizia a mestruare, il sangue non può uscire e si accumula nella vagina. In questi casi l'imene deve essere aperto o tagliato da un medico. In alcuni casi l'imene è congenitamente assente, cioè la bambina nasce senza imene. Mentre l'imene si rompe di solito durante il primo rapporto sessuale, in alcuni casi, essendo elastico ed estensibile, persiste intatto dopo il rapporto sessuale. Come la presenza dell'imene non è una prova assoluta della verginità, così l'assenza dell'imene non è una prova assoluta che la ragazza abbia avuto rapporti sessuali.

I resti dell'imene, dopo la sua rottura, si restringono e formano dei piccoli rialzi che possono essere facilmente percepiti; sono noti come caruncoli. [In latino, *carunculæ myrtiformes*, che significa in inglese caruncoli a forma di mirto; il caruncolo è una piccola elevazione carnosa; deriva da *caro*, che in latino significa carne.

SOTTOCAPITOLO B - I GENITALI ESTERNI

La vulva. I genitali esterni della donna sono chiamati *vulva*. La vulva è composta dalle labbra maggiori, che si trovano all'esterno e che nelle donne adulte sono ricoperte di peli, e dalle labbra minori, che si trovano all'interno e che di solito si vedono solo quando le labbra maggiori sono staccate.

[Vulva in latino significa porta pieghevole. Gli antichi amavano dare nomi di fantasia alle cose.

Il Mons Veneris. L'elevazione sopra la vulva, che durante la pubertà si ricopre di peli, è chiamata con un nome fantasioso, *mons Veneris*, o monte di Venere. Di solito è ben imbottito di tessuto adiposo.

Il clitoride. Il clitoride è un piccolo corpo di circa un centimetro di lunghezza, situato sotto il mons Veneris e parzialmente o interamente coperto dai bordi superiori delle labbra minime.

L'uretra. Tra il clitoride in alto e l'apertura della vagina in basso si trova l'apertura dell'*uretra*, o meato urinario, attraverso cui passa l'urina. Molte donne sono così ignoranti, o diciamo pure innocenti, da pensare che l'urina passi attraverso la vagina. Non è così. La vagina non ha nulla a che fare con il processo di minzione.

Sempre enumerando gli organi sessuali femminili, ma in ordine inverso, da prima all'indietro, o da fuori verso l'interno, abbiamo: Il mons Veneris e le labbra majora, o labbra esterne della vulva; queste sono le parti chiaramente visibili degli organi genitali femminili. Quando le grandi labbra sono staccate si vedono le piccole labbra; quando le grandi labbra e le piccole labbra sono staccate si possono vedere o sentire il clitoride e l'imene, o i resti dell'imene. Abbiamo poi la vagina, un ampio canale muscolo-membranoso ed elastico, nella cui parte superiore si può vedere (con uno speculum) o sentire con le dita il collo dell'utero, o cervice. Solo la cervice, o collo dell'utero, può essere vista, ma il resto dell'utero, la parte più ampia, può essere facilmente percepita ed esaminata con una mano nella vagina e l'altra sull'addome. Le tube di Falloppio sono in continuità con l'utero e sotto le estremità a forma di tromba delle tube di

Falloppio si trovano le ovaie, incastonate nei legamenti larghi, una per lato.

Il seno. Le mammelle, chiamate anche ghiandole mammarie o mammæ [mamma in latino, seno], possono essere considerate organi accessori della riproduzione. Non hanno alcuna importanza nell'uomo, nel quale sono generalmente rudimentali, ma sono di grande importanza nella donna. Producono il latte, necessario per la corretta alimentazione del bambino, e aggiungono molto alla bellezza e all'attrattiva della donna. Sono quindi un aiuto per la donna nel trovare un compagno o un marito. La parte sporgente del seno, che il bambino prende in bocca quando lo allatta, si chiama capezzolo; l'area di colore più scuro che circonda il capezzolo si chiama areola.

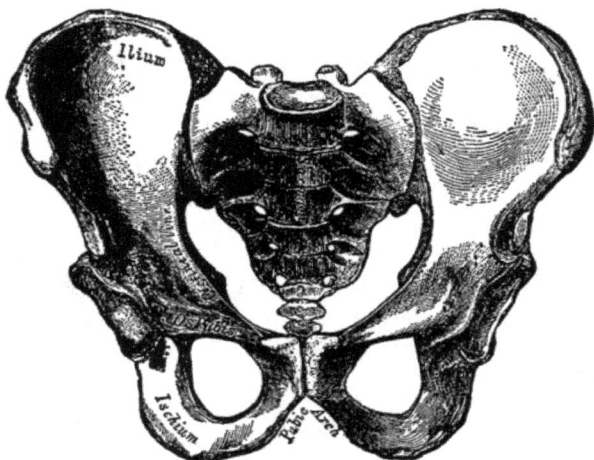

Il bacino dell'uomo.

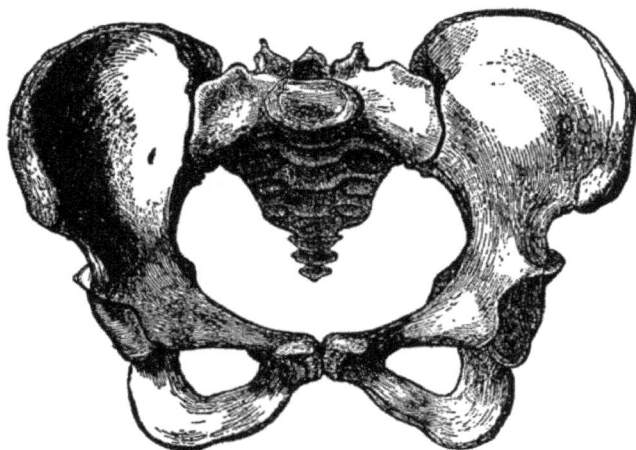

Il bacino della donna.

SOTTOCAPITOLO C - IL BACINO

Gli organi sessuali interni sono situati nella parte inferiore della cavità addominale, quella che viene chiamata *pelvi* o cavità pelvica. Il significato della parola pelvi in latino è bacino. La pelvi, detta anche cintura pelvica o arco pelvico, forma un bacino osseo ed è composta da tre ossa potenti: l'osso sacro, costituito da cinque vertebre fuse tra loro e che costituisce la parte solida della spina dorsale, o colonna vertebrale, nella parte posteriore, e le due ossa dell'anca, una per lato. Le due ossa dell'anca si incontrano davanti, formando l'*arco pubico*.

Le ossa dell'anca sono chiamate in latino ossa innominate e ogni osso dell'anca è composto da tre ossa: l'ilio, l'ischio e l'os pubis. Le cosce sono attaccate alle ossa dell'anca e alle ossa dell'anca sono attaccati anche i grandi muscoli *glutei*, che formano i glutei, o il "sedere".

Il bacino della donna differisce notevolmente da quello dell'uomo. Il bacino femminile è meno profondo e più largo, meno massiccio, i margini delle ossa sono più ampiamente separati, dando così maggiore rilievo alle anche; il sacro è più corto e meno curvo e l'arco pubico è più ampio e più arrotondato. Tutto ciò è necessario per consentire il passaggio della testa del bambino. Se il bacino femminile fosse esattamente come quello maschile, un bambino vivo a tempo pieno non potrebbe mai attraversarlo. Le due illustrazioni mostrano molto chiaramente le differenze tra il bacino maschile e quello femminile.

Si notino in particolare le differenze nell'arco pubico: nel bacino maschile è più un angolo che un arco. Si noti anche come il sacro (con il suo osso annesso, chiamato coccige[2]) sia molto più lungo e solido nel bacino maschile. Le differenze nelle pelvi (il plurale di pelvi è pelves) dell'uomo e della donna diventano pienamente marcate nella pubertà, ma sono presenti già al quarto mese di vita intrauterina.

---

[2] Il coccige è costituito da tre vertebre rudimentali; è il vestigio di un organo che un tempo possedevamo in comune con molti altri animali, cioè la coda.

CAPITOLO III

LA FISIOLOGIA DEGLI ORGANI SESSUALI FEMMINILI

Funzione delle ovaie-Secrezione interna delle ovaie-Funzione della secrezione interna-Numero di ovuli nelle ovaie-I follicoli grafici-Ovulazione-Corpora lutea-Funzione delle tube di Falloppio-Funzione della vagina-Funzioni della vulva, del clitoride e del mons veneris-Funzione delle mammelle-Oltre a secernere latte il seno ha una funzione sessuale-L'orgasmo-Polluzioni nella donna-Caratteri sessuali secondari-Differenze tra donna e uomo.

L'importanza di un organo dipende dalla sua *funzione*, da ciò che fa, e non tanto da ciò che è. È importante conoscere le dimensioni, la struttura e la posizione di un organo, ma è ancora più importante conoscere la sua funzione; in altre parole, per il nostro scopo è più importante conoscere la *fisiologia* che l'anatomia degli organi sessuali.

SOTTOCAPITOLO A - FUNZIONE DELLE OVAIE

Come i testicoli nell'uomo, così le ovaie nella donna sono gli organi sessuali essenziali. Sono gli organi fondamentali, senza i quali gli altri organi sessuali sono inutili. Come i testicoli nell'uomo, anche le ovaie hanno due funzioni distinte, producendo due sostanze distinte. Una funzione è quella di produrre ovuli; questa, chiamata funzione oogenetica o di produzione di ovuli, è la sua funzione *razziale*; senza di essa la razza non potrebbe perpetuarsi. Ma l'ovaio ha anche una funzione *individuale*. Oltre agli ovuli, l'ovaio produce quella che chiamiamo una secrezione *interna* che viene assorbita dal sangue e che è della massima importanza per la donna stessa. Mentre la produzione di ovuli inizia solo nella pubertà, con le mestruazioni, e si conclude con la menopausa, la produzione della secrezione interna dura per tutta la vita della donna. Questa secrezione, composta da varie sostanze chimiche, ha un'enorme influenza non solo sullo sviluppo del corpo della donna, ma anche sui suoi sentimenti.

Innanzitutto è necessaria per lo sviluppo delle caratteristiche speciali della donna, o *caratteri sessuali secondari*. Senza la secrezione interna delle ovaie, una donna assomiglierebbe più o meno a un uomo; non svilupperebbe la sua bella forma arrotondata, i suoi bei capelli lunghi, i suoi seni, il suo ampio bacino, la sua voce femminile, ecc. *In secondo luogo,* la secrezione è necessaria per il corretto sviluppo degli altri organi sessuali; se le ovaie vengono eliminate, l'utero, la vagina e persino la vulva si raggrinziscono. *In terzo luogo,* è questa secrezione interna che eccita nella donna il desiderio sessuale e le fa godere dei rapporti con il sesso maschile. Se le ovaie vengono asportate, soprattutto se in giovane età, la donna non ha alcun desiderio sessuale e non prova alcun piacere. *In quarto luogo*, contribuisce alla salute generale, al benessere, all'energia e alla prontezza mentale della donna.

Vedete l'importanza della secrezione ovarica interna e capirete subito perché, quando le ovaie vengono rimosse con un'operazione, la donna, soprattutto se giovane, subisce cambiamenti così marcati. Proprio perché oggi riconosciamo la grande importanza delle ovaie, quando operiamo le ovaie malate lasciamo sempre almeno un pezzetto di ovaia, se possibile.

Numero di ovuli. Quando la donna nasce, le sue ovaie contengono il numero di ovuli che mai conterranno. In effetti, ne contengono più di quanti ne conterranno alla pubertà. Si stima infatti che alla nascita ogni ovaio contenga circa 100.000 ovuli; la maggior parte di questi, tuttavia, scompare, cosicché all'età della pubertà ogni ovaio contiene solo circa 30.000 ovuli. Poiché dalla pubertà alla menopausa matura un solo ovulo al mese (cioè circa 300-400 ovuli al massimo nell'arco della vita) e poiché per la propagazione della razza sarebbero necessari solo una dozzina o due ovuli, sembra una sovrabbondanza di ovuli, un'inutile soperchieria. Ma la natura *è* generosa quando si tratta di propagare la specie. Una parte di un'ovaia o di entrambe le ovaie potrebbe ammalarsi e migliaia di ovuli potrebbero diventare inadatti alla fecondazione; la natura mette quindi a disposizione una riserva supplementare. Un esempio ancora più eclatante di questa estrema e stravagante ricchezza lo vediamo nell'uomo: è necessario un solo spermatozoo per ingravidare l'ovulo, e solo uno spermatozoo può penetrare nell'ovulo; ciononostante, ogni normale eiaculazione di sperma contiene da un quarto a mezzo milione di spermatozoi.

I follicoli grafiani. Ogni ovulo primitivo o primordiale[3] è incorporato in una piccola vescicola o follicolo, generalmente noto come *follicolo grafiano*, e ci sono tanti follicoli grafiani quanti sono gli ovuli. (I follicoli di Graafian sono stati descritti per la prima volta circa 250 anni fa, nel 1672, da un medico di Delft di nome De Graaf, da cui il nome). Fino alla pubertà, cioè all'inizio delle mestruazioni, i follicoli di Graafian con gli oociti o gli ovuli primitivi sono in una condizione più o meno dormiente. Ma con l'inizio della pubertà inizia un periodo di intensa attività delle ovaie. Questo periodo di attività si ripete regolarmente una volta al mese e costituisce il processo di *ovulazione* e *mestruazione*. I due processi sono strettamente legati, anche se non causalmente. L'ovulazione consiste nella maturazione e nell'espulsione mensile di un ovulo maturo; la mestruazione, di cui si parlerà in un capitolo a parte, consiste nella fuoriuscita mensile di sangue, misto a muco, dal rivestimento interno dell'utero. Ogni ventotto giorni, dalla pubertà alla menopausa, un follicolo grafiano scoppia e un ovulo viene espulso dall'ovaio. Prima che il follicolo scoppi, si gonfia e si ingrandisce e raggiunge la superficie dell'ovaio; l'intero follicolo è congestionato di sangue, ma in un punto vicino alla superficie dell'ovaio è pallido e sottile, e qui avviene la rottura.

---

[3] L'ovulo è in realtà l'uovo completamente maturo e pronto per la fecondazione; prima della maturità non dovrebbe essere chiamato ovulo, ma oocita, e nei trattati più avanzati viene indicato così. Ma in questo caso l'ovulo va bene sia per l'uovo acerbo che per quello maturo.

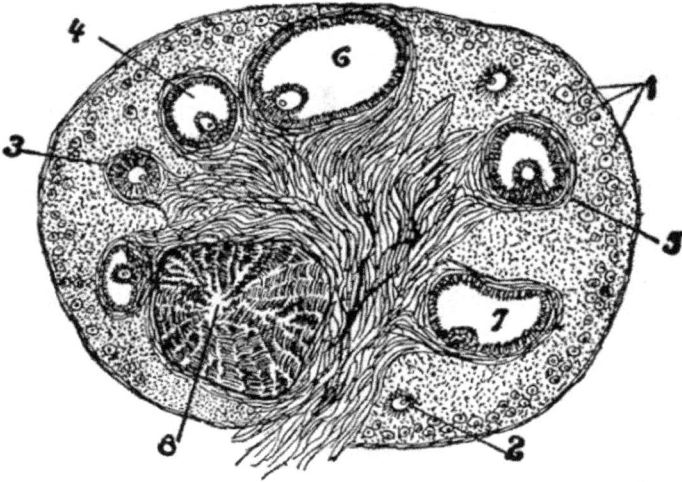

SEZIONE DELL'OVAIO.
1. *Follicolo grafiano allo stadio iniziale.*
2, 3, 4. *Follicoli in fase più avanzata.*
5, 7. *Follicolo quasi maturo.*
6. *Follicolo da cui è fuoriuscito l'ovulo.*
8. *Corpo luteo.*

Corpora Lutea. Dopo che il follicolo grafiano è scoppiato e l'ovulo è stato spinto fuori, la cavità che rimane non rimane vuota e priva di funzioni; c'è un ulteriore processo in corso; c'è una crescita di cellule, di colore giallastro, e il follicolo si riempie di un corpo giallastro, che a causa del suo colore è chiamato *corpo luteo* (plurale-corpora lutea; luteum in latino-giallo, corpo-corpo). Questo corpo luteo cresce di dimensioni fino a occupare talvolta un terzo dell'ovaio. Esiste però una notevole differenza tra i corpi lutei delle donne non gravide e quelli delle donne incinte. Fino a circa un mese i corpi lutei sono uguali, ma in seguito il corpo luteo della donna non incinta comincia a rimpiccilirsi, a ridursi, tanto che alla fine dei due o tre mesi si riduce a una piccola cicatrice e in seguito non si nota più. Il corpo luteo della donna incinta continua ad aumentare fino alla fine del secondo mese, rimane più o meno delle stesse dimensioni fino alla fine del sesto mese e solo allora inizia a diminuire gradualmente. Il corpo luteo della donna non incinta, cioè quello che segue le mestruazioni, è chiamato falso corpo luteo; il corpo luteo che segue la gravidanza è chiamato vero corpo luteo. Il corpo luteo agisce come una ghiandola ed elabora una secrezione che ha un'influenza sulla circolazione nell'utero e sulle mestruazioni. Probabilmente possiede altre proprietà che non conosciamo ancora bene. I corpi lutei di vari animali vengono oggi preparati in polvere o in compresse e utilizzati in medicina per il trattamento di alcune malattie femminili.

SOTTOCAPITOLO B - FUNZIONE DEGLI ALTRI ORGANI GENITALI

Funzione delle tube di Falloppio. La funzione delle tube di Falloppio o ovidotti, come vengono talvolta chiamate, è quella di catturare l'ovulo quando esplode attraverso l'ovaio e di condurlo dall'ovaio all'utero. È mentre l'ovulo si trova nello stretto lume della tuba che lo spermatozoo che è risalito dall'utero di solito lo trova, ed è nella tuba, vicino al suo ingresso nell'utero, che di solito avviene l'impregnazione. Dopo l'impregnazione o la fecondazione, l'ovulo scende lentamente verso l'utero, dove si attacca e rimane e cresce per nove mesi, fino a quando è pronto per uscire e iniziare una vita indipendente.

L'utero o grembo è la casa dell'embrione quasi dal momento del concepimento al momento della nascita. All'interno delle spesse e calde pareti dell'utero il bambino cresce, si sviluppa, mangia e respira, finché tutti i suoi organi e le sue funzioni non hanno raggiunto uno stadio di perfezione tale da permettergli di vivere da solo e per se stesso. Si può dire che questa sia l'unica funzione dell'utero, o almeno l'unica funzione utile. Infatti, l'altra funzione dell'utero, le mestruazioni, non si può dire che sia una funzione necessaria o utile. È una funzione normale perché si verifica regolarmente in ogni donna sana durante il periodo fertile, ma non tutte le funzioni normali sono necessarie o utili. Non tutto ciò che è è giusto o utile.

Funzione della vagina. La vagina è il canale in cui avviene il rapporto sessuale. Riceve l'organo maschile (pene) durante l'atto sessuale e funge da deposito temporaneo per lo sperma maschile. Dopo che gli spermatozoi hanno raggiunto l'utero, la vagina non ha più alcuna funzione da svolgere.

Funzioni della vulva, del clitoride e del **mons veneris.** La vulva e il clitoride non hanno funzioni particolari da svolgere, ma in essi, in particolare nel clitoride, ma anche nelle piccole labbra, risiede il sentimento della voluttà, la sensazione di piacere provata durante l'atto sessuale. Un'altra sede della voluttà nella donna si trova nella cervice dell'utero.

Il mons Veneris non ha una funzione fisiologica particolare da svolgere, ma, così come la vulva, costituisce un forte punto di attrazione per il sesso maschile. Mentre l'intero corpo femminile è attraente per l'uomo, e viceversa, ci sono alcune zone che sono particolarmente attraenti o eccitanti. Tali zone o aree sono chiamate *zone erogene - la* parola erogena significa che genera amore. La vulva e il mons Veneris sono le zone erogene più forti; altre zone erogene sono le labbra, i seni, ecc.

Funzione delle mammelle. La funzione delle mammelle è quella di allattare i piccoli con il latte materno fino a quando non sono in grado di vivere con altri alimenti. L'altro nome delle mammelle è ghiandola mammaria (in latino, mamma-seno), e tutti gli animali che allattano i loro piccoli sono chiamati mammiferi o mammalia. Oltre alla funzione di secernere latte, il seno costituisce una forte zona erogena; è un punto di forte attrazione per il sesso maschile, molti uomini sono più attratti da un seno ben sviluppato che da un bel viso. C'è una buona ragione biologica per questo. Un seno ben sviluppato indica che gli altri organi sessuali sono ben sviluppati e che la donna sarà una moglie e una madre soddisfacente. Considerando quindi l'importanza del seno nell'attrarre un marito e la sua funzione nell'allattare i piccoli, nonché le sue proprietà erogene, è perfettamente corretto classificarlo tra gli organi riproduttivi.

SOTTOCAPITOLO C - L'ORGASMO

Il culmine dell'atto sessuale è chiamato orgasmo. È il momento in cui la sensazione di piacere raggiunge il punto più alto, il corpo prova un brivido, c'è una contrazione spasmodica degli organi genitali e c'è una secrezione di liquido dalle ghiandole genitali e dalle membrane mucose. Questo liquido nella donna non è un fluido vitale come lo sperma nell'uomo; è semplicemente muco, e in alcune donne è in quantità molto ridotta o del tutto assente. Le donne adulte che vivono senza rapporti sessuali fanno occasionalmente sogni sessuali o erotici, cioè sognano di essere in compagnia di uomini, di giocare o di avere rapporti con loro. Questi sogni sono di solito accompagnati da un orgasmo o da una sensazione di orgasmo e da una fuoriuscita di muco, come nel caso di un rapporto sessuale. Questa fuoriuscita di muco durante il sonno è chiamata emissione o polluzione.

Nel sesso maschile le polluzioni svolgono un ruolo importante (vedi "Conoscenze sessuali per l'uomo" dell'autore), perché lo sperma è un fluido vitale, e se viene perso troppo frequentemente il sistema viene messo a dura prova. Nei ragazzi e negli uomini le polluzioni o le perdite notturne possono verificarsi più volte alla settimana o addirittura ogni notte, o più volte a notte. Quando si verificano con tale frequenza, l'uomo può diventare un relitto. Non è così per le donne. In primo luogo, le polluzioni o i sogni notturni nelle donne sono molto più rari che negli uomini; in secondo luogo, come appena accennato, il fluido secreto dalla donna durante il rapporto sessuale o durante un sogno erotico non è di carattere vitale, come lo sperma nell'uomo; è muco, e la secrezione di un fluido mucoso, anche se un po' eccessiva, non costituisce uno scarico per il sistema. Per questo motivo le donne sopportano molto meglio degli uomini i rapporti sessuali ripetuti e le emissioni o le polluzioni.

SOTTOCAPITOLO D - I PERSONAGGI DI SESSO SECONDARIO

Gli organi sessuali costituiscono i caratteri sessuali primari. Sono loro a distinguere principalmente un sesso dall'altro. Ma ci sono numerosi altri caratteri sessuali o differenze sessuali che, pur non essendo così importanti, servono a differenziare i sessi, costituendo allo stesso tempo punti di attrazione tra un sesso e l'altro. Per esempio, la barba e i baffi sono una caratteristica maschile distinta e costituiscono uno dei caratteri sessuali secondari maschili. I caratteri sessuali secondari sono molto numerosi; si potrebbe dire che ognuna dei miliardi di cellule del corpo porta l'impronta del sesso a cui appartiene.

Innanzitutto, lo scheletro. L'intero scheletro femminile si differenzia da quello maschile; tutte le ossa sono più piccole e più gracili; il bacino, come abbiamo visto prima, è meno profondo e più largo. I muscoli, poi, sono più piccoli e più arrotondati. L'intero profilo del corpo è arrotondato anziché spigoloso come nell'uomo. La pelle è più fine, più morbida, più delicata. I capelli sulla testa sono più lunghi e di consistenza più fine, mentre su tutto il corpo sono più fini e meno abbondanti. La voce è più fine, più gradevole e di tonalità più alta (soprano). I seni sono ben sviluppati e hanno una funzione importante, mentre nell'uomo sono rudimentali. Anche la respirazione è diversa: la donna respira principalmente con la parte superiore del torace, l'uomo con quella inferiore. Il cervello è più piccolo e le sue convoluzioni un po' meno complesse nella donna.

La donna differisce notevolmente dall'uomo non solo fisicamente, come abbiamo visto, ma anche mentalmente ed emotivamente. Ma non ci addentreremo in questa fase dell'argomento, se non per osservare che è sciocco parlare di superiorità o inferiorità di un sesso rispetto a un altro. In alcuni aspetti l'uomo è molto superiore alla donna, in altri è inferiore; nel complesso i sessi si bilanciano abbastanza bene e, anche se i sessi non sono e non saranno mai esattamente uguali, non abbiamo il diritto di parlare dell'inferiorità di un sesso rispetto a un altro. Riconosciamo che i sessi sono diversi, ma si completano a vicenda, e l'affermazione dei reazionari e degli odiatori di donne secondo cui la donna è una creatura inferiore è altrettanto insensata di quella di alcune femministe ultra-militanti secondo cui la donna è superiore e l'uomo inferiore.

CAPITOLO IV

L'ISTINTO SESSUALE

Universalità dell'istinto sessuale: non è responsabile dei nostri pensieri e sentimenti.

L'istinto sessuale, che attraversa tutta la natura, dall'animale più basso a quello più alto, è l'impulso innato, la voglia o il desiderio che un sesso ha per l'altro: il maschio per la femmina e la femmina per il maschio. Questo istinto, questo desiderio per l'altro sesso, che nasce con noi e si manifesta fin dalla più tenera età, non è qualcosa di cui vergognarsi. Non c'è nulla di disdicevole o di peccaminoso in esso. È un istinto normale, naturale, sano, impiantato in noi dalla natura per vari motivi e assolutamente indispensabile per la perpetuazione della razza. Se ci fosse qualcosa di cui vergognarsi, sarebbe la mancanza di questo istinto sessuale, perché senza di esso la razza si estinguerebbe rapidamente.

Non è responsabile dei pensieri e dei sentimenti. È necessario insistere su questo punto, perché molte ragazze e donne, la cui mente è stata pervertita da una cosiddetta morale viziosa, si preoccupano fino alla malattia, rimuginano e diventano ipocondriache perché pensano di aver commesso un grave peccato nel provare un desiderio di rapporti sessuali o di abbracciare un certo uomo. Nel complesso è necessario far capire alla ragazza che cresce, quando se ne presenta l'occasione, che un pensiero o un sentimento non possono mai essere peccaminosi. Un'azione può esserlo, ma un pensiero o un sentimento no. Perché? Perché non siamo responsabili dei nostri pensieri e sentimenti, non sono sotto il nostro controllo. Ma questo non significa che, quando si presentano, dobbiamo lasciar loro piena libertà. Dovremmo cercare di combatterli e di allontanarli, ma non c'è nulla di cui vergognarsi, perché non siamo responsabili della loro origine.

Responsabilità delle azioni. Le nostre azioni sono sotto il nostro controllo, almeno in una certa misura, e se compiamo un atto cattivo o dannoso, abbiamo commesso un peccato e siamo moralmente responsabili. Il *desiderio* dell'atto sessuale non è più peccaminoso del desiderio di cibo quando si ha fame. Ma il compimento dell'atto può essere, in certe circostanze, altrettanto peccaminoso quanto il mangiare il cibo che l'uomo affamato ha ottenuto derubando un altro essere umano, povero come lui.

Non vi sto facendo la predica. Ma non sono un estremista né un ipocrita. Non sto sostenendo né l'ascetismo né la licenziosità. L'uno è cattivo, o quasi, quanto l'altro.

Quello che sto cercando di fare è inculcare nelle vostre menti, se possibile, una visione sana ed equilibrata di tutto ciò che è sessuale.

Credo infatti che visioni errate e perverse della fisiologia e dell'igiene dell'atto sessuale e della morale sessuale, cioè del corretto rapporto tra i sessi, siano responsabili di un'indicibile miseria, di un'incalcolabile sofferenza. Entrambi i sessi soffrono, ma il sesso femminile soffre di più. La donna paga sempre di più. Ciò è dovuto ai suoi handicap naturali (mestruazioni, gravidanza, allattamento), alla repressione che subisce da anni, al fatto che deve essere cercata ma non viene mai cercata, e alla sua dipendenza economica.

Per queste ragioni, l'educazione sessuale è una questione di doppia importanza per la donna - questo fatto è stato sottolineato nel primo capitolo. Ma le disabilità della donna ci impongono un altro dovere: *poiché è* lei a portare il fardello più pesante, *poiché* paga sempre più caro dell'uomo, diventa doveroso per l'uomo trattarla con particolare riguardo, con autentica gentilezza e cavalleria.

CAPITOLO V

PUBERTÀ

Cambiamenti fisici nella pubertà-Cambiamenti fisici negli organi genitali e nel resto del corpo-Cambiamenti psichici-Pubertà e adolescenza-Nubilità.

La pubertà è il periodo più bello e significativo della vita di una ragazza. Per quanto sia importante nella vita e nello sviluppo di un ragazzo, lo è ancora di più in quello di una ragazza. In questo periodo vengono spesso gettate le basi che rendono o rovinano la vita futura della ragazza.

Il significato della parola pubertà è maturità. È il periodo in cui la ragazza e il ragazzo raggiungono la maturità sessuale; in altre parole, il periodo in cui le ghiandole sessuali del ragazzo iniziano a generare spermatozoi e le ghiandole sessuali della ragazza iniziano a maturare e a espellere ovuli o uova; per la ragazza la pubertà è segnata da un fenomeno aggiuntivo, che non ha analoghi nel ragazzo, ossia le mestruazioni.

Cambiamenti fisici. La parola pubertà deriva dalla parola *puber,* che in latino significa maturo, maturo. Ma la parola pubero deriva a sua volta dalla parola *pube,* che in latino significa peli fini o peluria. Infatti, in questo periodo di maturità tutti i mammiferi (cioè gli animali che hanno il seno e allattano i loro piccoli) iniziano a sviluppare una crescita di peli. Sapete che tutto il nostro corpo, ad eccezione dei palmi delle mani e delle piante dei piedi, è ricoperto da innumerevoli follicoli piliferi, e fin dalla nascita tutto il nostro corpo, ad eccezione del nome, è ricoperto di peli sottili. I peli possono essere troppo delicati per essere visti, ma ci sono e con una lente di ingrandimento si possono vedere senza problemi. Ma nella pubertà i peli aumentano di spessore e di quantità, diventando abbondanti in punti dove prima erano appena percettibili: il labbro superiore e il viso nei ragazzi, le ascelle e la parte inferiore dell'addome sia nei ragazzi che nelle ragazze.

Così il primo segno fisico apparente della pubertà in una ragazza è la graduale comparsa di peli sotto le ascelle, sul mons Veneris e sulle grandi labbra. Ma tutti gli organi genitali subiscono un rapido sviluppo; la vulva, la vagina, l'utero e le ovaie diventano più grandi, e le ovaie, che fino a quel momento elaboravano solo una secrezione interna, ora iniziano anche a produrre ovuli; in altre parole, inizia il processo mensile di ovulazione. Sincronicamente al processo di ovulazione, inizia la funzione mensile delle mestruazioni. Anche le mammelle aumentano di dimensioni, assumono il contorno caratteristico, sviluppano la loro sostanza ghiandolare e diventano capaci di secernere latte per l'eventuale prole. Durante questo periodo di sviluppo sono spesso molto sensibili al tatto o provano dolore anche senza essere toccate.

Ma non solo gli organi genitali subiscono la crescita e lo sviluppo: tutto il corpo partecipa a questo processo. La crescita in altezza è la più rapida in questo periodo; la crescita maggiore avviene negli arti, gambe e braccia. Il bacino si allarga e anche il torace diventa più ampio e più grande. I muscoli diventano più grandi e più rotondi e alla fine conferiscono alla ragazza una bella forma femminile.

Cambiamenti psichici. Ma i cambiamenti non sono solo fisici; anche quelli che avvengono nella sfera psichica della ragazza durante la pubertà sono molto importanti. Questo è il periodo dello sviluppo delle emozioni: la ragazza trabocca di emozioni, diventa sensibile e nei rapporti con i ragazzi e gli uomini diventa consapevole di sé. Il desiderio sessuale distinto fortunatamente non fa la sua comparsa nella ragazza in questo periodo, come nel ragazzo, ma diventa pieno di desideri vaghi e indefiniti. È il periodo delle "cotte", quando la ragazza è propensa a donare le sue emozioni traboccanti a un'amica. Non c'è nulla di riprovevole in queste cotte - agiscono come una valvola di sicurezza - e solo in rari casi possono portare a uno sviluppo anormale. Questo è anche il periodo dei sogni ad occhi aperti e delle storie d'amore; la ragazza ama leggere storie d'amore e romanzi in cui si identifica con l'eroina. È importante che le persone più anziane facciano in modo che le persone a loro affidate dedichino il loro tempo a libri di nobili ideali e di alto valore artistico.

Le ragazze con un temperamento molto sensibile o cosiddetto "nervoso", soprattutto se in famiglia c'è "nervosismo", devono essere particolarmente seguite. È infatti durante gli anni della pubertà e dell'adolescenza che i tratti nevrotici tendono a svilupparsi e ad accentuarsi. È anche il periodo in cui si sviluppano cattive abitudini sessuali (masturbazione), e la madre attenta dedicherà un'attenzione particolare alle sue ragazze negli anni della pubertà, proteggendole il più possibile da shock fisici ed emotivi.

L'età della pubertà nelle ragazze è considerata da molti scrittori come sinonimo o sincrona con l'inizio delle mestruazioni, che in questo Paese si verificano nella maggior parte dei casi tra i tredici e i quattordici anni. L'anno di sviluppo graduale che precede la comparsa delle mestruazioni viene definito da alcuni come anno pre-puberale, mentre il primo anno dopo la comparsa delle mestruazioni è l'anno post-puberale. Il periodo che va dalla pubertà alla piena maturità sessuale è chiamato adolescenza, e questo termine si applica generalmente al periodo compreso tra i tredici e i diciotto anni. A diciotto anni, infatti, il ragazzo e la ragazza hanno raggiunto la piena maturità. Mentalmente acquisiamo cose finché viviamo, e anche fisicamente il corpo si ingrossa per alcuni anni dopo i diciotto. Ma sessualmente sia i ragazzi che le ragazze sono pienamente maturi a diciotto anni, anche se per diventare genitori è meglio, per varie ragioni, aspettare i venti o venticinque anni.

Nubilità. La nubilità è l'età o lo stato in cui un ragazzo o una ragazza sono "adatti" al matrimonio. È un termine vago e insoddisfacente. All'età di tredici-quindici anni i ragazzi e le ragazze sono fisicamente "adatti" al matrimonio, cioè a quell'età un ragazzo è in grado di generare e una ragazza di avere figli. Ma questo non significa che sia consigliabile che si sposino a un'età così precoce. Né il loro corpo né la loro mente sono completamente sviluppati, e i figli generati da genitori così giovani rischiano di essere deboli, sia mentalmente che fisicamente. L'età più giovane per sposarsi dovrebbe essere diciotto anni, e per i ragazzi venti; ma l'età più giovane per diventare genitori dovrebbe essere tra i venti e i ventidue anni per la madre e tra i ventitré e i venticinque per il padre.

CAPITOLO VI

MESTRUAZIONI

Definizione di mestruazione - Da dove proviene il sangue mestruale - Età delle mestruazioni - Età di cessazione delle mestruazioni - Durata - Quantità - Regolarità e irregolarità.

La prima funzione con cui la ragazza si confronterà, che le farà capire che è una creatura di sesso, che è decisamente diversa dal ragazzo, è la *mestruazione*. E questa funzione la studieremo ora.

Che cosa sono le mestruazioni? Le mestruazioni sono una scarica mensile di sangue. Il termine deriva dalla parola latina mensis, che significa mese, e le mestruazioni sono spesso chiamate anche *mestruazioni*. È anche chiamata catamenia o catamenia-flusso (in greco, kata-by, uomo-mese). Altri termini sono: i periodi, i corsi, i mensili, i giri, i cambiamenti mensili, la malattia mensile, la malattia, i fiori, essere malato, essere regolare. "Non vedere nulla" è un termine comune per indicare la mancanza delle mestruazioni. Questo flusso di sangue si ripete nella maggior parte dei casi con notevole regolarità una volta al mese; non un mese solare, ma una volta al mese lunare, cioè una volta ogni ventotto giorni. E poiché ci sono tredici mesi lunari all'anno, una donna ha le mestruazioni non dodici ma tredici volte all'anno.

Da dove proviene il sangue mestruale? Il sangue mestruale proviene dall'interno dell'utero. Ogni mese, per alcuni giorni prima delle mestruazioni, il rivestimento interno dell'utero (la cosiddetta mucosa o endometrio) si congestiona e i suoi vasi sanguigni si riempiono di sangue. Se la donna ha un rapporto sessuale e si verifica una gravidanza, questo sangue in più viene utilizzato per nutrire e sviluppare il nuovo bambino; ma se non si verifica alcuna gravidanza, il sangue in più fuoriesce dai vasi sanguigni (alcuni dei vasi sanguigni si rompono) e viene scaricato dall'utero nella vagina, e da lì all'esterno, dove viene catturato dal cotone, dagli assorbenti igienici o da qualche altro tampone.

A che età iniziano le mestruazioni? L'età abituale in cui iniziano le mestruazioni in questo Paese è di tredici o quattordici anni; in alcune può verificarsi già a dodici anni, in altre a quindici, sedici o addirittura diciassette. In questo Paese, l'inizio delle mestruazioni prima dei dodici anni o dopo i diciassette è una rara eccezione. Ma nei climi freddi del nord non è raro che arrivino a diciotto anni, e nei climi caldi del sud le mestruazioni iniziano spesso a dieci o undici anni. I cambiamenti di clima o di paese hanno spesso un'influenza sulle mestruazioni. Nei primi anni della sua attività medica, l'autore ha avuto come pazienti molte ragazze finlandesi. Era molto frequente che le ragazze smettessero di avere le mestruazioni per i primi mesi o addirittura per il primo anno di permanenza in questo Paese.

A che età cessano le mestruazioni? L'età in cui le mestruazioni cessano è chiamata *menopausa* o *climaterio*. Di solito avviene all'età di quarantotto o cinquant'anni. In alcuni casi non avviene prima dei cinquantadue anni, in altri già a quarantacinque o quarantaquattro anni. In generale, si può dire che il periodo mestruale della donna, durante il quale può avere figli, dura circa trentacinque anni. E se non si adottano restrizioni e precauzioni contro il concepimento, una donna potrebbe avere venti o trenta figli durante il periodo fertile.

Quanti giorni ha le mestruazioni una donna? Il numero abituale di giorni va da tre a cinque; in alcuni casi le mestruazioni durano solo due giorni, in altri addirittura sette. Di norma, la maggior quantità di sangue che passa è nei primi due giorni.

La quantità di sangue. È difficile stimare l'esatta quantità di sangue che una donna passa durante le mestruazioni, ma si aggira tra un etto e mezzo e tre etti. In alcune donne la quantità può arrivare a quattro o cinque etti e, in casi eccezionali, a otto etti. Quando supera questa quantità, si tratta di una condizione anormale che richiede un trattamento. L'affermazione abituale secondo cui una donna con mestruazioni normali non dovrebbe usare più di tre pannolini durante le ventiquattro ore è corretta.

La regolarità periodica con cui le mestruazioni ricorrono in molte donne è notevole. Conosco una donna che non ha perso le mestruazioni per vent'anni; in questi vent'anni le mestruazioni sono iniziate ogni quarto venerdì, quasi sempre alla stessa ora. Ne conosco un'altra che ha le mestruazioni ogni quarto mercoledì, verso le sette del mattino. Ha saltato le mestruazioni durante le due gravidanze, poi sono state irregolari per un po', poi sono tornate al mercoledì. Altre donne hanno le mestruazioni in un determinato giorno del mese, ad esempio il primo o il quinto, indipendentemente dal numero di giorni del mese (questi casi sono comunque eccezionali). In alcune donne le mestruazioni sono irregolari: ogni tre settimane, ogni cinque o sei settimane, ogni sei o sette settimane, ecc. Alcune donne non sanno mai quando possono aspettarsi le mestruazioni, tanto sono irregolari.

CAPITOLO VII

ANOMALIE DEL CICLO MESTRUALE

Disturbi del ciclo mestruale-Menorragia-Metrorragia-Amenorrea-Mestruazioni variabili-Dismenorrea di origine organica e nervosa.

Per molte ragazze e donne le mestruazioni sono un processo fisiologico perfettamente normale. Non ne soffrono in alcun modo. Non soffrono di dolori, mal di testa, irritabilità, non hanno alcuna avvisaglia della sua comparsa, fino a quando non sentono il sangue trasudare o sgorgare. Ma, purtroppo, questo vale solo per una piccola percentuale. La maggior parte delle donne presenta alcuni sintomi spiacevoli. Alcune hanno mal di testa per un giorno o due, altre lamentano una sensazione di trascinamento verso il basso, altre ancora sono irritabili, si sentono depresse o litigiose; alcune non hanno appetito, né ambizione, né voglia di lavorare o di stare in compagnia, mentre alcune ragazze hanno dolori e crampi così forti che sono costrette a mettersi a letto per un giorno o due e a rivolgersi al medico.

Quando le mestruazioni sono molto abbondanti e assomigliano più a un'emorragia che a una mestruazione normale, si parla di *menorragia*; se l'emorragia dall'utero si verifica al di fuori dei periodi mestruali regolari, si parla di *metrorragia*. Quando le mestruazioni sono saltate o sono così scarse che non si nota quasi nulla del sangue, si parla di *amenorrea*. In alcuni rari casi le mestruazioni, invece di provenire normalmente dall'utero, provengono da qualche altra parte del corpo, per esempio dal naso. Alcune donne hanno un'emorragia dal naso ogni mese. In alcune, una scarica sanguinolenta può provenire dai seni. A queste mestruazioni sostitutive si applica il termine di *mestruazioni vicarie*. Questi casi, tuttavia, sono rari e rappresentano delle semplici curiosità.

Dismenorrea. Ho già detto che in alcune ragazze e donne le mestruazioni sono accompagnate da dolori e crampi. Questa afflizione, che colpisce milioni di donne e da cui gli uomini sono del tutto esenti, si chiama *dismenorrea*. Dismenorrea significa mestruazioni dolorose e difficili. Nella maggior parte dei casi di mestruazioni è presente un leggero dolore o almeno una sensazione di fastidio. Ma in molti casi il dolore è così forte, così *lancinante*, che la persona che ne soffre, ragazza o donna, è incapace di svolgere qualsiasi lavoro e deve andare a letto per un giorno o due. In alcuni casi il dolore è così forte da richiedere l'uso di morfina e, poiché è molto grave dover somministrare morfina ogni tre o quattro settimane, è necessario fare ogni sforzo per scoprire la causa del disturbo e rimuoverla. È un errore, tuttavia, pensare che tutti o addirittura la maggior parte dei casi di dismenorrea siano dovuti a qualche problema locale, cioè a un'infiammazione delle ovaie o a uno spostamento dell'utero. Molti casi di dismenorrea sono di origine *nervosa*; la causa risiede nel sistema nervoso centrale e non negli organi genitali. Non è quindi consigliabile intraprendere alcun trattamento locale, a meno che un medico competente non abbia effettuato un esame approfondito e abbia deciso che il trattamento locale è consigliabile.

Per quanto riguarda la percentuale di dismenorrea, un recente esame statistico su 4.000 donne ha mostrato che la dismenorrea di qualche grado era presente in oltre la metà, cioè il 52%.

CAPITOLO VIII

L'IGIENE DELLE MESTRUAZIONI

Mancanza di pulizia durante il periodo mestruale - Credenze superstiziose - Igiene delle mestruazioni.

L'igiene delle mestruazioni può essere espressa in due parole: pulizia e riposo. Il buon senso suggerirebbe queste due misure e, per quanto riguarda il riposo, molte donne si riposano o si rilassano quando non stanno bene. Alcune sono costrette a farlo, perché, se non lo fanno, la dismenorrea peggiora e la quantità di sangue che perdono aumenta notevolmente. Lo stesso non si può dire della pulizia. A causa delle opinioni superstiziose sulle mestruazioni, che ci sono arrivate da epoche lontane, le mestruazioni sono ancora considerate un *noli-me-tangere*, e le donne hanno paura di fare il bagno, la doccia o persino di lavarsi durante i periodi. E se c'è un periodo in cui una donna ha bisogno di un doccino è proprio durante le mestruazioni. La leucorrea di cui una donna può soffrire si aggrava in prossimità delle mestruazioni; il sangue mestruale di alcune donne ha un odore deciso e, se per quattro o cinque giorni non si fa una doccia detergente, una parte del sangue si decompone e acquisisce un odore decisamente offensivo, che può essere avvertito a distanza e al quale alcuni uomini e donne sono molto sensibili. Ci sono donne che non fanno mai la doccia vaginale. Alcune lo considerano un lusso inutile e superfluo, mentre alcune donne puritane ortodosse lo ritengono una procedura empia (dimenticando che la pulizia è accanto alla pietà) adatta solo a donne di carattere gay e discutibile. Se queste donne ortodosse sapessero cosa è bene per loro e per la loro salute, farebbero la doccia almeno durante le mestruazioni, se non in altri momenti.

Pulizia. Quando la ragazza raggiunge l'età di dodici o tredici anni, la madre dovrebbe spiegarle il fenomeno delle mestruazioni e la probabilità che si manifestino in breve tempo. Naturalmente le si deve dire che non c'è nulla di vergognoso, che quando compare deve subito dirlo alla madre, che la istruirà sul da farsi. Dovrebbe essere spiegato l'uso degli assorbenti igienici. Gli stracci, a meno che non siano stati lavati di recente e tenuti avvolti e protetti dalla polvere, non devono essere usati. Gli stracci non puliti possono causare infezioni. Non ho dubbi che molti casi di leucorrea abbiano origine da stracci non lavati. Ogni mattina e ogni sera la ragazza dovrebbe lavare i genitali esterni con acqua calda o con semplice acqua e sapone. Le donne sposate dovrebbero anche fare una doccia una volta al giorno: la doccia può consistere in due litri d'acqua in cui è stato sciolto un cucchiaino di comune sale da cucina, oppure un cucchiaio di borace o di acido borico. Prodotti come l'allume, il permanganato di potassio, l'acido carbolico, l'acido lattico o la tintura di iodio dovrebbero essere usati solo in caso di leucorrea e, in genere, solo sotto indicazione del medico. Il bagno è consentito, ma è sicuro usare solo un bagno tiepido. I bagni in vasca fredda, le docce fredde, i bagni nell'oceano e nei fiumi sono da evitare durante il periodo, almeno nei primi due giorni. Non è una regola assoluta; conosco donne che fanno il bagno e nuotano nell'oceano durante il periodo mestruale senza subire alcun danno, ma si tratta di donne eccezionalmente robuste; i consigli riportati nei libri si riferiscono alla media delle persone, ed è sempre meglio andare sul sicuro.

Riposo. Il riposo è importante durante le mestruazioni quanto la pulizia, se non di più. Alcune donne, come già detto, si sentono bene durante le mestruazioni come in altri momenti e non hanno bisogno di un'igiene particolare. Ma si tratta di una minoranza. La maggior parte delle ragazze e delle donne si sente un po' sotto tono durante questo periodo, ed è molto importante che si prendano cura di loro, soprattutto nei primi due giorni. È scandaloso che molte ragazze e donne delicate e deboli debbano stare in piedi tutto il giorno o lavorare su una macchina quando dovrebbero essere a casa a letto o sdraiate su un divano.

L'utero è congestionato durante il periodo, è più grande e più pesante del normale, ed è allora che spesso si gettano le basi per una futura malattia uterina, il noto "disturbo dell'utero" o "malattia femminile". Non è necessario abbandonare del tutto il lavoro, ma certamente bisognerebbe ridurlo e riposare il più possibile. Per le ragazze delicate e sensibili è sempre meglio stare lontane dalla scuola durante il primo e il secondo giorno. Sempre parlando della media e non dell'eccezione, è meglio che durante le mestruazioni si rinunci a ballare, andare in bicicletta, a cavallo, a remare e ad altri esercizi atletici. La guida dell'automobile e i viaggi in treno e in carrozza si rivelano in alcuni casi dannosi, in quanto aumentano notevolmente il flusso di sangue. Ma queste sono eccezioni all'estremo opposto.

CAPITOLO IX

FECONDAZIONE O FERTILIZZAZIONE

Fecondazione o fecondazione-Processo di fecondazione-Quando l'ovulo matura-Fatto dell'ovulo quando non c'è stato un rapporto sessuale-Ingresso degli spermatozoi come risultato di un rapporto sessuale-Gli spermatozoi alla ricerca dell'ovulo-Rapidità dei movimenti degli spermatozoi-Assorbimento degli spermatozoi da parte dell'ovulo-Attività dell'ovulo impregnato nel trovare un luogo in cui svilupparsi-Ragione nelle tube di Falloppio e i suoi pericoli-Gravidanza gemellare-Passività dell'ovulo nella ricerca di un luogo in cui svilupparsi degli spermatozoi da parte dell'ovulo - Attività dell'ovulo gravido nel trovare un luogo dove svilupparsi - Gravidanza nella tuba di Falloppio e i suoi pericoli - Gravidanza gemellare - La passività dell'ovulo e l'attività degli spermatozoi preannunciano i ruoli contrastanti dell'uomo e della donna nel corso della vita.

Fecondazione e fecondazione sono termini importanti da ricordare. Rappresentano il fenomeno più importante del mondo vivente. Senza di essa non ci sarebbero né piante né animali, a parte alcune forme molto basse di nessuna importanza, e naturalmente non ci sarebbero esseri umani.

La fecondazione o fecondazione è il processo di unione della cellula germinale femminile con la cellula germinale maschile; parlando di animali, è il processo di unione dell'uovo o ovulo della femmina con lo spermatozoo del maschio. Quando l'unione di queste due cellule ha successo, nasce un nuovo essere. Il processo di fecondazione o fecondazione è noto anche come impregnazione e concepimento. Si dice fecondare (soprattutto, però, quando si parla di piante) o fecondare un ovulo, o ingravidare una femmina o una donna, e concepire un bambino. Diciamo che la donna si è ingravidata o ha concepito.

Il processo. Il processo di fecondazione è brevemente il seguente. Un ovulo diventa maturo, rompe il suo follicolo grafiano nell'ovaio e si libera. Viene catturato dall'estremità fimbriata o a forma di tromba della tuba di Falloppio e, mosso dal movimento ondulatorio delle cilia[4] del rivestimento della tuba, inizia il suo viaggio verso l'utero. Se non ci sono stati rapporti sessuali, non succede nulla. L'ovulo si secca, o "muore", e rimane da qualche parte nella tuba o nell'utero, oppure viene eliminato da quest'ultimo con le mestruazioni o le perdite mucose. Ma se c'è stato un rapporto sessuale, migliaia e migliaia di cellule germinali maschili o spermatozoi entrano nell'utero attraverso la sua apertura o os esterno e iniziano a risalire verso l'alto alla ricerca dell'ovulo. Gli spermatozoi sono in grado di muoversi autonomamente e di viaggiare molto velocemente. Si sostiene che possano percorrere un centimetro in sette minuti, una velocità notevole se si considera che uno spermatozoo è lungo solo 1/300 di pollice. Molti spermatozoi, più deboli degli altri, muoiono durante il tragitto e solo pochi continuano il viaggio attraverso l'utero fino alla tuba. Quando si avvicinano al piccolo ovulo, che rimane passivo, i loro movimenti diventano sempre più rapidi, sembrano essere attratti da esso come da una calamita, e alla fine uno spermatozoo, uno solo, quello che si dà il caso sia il più forte o il più vicino, si avventa su di esso con la testa, lo perfora e viene completamente inghiottito da esso. Non appena lo spermatozoo è stato assorbito dall'ovulo, l'apertura attraverso la quale è entrato viene chiusa ermeticamente - in prossimità di essa avviene una coagulazione - in modo che nessun altro spermatozoo possa entrare nell'ovulo. Infatti, se due o più spermatozoi entrassero nello stesso ovulo, il risultato sarebbe una mostruosità.

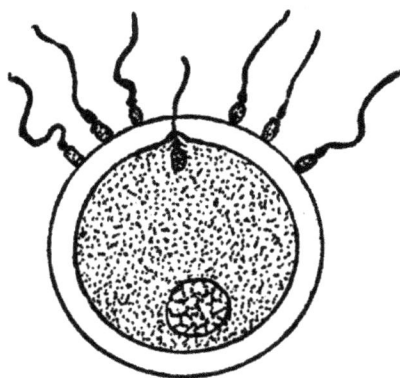

---

[4] Appendici pelose.

Spermatozoo che penetra nell'ovaio.

Che ne è di tutti gli altri spermatozoi? Periscono. Ne serve solo uno. Ma nell'ovulo che è stato ingravidato, e che ora si chiama embrione, inizia un'attività febbrile. Prima di tutto cerca un posto fisso dove abitare. Se l'ovulo si trovava nell'utero quando gli spermatozoi si sono incontrati e vi sono entrati, vi rimane. Si attacca a qualche punto del rivestimento dell'utero e lì cresce e si sviluppa, finché alla fine dei nove mesi ha raggiunto la sua piena crescita, l'utero si apre ed esce nel mondo esterno. Se l'ovulo si trova nella tuba di Falloppio quando lo spermatozoo lo incontra, come di solito accade, viaggia fino all'utero e vi si fissa.

Gravidanza extrauterina. La tuba non è un luogo adatto alla crescita e allo sviluppo dell'ovulo, perché non può allungarsi come l'utero, né può fornire all'embrione un nutrimento adeguato come l'utero. Talvolta, tuttavia, accade che l'ovulo impregnato rimanga nella tuba e vi si sviluppi; si ha allora un caso di cosiddetta gravidanza *extrauterina* (fuori dall'utero) o *tubarica*. La gravidanza extrauterina è chiamata anche gravidanza *ectopica* o gestazione ectopica. Se non viene diagnosticata precocemente e operata, la donna può essere in grave pericolo, perché dopo poche settimane o mesi la tuba generalmente si rompe.

Dal momento in cui lo spermatozoo entra nell'ovulo, inizia un processo di *divisione* o *segmentazione*. L'ovulo, che consiste in una sola cellula, si divide in due, le due in quattro, le quattro in otto, le otto in sedici, queste in trentadue, queste in sessantaquattro, 128, 256, 512, 1.024, fino a non poterle più contare. Questa massa di cellule di gelso si dispone in due strati, con una cavità in mezzo. Da questi strati di cellule si sviluppano gradualmente tutti gli organi e i tessuti, fino a ottenere un bambino completamente formato e perfetto. Se due ovuli vengono impregnati contemporaneamente da due spermatozoi, il risultato sono due gemelli.[5]

---

[5] Ogni ovulo ha una vescicola germinale; occasionalmente un ovulo può contenere due vescicole germinali e dall'impregnazione di tale ovulo può derivare una gravidanza gemellare.

A questo proposito vorrei ricordare che nel momento in cui l'ovulo viene ingravidato, cioè unito da uno spermatozoo, viene chiamato tecnicamente zigote; viene anche chiamato embrione, e questo nome viene applicato fino all'età di cinque o sei settimane. Alcuni usano il termine embrione fino a due o tre mesi. Successivamente, fino alla nascita, viene chiamato feto.

Lo studio dello sviluppo dell'embrione e della formazione dei vari organi a partire da una singola cellula, l'ovulo, vitalizzato o fecondato da un'altra singola cellula, lo spermatozoo, è il più meraviglioso e affascinante di tutti gli studi. Ma questo appartiene al dominio dell'embriologia, che è una scienza separata.

Ciò che vediamo nel processo di fecondazione è una prefigurazione dell'uomo e della donna futuri. L'ovulo non ha un movimento proprio, è mosso dai movimenti ondulatori delle cellule di rivestimento della tuba di Falloppio e per tutta la durata dell'atto rimane passivo. Lo spermatozoo, invece, è in uno stato di attività continua dal momento in cui viene eiaculato dall'uomo fino a quando non raggiunge la sua meta, l'ovulo. E poiché gli spermatozoi portano in sé l'intera impronta dell'uomo e gli ovuli della donna, ci preannunciano i destini del futuro bambino e della futura bambina. Il ruolo della donna nel corso della vita è passivo e quello dell'uomo attivo. E nella scelta della compagna l'uomo sarà sempre il fattore attivo o l'inseguitore. Così sembra dirci la biologia. Resta da vedere se l'educazione - usando la parola nel suo senso più ampio - produrrà un cambiamento radicale nel rapporto tra uomo e donna. Un cambiamento che metta l'uomo e la donna su un piano di *uguaglianza* sarebbe auspicabile; ma se le differenze biologiche che affondano le loro radici nella più remota antichità possano essere cancellate, è una domanda la cui risposta si trova in un futuro lontano. Come hanno ben detto Geddes e Thomson: Le differenze [tra i sessi] possono essere esagerate o attenuate, ma per cancellarle sarebbe necessario ricominciare tutta l'evoluzione su una nuova base. Ciò che è stato deciso tra i protozoi preistorici non può essere annullato da un atto del Parlamento.

CAPITOLO X

GRAVIDANZA

Periodo di gravidanza nella donna umana-Processo fisiologico della gravidanza-Crescita dell'embrione dal momento del concepimento-La donna incinta fornisce il nutrimento per due persone-I suoi organi escretori devono lavorare per due.

Dal momento in cui l'ovulo è stato fecondato o fecondato dallo spermatozoo, la donna è detta incinta (o in francese *enceinte*. Questo termine era usato molto frequentemente ed è ancora usato dai puritani, che sembrano considerare la parola incinta volgare e disdicevole). La gravidanza, o periodo di gestazione, dura dal momento del concepimento al momento in cui il feto o il bambino viene espulso dall'utero. Il periodo di gravidanza è molto diverso nei vari animali,[6] ma nella donna umana dura nove mesi solari o dieci mesi lunari, da circa 274 a 280 giorni. Di solito si contano 280 giorni dal *primo* giorno dell'*ultima* mestruazione. Una donna incinta in genere vuole conoscere il giorno del parto previsto: a questo scopo è allegata una tabella a questo capitolo. Se si conosce il primo giorno dell'ultima mestruazione, si può vedere a colpo d'occhio quando si prevede il parto. Ci può essere una differenza di qualche giorno - o prima o dopo la data prevista - ma per scopi pratici approssimativi le tabelle servono molto bene.

Un modo semplice è quello di contare tre mesi indietro e aggiungere sette giorni. Per esempio, l'ultima mestruazione di una donna è avvenuta il 4 aprile; contando tre mesi indietro si ottiene il 4 gennaio; aggiungendo sette giorni si ottiene l'11 gennaio, data probabile del parto. Il primo giorno dell'ultima mestruazione è stato il 30 dicembre; contando tre mesi indietro si ottiene il 30 settembre; aggiungendo sette giorni si ottiene il 6 ottobre, data probabile del parto. La presenza di un mese corto come febbraio può essere

---

[6] Per esempio, nei conigli un mese, nei cani due mesi, nelle pecore cinque mesi, nelle mucche nove mesi, nei cavalli undici mesi.

trascurata, poiché il calcolo non è assolutamente corretto, ma solo approssimativamente.

Il periodo in cui i movimenti del bambino iniziano ad essere percepiti dalla madre è definito "Quickening". Di solito si verifica a metà della gravidanza, tra la 16a e la 18a settimana.

La gravidanza è un processo fisiologico normale; ma ogni processo fisiologico attivo è accompagnato da disturbi, e non c'è certamente un processo nel corpo animale in cui si verificano maggiori attività e cambiamenti che durante il processo di gravidanza. Basta vedere cosa succede in nove mesi. L'utero, dapprima grande come una piccola pera, raggiunge dimensioni superiori a quelle della testa di un uomo di grossa taglia; non si limita ad allungarsi, come alcuni pensano, ma in realtà cresce enormemente di dimensioni, essendo le pareti muscolari di un utero gravido molte volte più spesse di quelle di un utero non gravido. Devono esserlo, altrimenti non avrebbero la forza di espellere il bambino, quando arriva il momento giusto. Bisogna tenere presente che il bambino non scivola fuori da solo; sono le potenti contrazioni muscolari dell'utero a spingerlo fuori. Se l'utero si rifiutasse di lavorare, se le sue pareti fossero troppo sottili o troppo deboli, il bambino non potrebbe uscire, ma dovrebbe essere estratto con un forcipe. Cambiamenti ancora maggiori rispetto all'utero avvengono nel bambino stesso. Al momento del concepimento è grande come la *capocchia di uno spillo*; al momento della nascita pesa da sette a dieci chili; al momento del concepimento è una minuscola massa indifferenziata di protoplasma, una sola cellula fecondata; al momento della nascita è costituita da milioni e milioni di cellule, che si sono differenziate in numerosi organi che funzionano armoniosamente e in diversi tessuti, come il tessuto cerebrale e nervoso, il tessuto muscolare, il tessuto connettivo, l'osso, la cartilagine, ecc. Un processo davvero meraviglioso. E nel frattempo questo bambino, che biologicamente è un parassita (anche se non è un bel nome con cui chiamarlo) trae il suo sostentamento dal sangue della madre, e la madre deve provvedere al nutrimento per due. E, oltre a fornire il nutrimento, i suoi organi escretori, i reni, devono lavorare per due, perché il suo sistema deve anche sbarazzarsi delle escrezioni del bambino. Non c'è da stupirsi che la donna incinta, soprattutto in un modo di vivere artificialmente malsano, sia soggetta a molti problemi e disturbi.

DR. TABELLA DI ELY PER IL CALCOLO DELLA DATA DI CONFINAMENTO

SPIEGAZIONE: trovare in alto la data delle mestruazioni, la figura sottostante indicherà la data in cui si può prevedere il parto, *cioè* se la data delle mestruazioni è il 1° giugno, il parto può essere previsto l'8 marzo, o un giorno prima se l'anno è bisestile.

	NOV.	DEC.	JAN.	FEB.	MAR.	APRIL	MAY	JUNE	JULY	AUG.	SEPT.	OCT.
January / OCTOBER												
February / NOVEMBER												
March / DECEMBER												
April / JANUARY												
May / FEBRUARY												
June / MARCH												
July / APRIL												
August / MAY												
September / JUNE												
October / JULY												
November / AUGUST												
December / SEPTEMBER												

CAPITOLO XI

I DISTURBI DELLA GRAVIDANZA

Il decorso regolare della gravidanza in alcune donne - La gravidanza e il parto possono essere resi processi normali attraverso l'educazione alla vera igiene - Il malessere mattutino e il suo trattamento - Necessità di un parere medico in caso di vomito pernicioso - Anoressia - Bulimia - Avversione verso certi cibi - Voglie particolari - Tendenza alla stitichezza aggravata dalla gravidanza - Misure dietetiche - Iniezioni rettali nella stitichezza - Lassativi - Causa del desiderio frequente di urinare durante i primi due o tre e gli ultimi mesi di gravidanza - Trattamento della minzione frequente - Causa del desiderio frequente di urinare durante i primi due o tre mesi di gravidanza - Trattamento del desiderio di urinare nella stitichezza-Iniezioni rettali nella stitichezza-Lassativi-Causa del desiderio frequente di urinare durante i primi due o tre e gli ultimi mesi di gravidanza-Trattamento della minzione frequente-Causa dei pili durante la gravidanza e loro trattamento-Causa del prurito dei genitali esterni durante la gravidanza e trattamento-Causa delle vene varicose e trattamento-Macchie del fegato.

Abbiamo visto che in alcune donne le mestruazioni hanno un decorso perfettamente regolare, privo di sintomi spiacevoli. Lo stesso vale per la gravidanza. È notevole quanto l'intero decorso sia regolare e facile in alcune donne. Molte donne sanno di essere incinte solo per la mancata comparsa delle mestruazioni mensili; e anche negli ultimi mesi non provano alcun disagio, svolgendo tutti i loro lavori e piaceri come al solito; e persino il parto è una questione di poco conto per loro. Purtroppo il numero di queste donne non è molto elevato e, a causa del nostro stile di vita ristretto, innaturale e spesso estenuante, sta diventando sempre più esiguo. Non c'è dubbio che la donna civilizzata e raffinata abbia una prova più difficile nella gravidanza e nel parto rispetto alla sua sorella primitiva. Speriamo che in futuro non sia così; ci aspettiamo che arrivi il momento in cui la vera igiene sarà parte integrante dell'educazione e della vita di ogni ragazza, e allora la gravidanza e il parto potranno diventare processi ancora più semplici di quanto non lo siano nelle razze primitive. Ma quel momento non è ancora arrivato e nel frattempo le nostre giovani donne hanno molto da affrontare.

Malessere mattutino. Uno dei disturbi più comuni della gravidanza è la cosiddetta nausea mattutina. Consiste in una sensazione di nausea e vomito che si manifesta subito dopo essersi alzate. La nausea mattutina fa la sua prima comparsa nella terza, quarta o quinta settimana di gravidanza e dura di solito fino alla fine del terzo o quarto mese. In alcune donne, tuttavia, la nausea mattutina si manifesta pochi giorni dopo l'avvenuta gravidanza e queste donne diagnosticano la loro condizione in modo inequivocabile dalla sensazione di leggera nausea che provano alzandosi. I farmaci sono di norma poco utili nel trattamento delle nausee mattutine. La "malattia" può essere alleviata ma non curata. La paziente dovrebbe rimanere a letto più tardi del solito, fare colazione a letto e non alzarsi per circa mezz'ora. Se la paziente è anemica, può essere utile un buon preparato di ferro.

Vomito pernicioso. Il vomito della gravidanza diventa talvolta così grave e incontrollabile che gli è stato dato il nome di pernicioso. La paziente non riesce a trattenere alcun tipo di cibo, nemmeno i liquidi, vomita quasi incessantemente e può diventare molto esausta e spossata. Il vomito può contenere sangue. Per questa condizione è necessario consultare un medico competente, perché in alcuni casi la vita del paziente può essere in pericolo e deve essere praticato un aborto.

Appetito capriccioso. L'appetito capriccioso è molto comune in gravidanza. La capricciosità può esprimersi in quattro direzioni diverse: (1) la paziente può perdere quasi del tutto l'appetito, assumendo solo pochissimo cibo e con sforzo. Questa condizione di perdita di appetito è chiamata anoressia. (2) Il paziente può sviluppare un enorme appetito - quello che chiamiamo bulimia - mangiando molte volte di più di quanto fa normalmente. (3) Può sviluppare un'avversione per alcuni alimenti. Ad esempio, molte donne sviluppano un'avversione per la carne, la cui sola vista o il cui solo parlare provoca una sensazione di nausea. (4) Può manifestare un desiderio per gli articoli di cibo più particolari e per articoli che non sono affatto cibo. È nota la voglia di sottaceti o cavoli acidi; ma alcune donne mangiano gesso, sabbia e cose ancora più particolari (per il gesso può esserci un motivo: il sistema ha bisogno di una quantità extra di calce e il gesso è carbonato di calce).

Stitichezza. La stitichezza è molto comune tra le donne in stato di non gravidanza, ma in gravidanza è molto più frequente e molto più aggravata. La stitichezza deve essere combattuta, ma le misure devono essere di natura leggera. Se possiamo alleviare la stitichezza solo con misure dietetiche, tanto meglio. Le misure dietetiche dovrebbero consistere nel mangiare molta frutta (prugne, mele, fichi, datteri, ecc.), pane grossolano e crusca. Gli articoli costipanti, come il formaggio o il caffè, devono essere eliminati. Quando le sole misure dietetiche sono insufficienti, il paziente deve fare un clistere, un'iniezione rettale, due o tre volte alla settimana. Il clistere dovrebbe consistere in circa 8 once (mezza pinta) di acqua fredda o tiepida contenente un pizzico di sale, e dovrebbe essere trattenuto per circa dieci minuti. Al posto dell'acqua, si può consigliare un clistere occasionale di due o quattro dramme di glicerina. Oppure, al posto del clistere di glicerina, si può usare una supposta di glicerina. Se si devono usare lassativi interni, si devono usare solo i preparati più blandi e non irritanti. I migliori sono: un buon olio minerale - uno o due cucchiai al momento di coricarsi - o l'estratto fluido di cascara sagrada, da mezzo a un cucchiaino al momento di coricarsi. È molto importante, qualunque cosa si usi, *non* usare la stessa cosa per molto tempo. Se si usa lo stesso farmaco o la stessa misura senza alcun cambiamento, l'intestino si abitua e cessa di rispondere e dobbiamo usare dosi sempre maggiori. Per combattere la stitichezza dobbiamo quindi cambiare continuamente le nostre armi: una notte usiamo l'olio minerale, la notte successiva la cascara sagrada, la terza notte un clistere, la quarta notte un'iniezione o una supposta di glicerina, la quinta notte forse niente, la sesta notte una pillola di massa blu, la settima mattina una polvere di Seidlitz, poi un giorno o due di riposo, quindi la ripetizione delle stesse misure. Ma ricordate sempre: prima provate ad andare avanti senza alcun farmaco. In molti casi la stitichezza può essere alleviata solo con un'adeguata modifica della dieta. Se ciò non è possibile, si può ricorrere a lassativi leggeri e utilizzarli in modo intercambiabile.

Il mal di denti non è raro in gravidanza e una donna incinta dovrebbe avere i denti in ottime condizioni.

Difficoltà di minzione. Le donne incinte soffrono spesso di frequenza e urgenza della minzione. Alcune devono urinare, mentre sono in piedi, ogni pochi minuti. Ciò è dovuto al fatto che nei primi due o tre mesi di gravidanza l'utero non solo è ingrossato, ma è anche *anteposto*, cioè *girato in avanti* e *preme* sulla vescica. Quando la donna è sdraiata, la pressione sulla vescica si allevia e non deve urinare frequentemente. Questa pressione dura solo i primi due o tre mesi, perché in seguito l'utero in crescita si solleva dal bacino, risalendo nella cavità addominale; non è più in posizione antioraria e la pressione sulla vescica si allevia. Negli ultimi mesi di gravidanza si verificano nuovamente minzioni frequenti, perché l'utero pesante sprofonda nuovamente nella cavità pelvica e preme sulla vescica. Il trattamento per questa minzione frequente consiste nell'indossare una cintura addominale o un corsetto ben aderente, che solleva l'utero e impedisce la pressione sulla vescica. A volte è efficace un pessario che impedisce l'antiversione. In tutti i casi è utile sdraiarsi e riposare. In breve, tenersi lontane dai piedi è il rimedio più efficace per il trattamento della minzione frequente nelle donne in gravidanza.

Emorroidi (pali). A causa della pressione dell'utero sul retto e anche della stitichezza che è così frequente durante la gravidanza, le emorroidi o le pustole sono abbastanza frequenti tra le donne incinte. Il trattamento delle emorroidi consiste nel rimuovere la causa: indossare una cintura addominale ben aderente e alleviare la stitichezza. È molto utile iniettare nel retto circa mezzo litro di acqua fredda tre volte al giorno. Per il prurito insopportabile talvolta presente nelle emorroidi sarà molto utile il seguente unguento: mentolo, 5 grani; calomelano, 10 grani; subnitrato di bismuto, 30 grani; resorcina, 10 grani; olio di cade, 15 grani; crema fredda, un grammo. I pali (le emorroidi) devono essere ben puliti con acqua calda, e questo unguento deve essere ben spalmato; un po' viene spinto nel retto e un pezzo di cotone viene messo sull'ano. In questo modo si proteggono i vestiti dalla sporcizia e si mantiene la medicina più a lungo. Al posto dell'unguento si può usare una supposta di burro di cacao. Una supposta della seguente composizione è buona: noci in polvere, 3 grani; olio di cade, 3 gocce; resorcina, 1 grano; subnitrato di bismuto, 5 grani; burro di cacao, 20 grani. Una supposta di questo tipo deve essere inserita tre volte al giorno. L'unguento e la supposta sopra indicati, se usati insieme a una corretta regolazione dell'intestino, non solo allevieranno ma cureranno la maggior parte dei casi di emorroidi causate dalla gravidanza.

Prurito della vulva. Prurito della vulva. Il prurito ai genitali esterni durante la gravidanza non è raro. Questo può essere dovuto al fatto che la vulva è generalmente congestionata e gonfia durante la gravidanza o può essere causato da un aumento delle perdite leucorree. Il prurito è talvolta molto forte e se la paziente si gratta con le unghie e produce sanguinamento, può causare un'infezione delle parti. La paziente deve essere avvertita di non grattarsi; deve provare semplici misure per alleviare il prurito. Un piccolo asciugamano o un impacco di garza strizzato con acqua bollente e applicato sulla vulva più volte al giorno, seguito da un'applicazione gratuita di stearato di zinco in polvere, è spesso efficace. In caso contrario, si può provare la seguente pomata: acido carbolico, 10 grani; mentolo, 5 grani; resorcina, 15 grani; ossido di zinco, 1 dramma; vaselina bianca, un'oncia. Nei casi più gravi, la vulva deve essere dipinta con una soluzione di nitrato d'argento, 25 grani per un grammo di acqua distillata.

Vene varicose. Nella maggior parte delle donne durante la gravidanza le vene delle gambe si ingrossano leggermente. Ciò è dovuto alla pressione dell'utero, che interferisce con la circolazione. Se le vene diventano molto evidenti, gonfie e tortuose, vengono chiamate varici. Questa condizione va prevenuta, perché spesso e in qualche misura persiste in modo permanente anche dopo la fine della gravidanza. La misura precauzionale migliore è che la donna indossi una cintura addominale o un corsetto premaman ben aderente, che sostenga l'utero e non gli permetta di abbassarsi troppo nel bacino. Se le vene varicose si sono sviluppate, la donna deve indossare calze di gomma ben aderenti o almeno farsi fasciare le gambe con bende elastiche. Il bendaggio deve essere applicato da una persona competente, in modo uniforme e non troppo stretto. Anche la stitichezza ha un effetto negativo nel peggiorare le vene varicose; è quindi necessario curare anche l'intestino. In alcuni casi gravi tutte le misure sono di scarso valore se il paziente non rimane a letto o su un lettino per alcuni giorni, con le gambe sollevate.

Il gonfiore dei piedi deve essere curato immediatamente. Può trattarsi di una cosa di poco conto, dovuta solo alla pressione dell'utero; oppure può essere dovuto a qualche problema renale. Il medico determinerà la vera causa e prescriverà il trattamento appropriato.

Macchie del fegato. Cloasma. In alcuni casi si formano macchie o chiazze brunastre irregolari sulla pelle intorno al seno, sui fianchi o sul viso. Queste macchie sono note popolarmente come macchie del fegato o, nel linguaggio medico, come *cloasma*. Non c'è nulla da fare, ma in genere scompaiono dopo la fine della gravidanza. Alcune macchie qua e là possono rimanere in modo permanente.

CAPITOLO XII

QUANDO RIVOLGERSI A UN MEDICO

Necessità che la donna incinta si sottoponga immediatamente alle cure del medico e che rimanga sotto la sua assistenza per tutto il periodo.

I disturbi e le turbe sopra descritte sono, ad eccezione del vomito pernicioso, di natura minore. Sono fastidiosi, possono causare notevole disagio e sofferenza, ma non mettono in pericolo la vita della donna o del bambino. Occasionalmente, tuttavia, per fortuna non molto spesso, i reni vengono colpiti e per questa condizione è assolutamente necessario il trattamento da parte di un medico. In effetti, la cosa più corretta e sicura da fare per una donna è consultare un medico non appena sa di essere incinta e farsi seguire da lui per tutta la durata della gravidanza. Alcune donne si rivolgono a un medico durante l'ottavo o il nono mese e questo è decisamente sbagliato, perché potrebbe essere troppo tardi per correggere alcuni disturbi che, se presi all'inizio, sarebbero stati facilmente curati; mentre molti disturbi, nelle mani di un medico competente, possono essere evitati del tutto. Devo quindi ribadire che ogni donna dovrebbe rivolgersi a un medico fin dall'inizio della gravidanza, o almeno durante il terzo o quarto mese e certamente non oltre il quinto. Egli esaminerà le urine ogni mese e si assicurerà che i reni siano in ordine, si assicurerà che il bambino sia in una posizione normale e preverrà una serie di altri mali.

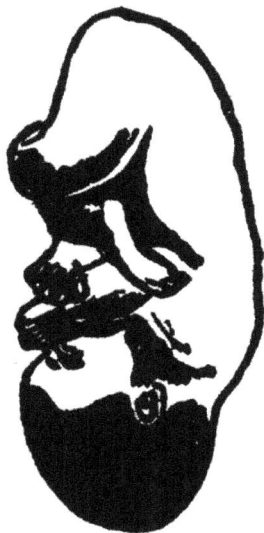

Posizione del bambino nel grembo materno.

Questo non è un trattato speciale sulla gestione della gravidanza e quindi i dettagli sono fuori luogo. Del resto, ai dettagli si occuperà il medico. Tuttavia, alcuni suggerimenti sulla dieta e sull'igiene generale si riveleranno utili.

Se tutto è soddisfacente, se non ci sono vomiti gravi, problemi renali, ecc. si può continuare con la solita dieta mista. Le uniche modifiche che apporterei sono le seguenti: Bere molta acqua calda durante tutto il corso della gravidanza: uno o due bicchieri al mattino, due o tre bicchieri nel pomeriggio, lo stesso alla sera. Si possono consumare da sei a dodici bicchieri. Anche latte, latticello e latte fermentato in abbondanza. Frutta e verdura in abbondanza. Carne solo una volta al giorno. Per la tendenza alla stitichezza, pane integrale, pane di segale, pane cotto di crusca o crusca con panna.

Per quanto riguarda l'esercizio fisico, bisogna evitare entrambi gli estremi. Alcune donne pensano che, appena rimaste incinte, non debbano muovere un muscolo; devono essere messe in una teca di vetro e tenute lì fino al giorno del parto. Altre donne, invece, di tipo ultramoderno, si dedicano a un esercizio fisico estenuante e fanno lunghe e faticose passeggiate fino all'ultimo giorno. Entrambi gli estremi sono dannosi. La strada giusta è quella dell'esercizio fisico moderato e delle passeggiate brevi e non faticose.

Il bagno può essere mantenuto fino al giorno del parto. Ma i bagni caldi, soprattutto negli ultimi due o tre mesi, sono preferibili a quelli freddi.

CAPITOLO XIII

LE DIMENSIONI DEL FETO

Misure e peso approssimativamente corretti del feto alla fine di ogni mese di gravidanza.

Uomini e donne sono sempre interessati a sapere quanto è grande il feto e quanto è sviluppato durante i vari mesi di gravidanza. Non è possibile fornire misure assolutamente esatte, ma le seguenti misure approssimative sono corrette:

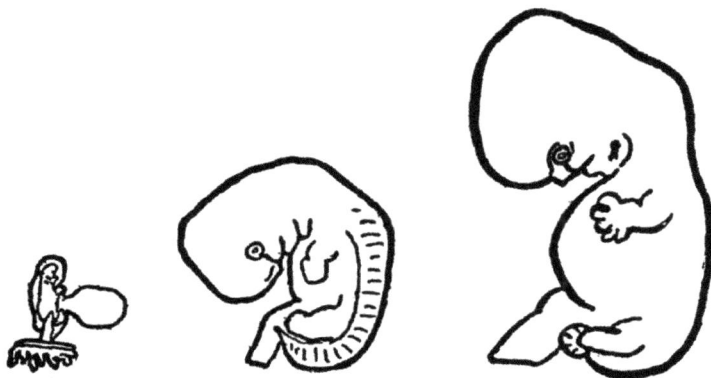

1. Embrione di età compresa tra una e due settimane.
2. Embrione di circa quattro settimane.
3. Embrione di circa sei settimane.

Alla fine del primo mese (lunare) ha le dimensioni di una nocciola. Pesa circa 15 grani.

Alla fine del secondo mese ha le dimensioni di un piccolo uovo di gallina. Gli organi interni sono parzialmente formati, inizia ad assumere una forma umana, ma il sesso non può ancora essere differenziato. Fino alla quinta o sesta settimana non differisce molto nell'aspetto dagli embrioni di altri animali.

Alla fine del terzo mese ha le dimensioni di un grosso uovo d'oca; è lungo circa due o tre centimetri e mezzo. Pesa circa un grammo.

Alla fine del quarto mese il feto è lungo tra i 15 e i 20 centimetri e pesa circa un chilo e mezzo.

Alla fine del quinto mese il feto è lungo tra i sette e gli undici centimetri e pesa da otto a dieci etti.

Alla fine del sesto mese è lungo da 11 a 13 centimetri e pesa da un chilo e mezzo a due chili. Se nasce, è in grado di vivere pochi minuti, e si dice che siano stati incubati alcuni bambini di sei mesi.

Alla fine del settimo mese il feto è lungo da tredici a quindici o sedici centimetri e pesa circa tre chili. È in grado di condurre una vita indipendente, ma deve essere allevato con grande cura, di solito in un'incubatrice.

Alla fine dell'ottavo mese la lunghezza varia da quindici a diciassette pollici e il peso da tre a cinque chili.

Alla fine del nono mese la lunghezza del feto va dai sedici ai diciassette centimetri e mezzo e il peso dai cinque ai sette chili.

Alla fine del decimo mese lunare (alla nascita) la lunghezza del bambino va da diciassette a diciannove pollici e il peso da sei a dodici libbre; la media è di sette e un quarto, ma ci sono bambini a termine che pesano meno di sei libbre e più di dodici; ma queste sono eccezioni.

CAPITOLO XIV

IL DOPO PARTO (PLACENTA) E IL CORDONE OMBELICALE

Come si sviluppa il dopo-parto - sacca d'acqua - cordone ombelicale - l'ombelico - il feto si nutre per assorbimento - il feto respira con l'aiuto della placenta - nessuna connessione nervosa tra madre e figlio.

Qualsiasi parte dell'utero a cui l'ovulo si attacca è stimolata a un'intensa attività, alla crescita. Cominciano a crescere numerosi vasi sanguigni e quella parte della membrana di rivestimento, con i suoi numerosi vasi sanguigni, costituisce la placenta, o come viene comunemente chiamata *post-parto*, perché esce *dopo* la *nascita* del bambino. Dalla placenta si riflette anche una membrana che ricopre l'ovulo, in modo da fornirgli un'ulteriore protezione. Questa membrana forma una sacca completa sul feto; questa sacca si riempie di liquido, così che il feto galleggia liberamente in una sacca d'acqua; questa sacca scoppia solo durante il parto. Il feto non è attaccato alla placenta, ma è per così dire sospeso ad essa da un *cordone*, chiamato *cordone ombelicale*. Quando il bambino nasce, il cordone ombelicale viene tagliato e la cicatrice o la depressione nell'addome dove il cordone ombelicale era attaccato costituisce l'ombelico o umbilicus (nel linguaggio gergale: bottone o ombelico). Il cordone ombelicale è costituito da due arterie e una vena inserite in una sostanza simile alla gelatina e avvolte da una membrana, ed è attraverso il cordone ombelicale che il sangue della placenta viene portato e trasportato dal feto. Il sangue del feto e quello della madre non si mescolano; i vasi sanguigni sono separati da pareti sottili ed è attraverso queste pareti sottili che il sangue del feto riceve gli ingredienti di cui ha bisogno dal sangue della madre. In altre parole, riceve il nutrimento dalla madre per *assorbimento* o *osmosi*. Il sangue della placenta fornisce anche ossigeno al sangue fetale, in modo che il feto respiri con l'aiuto della placenta e non attraverso i propri polmoni.

È bene ricordare che non esiste assolutamente alcun collegamento nervoso tra madre e figlio. Non ci sono nervi nel cordone ombelicale, per cui i sistemi nervosi del feto e della madre sono completamente distinti e separati. Questo spiega perché certe impressioni e scosse nervose ricevute dalla madre non vengono prontamente trasmesse al bambino. È solo attraverso i cambiamenti nel sangue della madre che il feto può essere influenzato. Come si vedrà in un capitolo successivo, siamo scettici sulle "impressioni materne".

CAPITOLO XV

ALLATTAMENTO

Non esiste un sostituto perfetto per il latte materno - Quando l'allattamento è dannoso per la madre e il bambino - Latte modificato - Cibi artificiali - Attenzione essenziale nella scelta della balia - Il bambino che succhia beneficia la madre - L'affetto reciproco rafforzato dall'allattamento - Sentimenti sessuali durante l'allattamento - L'alcolismo è dannoso - Attenzione alle condizioni dei capezzoli durante la gravidanza sono dannosi-Attenzione alle condizioni dei capezzoli durante la gravidanza essenziale-Trattamento dei capezzoli infossati-Trattamento dei capezzoli teneri-Trattamento dei capezzoli screpolati-Come interrompere la secrezione di latte quando necessario-Mestruazioni durante l'allattamento-Gravidanza nella donna che allatta.

Ogni madre dovrebbe allattare il proprio figlio, se può. Non esiste un sostituto perfetto del latte materno. C'è solo una scusa per una madre che non allatta: quando non ha latte, o quando la qualità del latte è così scarsa che il bambino non prospera con esso, o quando la madre è esaurita, minaccia o soffre di tubercolosi, ecc. In questi casi l'allattamento si rivelerebbe dannoso sia per la madre che per il bambino.

Quando la madre non può allattare il bambino, questo deve essere allevato artificialmente con latte vaccino modificato. Sono state elaborate formule per il latte modificato per ogni mese di vita del bambino e, se le formule vengono seguite con attenzione e il biberon e i capezzoli sono adeguatamente sterilizzati, il bambino non dovrebbe avere problemi, ma dovrebbe crescere e prosperare come con il buon latte materno. Se il bambino è malaticcio o delicato e non prospera con il latte vaccino modificato o con altri alimenti artificiali, come il latte al malto di Horlick o il cibo di Nestlé, può essere necessaria una balia. Prima di ingaggiare una balia, però, bisogna assicurarsi che sia in buona salute, che l'età del suo bambino sia all'incirca uguale a quella del bambino che sta per allattare e, in particolare, che sia priva di contaminazioni sifilitiche. Per risolvere definitivamente la questione, è necessario eseguire uno, due o più test di Wassermann.

Le madri devono tenere presente che allattare il bambino fa bene non solo al bambino, ma anche alla madre. L'allattamento favorisce l'*involuzione dell'*utero: l'utero di una madre che allatta ritorna più rapidamente e più perfettamente alla sua normale condizione precedente alla gravidanza rispetto all'utero della madre che non può o non vuole allattare il suo bambino.

Si afferma che l'affetto reciproco tra madre e figlio è maggiore nei casi in cui il bambino ha allattato il seno della madre. Questo è abbastanza probabile. Si afferma anche che la madre che allatta trasmette al figlio alcuni tratti che la madre che non allatta non può trasmettere. Si tratta solo di un'ipotesi senza alcuna prova scientifica.

D'altra parte, l'affermazione che molte donne provano sensazioni sessuali decisamente piacevoli durante l'allattamento sembra essere ben fondata.

È ovvio che la madre che allatta il proprio figlio debba nutrirsi a sufficienza. Ma il consiglio spesso dato alle madri che allattano di consumare birra, birra o vino è sbagliato. Ci si chiede se una madre che assume notevoli quantità di bevande alcoliche non possa trasmettere il gusto per l'alcol ai suoi figli. No, gli alcolisti devono essere lasciati in pace, ma latte, uova, carne, frutta e verdura devono essere consumati in abbondanza.

Preparazione dei capezzoli. Affinché il bambino possa allattare correttamente, i capezzoli del seno devono essere in buone condizioni. Se i capezzoli sono infossati, depressi, per il bambino è una tortura allattare. Il bambino consuma molte energie inutilmente, si esaurisce e ottiene poco latte; se invece i capezzoli sono teneri o screpolati, l'allattamento è una tortura per la madre.

È quindi necessario occuparsi dei capezzoli a tempo debito: iniziare al quinto o sesto mese non è troppo presto. Se i capezzoli sono sufficientemente prominenti, non occorre fare molto se non lavarli di tanto in tanto con una piccola soluzione di acido borico (un cucchiaino di acido borico in un bicchiere d'acqua) e di tanto in tanto spalmare un po' di petrolato, semplice o borato. Ma se i capezzoli sono infossati in modo da essere sotto la superficie del seno, o se sono solo leggermente sopra la superficie del seno, devono essere trattati. Bisogna esercitare una leggera trazione con le dita tre o quattro volte al giorno. Sono pochi i casi in cui una manipolazione persistente non fa sviluppare il capezzolo e non lo fa risaltare in modo evidente.

Se il capezzolo è tenero, va lavato due o tre volte al giorno con una miscela di alcol e acqua; è sufficiente una parte di alcol per tre parti di acqua. Dopo aver lavato il capezzolo con l'alcol diluito, bisogna asciugarlo e spalmare un po' di petrolato o vaselina. Questa operazione, eseguita due o tre volte al giorno durante l'ultimo mese o due di gravidanza, produrrà generalmente un capezzolo sano.

Trattamento dei capezzoli screpolati. Se la cura del capezzolo è stata trascurata e si formano crepe o fessure tali che l'allattamento del bambino provoca un forte dolore alla madre, l'allattamento dovrebbe essere fatto attraverso un paracapezzolo, e nel frattempo tra un allattamento e l'altro il capezzolo dovrebbe essere strofinato con il seguente preparato, che è eccellente e che posso raccomandare pienamente: ioduro di timolo, ½ dramma; olio d'oliva, ½ oncia. Questo preparato deve essere applicato ogni ora sul capezzolo e coperto con un po' di cotone; prima di ogni allattamento, tuttavia, deve essere ben lavato con acqua calda o con una soluzione calda di acido borico. Quando i capezzoli sono screpolati, anche le labbra del neonato devono essere pulite accuratamente con una soluzione di acido borico prima dell'allattamento. La bocca del bambino, infatti, contiene batteri che, pur essendo innocui di per sé, se penetrano nelle fessure del capezzolo possono provocare un'infiammazione del seno o "mastite" e causare un ascesso. Se le fessure sono terribilmente dolorose, come a volte accade, è necessario far riposare un seno per ventiquattro ore e far allattare il bambino dall'altro finché le fessure non sono parzialmente guarite.

Quando è necessario asciugare il seno. In caso di morte del bambino o se la madre, per qualche altro motivo, si trova nell'impossibilità di allattare, come nei casi in cui il capezzolo è del tutto assente e al posto della sua prominenza c'è una profonda depressione, diventa necessario interrompere la secrezione del latte o, come si dice in gergo comune, "asciugare i seni". In passato, non molto tempo fa, e la pratica è ancora abbastanza comune da richiamare l'attenzione e da condannarla, i seni venivano fasciati strettamente, oppure venivano pompati ogni poche ore. La prima procedura provoca dolore e problemi inutili, mentre la seconda, il pompaggio, fa esattamente il contrario di ciò che si propone di fare. Invece di seccare il seno, mantiene la secrezione. La cosa migliore da fare in un caso del genere è lasciare il seno in pace, non pomparlo, ma sostenerlo delicatamente con un bendaggio e in tre o quattro giorni la secrezione del latte scomparirà gradualmente. Nelle prime ventiquattro o quarantotto ore si avverte un certo fastidio, ma se si lascia in pace il disagio è minore rispetto a quando il seno viene manipolato, fasciato o pompato.

Mestruazioni o gravidanza durante l'allattamento. Molte donne non hanno le mestruazioni e non rimangono incinte durante l'allattamento. Alcune donne non concepiscono, indipendentemente da quanto tempo possano allattare il bambino, un anno o due o più. Alcune donne approfittano di questo fatto e, per evitare un altro figlio, continuano ad allattare il più a lungo possibile. In Egitto e in altri Paesi orientali, dove i nostri mezzi di prevenzione del concepimento sono sconosciuti, non è raro vedere un bambino di tre o quattro anni che interrompe il suo lavoro o il suo gioco e corre ad allattare il seno della madre. Ma non tutte le donne hanno questa fortuna. Alcune donne (circa il 50%) iniziano ad avere le mestruazioni al sesto mese di allattamento, mentre altre rimangono incinte ancora prima di iniziare le mestruazioni. Capita troppo spesso che una donna che considera l'allattamento la sua salvaguardia ometta di usare qualsiasi precauzione e si ritrovi, con suo grande sconforto, in una condizione di gravidanza.

Quando una donna che allatta scopre di essere incinta dovrebbe smettere subito di allattare. Il latte rischia di diventare di cattiva qualità, ma anche quando ciò non accade, è troppo per una donna nutrire un bambino nell'utero e uno al seno.

CAPITOLO XVI

ABORTO E ABORTO SPONTANEO

Definizione della parola aborto-Definizione della parola aborto spontaneo-Aborto indotto-Aborto terapeutico-Aborto criminale-Aborto mancato-Aborto abituale-Sifilide come causa di aborto e aborto spontaneo-Pericoli dell'aborto-Aborto un male.

Il termine aborto, usato in modo piuttosto generico, indica l'espulsione prematura del feto; l'espulsione del feto dall'utero prima che sia vitale, cioè prima che sia in grado di vivere autonomamente. Usato in senso più stretto, il termine aborto si applica all'espulsione del feto fino alla fine della 16a settimana; all'espulsione del feto tra la 16a e la 28a settimana si applica il termine aborto spontaneo; e quando l'espulsione del feto avviene dopo la 28a settimana, ma prima del termine completo, si usa il termine travaglio prematuro. I laici non amano il termine aborto, perché hanno l'impressione che questo termine significhi sempre aborto criminale; preferiscono quindi usare il termine aborto spontaneo ("mancato"), indipendentemente dal momento in cui avviene l'espulsione del feto.

Quando un aborto (o un aborto spontaneo) avviene da solo, senza alcun aiuto esterno, si parla di *aborto spontaneo*. Quando è provocato con mezzi artificiali, dalla donna stessa o da qualcun altro, si parla di aborto *indotto*. Quando l'aborto è indotto per salvare la vita della donna, si parla di aborto *terapeutico*, considerato perfettamente legale e corretto. Ma quando l'aborto è indotto solo per salvare la reputazione di una madre non sposata, o perché la madre sposata è troppo povera o troppo debole per avere altri figli, o è riluttante ad averne (o ad averne altri) per qualsiasi altra ragione, si chiama aborto *criminale* o *illegale* e, se scoperto, sottopone la madre e la persona che ha prodotto l'aborto a severe punizioni.

Quando il feto, per qualche motivo, muore nel grembo della madre, viene generalmente espulso entro poche ore o giorni. A volte non è così, e il feto morto viene trattenuto per diverse settimane, o mesi o addirittura anni; a questo fenomeno si applica il termine aborto *mancato*. Alcune donne soffrono di quella che si potrebbe definire un'abitudine all'aborto: difficilmente riescono a portare a termine un bambino, ma lo perdono nello stesso mese o addirittura nella stessa settimana di gestazione durante ogni gravidanza; questo fenomeno lo chiamiamo aborto abituale. Questo aborto abituale può essere indipendente da una malattia, come ad esempio la sifilide. I termini aborto *minacciato, imminente* e *inevitabile* non richiedono ulteriori spiegazioni.

Le cause dell'aborto. Al di fuori dell'aborto abituale, che può essere dovuto in parte all'ereditarietà o a una condizione di malattia della membrana di rivestimento dell'utero, la causa principale dell'aborto e dell'aborto spontaneo è la sifilide. Quando una donna ha avuto due, tre, quattro o più aborti di seguito, in genere si presume che la causa sia la sifilide, e nella maggior parte dei casi l'ipotesi è corretta.

Quando l'aborto è praticato da un medico esperto, con l'osservanza della massima pulizia (asepsi e antisepsi), allora l'aborto è accompagnato da un pericolo minimo o nullo; ma quando è praticato in modo negligente, da medici e ostetriche incompetenti e non coscienziosi, l'operazione è gravida di grandi pericoli per la salute della paziente o per la sua stessa vita. L'aborto è una grande causa di morte prematura e di invalidità cronica tra le donne. E fino a quando il popolo rimarrà ignaro dei mezzi adeguati per regolare la propria prole, l'aborto prospererà.

Pur riconoscendo che ci sono casi in cui l'aborto è perfettamente giustificabile da un punto di vista morale, per esempio in caso di stupro o quando la madre non è sposata, tuttavia l'aborto deve essere riconosciuto come un male, un male necessario ogni tanto, ma pur sempre un male. Non va mai intrapreso con leggerezza, né considerato con uno spirito frivolo; ed è dovere di tutti gli uomini e le donne di mentalità seria e umanitaria fare tutto il possibile per eliminare le condizioni che rendono l'aborto necessario e inevitabile.

CAPITOLO XVII

ASSISTENZA PRENATALE

Significato del termine-Informazioni fuorvianti da parte di quasi-scienziati-Idee esagerate sulla cura prenatale-Connessione nervosa tra madre e figlio-Casi osservati dall'autore-Effetti sulla prole-Consigli alle donne incinte-Germoplasma dell'alcolista cronico-Un bicchiere di vino e gli spermatozoi-Affermazioni false-Casi di violenza e incidenti durante la gravidanza.

Per assistenza prenatale si intende l'assistenza prestata durante la gravidanza prima della nascita del bambino. Usato in senso più ampio, il termine include la cura che entrambi i genitori dovrebbero avere di se stessi anche prima del concepimento del bambino.

Naturalmente il padre e la madre dovrebbero essere nelle migliori condizioni fisiche e mentali possibili durante il concepimento e anche prima del concepimento, e la madre dovrebbe avere la massima cura di se stessa: dovrebbe essere in buona salute e con lo spirito più calmo possibile durante l'intero periodo di gestazione. La salute e le condizioni generali della madre influenzano infatti il bambino.

Eppure mi sento spinto a dire qualcosa che potrebbe incontrare una violenta opposizione in alcuni ambienti. Il problema è che tra di noi ci sono troppi scienziati di mezza tacca. Diffondono informazioni fuorvianti e il grande pubblico è troppo propenso a prendere ogni affermazione che ha un sigillo quasi scientifico per qualcosa di assoluto, per qualcosa di positivo, per qualcosa che non ammette eccezioni.

Ho visto così tanta infelicità causata da un insegnamento sbagliato dell'assistenza prenatale e da idee sciocche ed esagerate sull'argomento, che considero mio dovere dire qualcosa per contrastare queste nozioni errate. Considero la mia missione speciale distruggere l'errore, il misticismo e la superstizione. E l'insegnamento dell'assistenza prenatale, così come viene impartito da alcuni, purtroppo, è portatore di tutti e tre questi elementi.

Naturalmente, ripeto, la madre deve cercare di essere nelle migliori condizioni possibili mentre porta in grembo il bambino. Tuttavia, è sciocco pensare che se la madre non sta bene, o è preoccupata per qualcosa, o ha uno scatto d'ira, questo si rifletta invariabilmente sul bambino. Il bambino, come sappiamo, non ha alcun legame nervoso con la madre e sono solo gli shock molto violenti o prolungati che possono avere un'influenza negativa.

So di bambini che sono stati portati in grembo dalle loro madri con rabbia e angoscia dal giorno del concepimento al giorno del parto. Eppure sono nati perfettamente normali. Conosco un bambino la cui madre ha sofferto le più infernali torture della gelosia durante l'intero periodo della gravidanza, eppure il bambino è nato perfettamente sano, perfettamente normale, ed è ora uno splendido esemplare di virilità. Conosco bambini le cui madri hanno subito gravi attacchi di polmonite, febbre tifoidea, ecc. eppure sono nati perfettamente sani e normali. Conosco bambini le cui madri hanno usato tutti i mezzi per abortire, hanno preso ogni tipo di medicina interna fino ad ammalarsi mortalmente, eppure sono nati perfettamente sani e normali. Conosco bambini le cui madri hanno cercato di abortire con mezzi meccanici, che sono andati da abortisti che hanno fatto uno o più tentativi per indurre l'aborto - conosco persino casi in cui le madri hanno sanguinato a causa di tali tentativi - e ciononostante i bambini sono nati perfettamente sani, con uno sviluppo fisico e mentale normale.

Naturalmente non sono cose che consiglierei alle donne di fare o di subire. Non consiglio alle donne incinte di preoccuparsi, di ammalarsi, di prendere medicine velenose o di tentare di abortire, ma mi limito a sollevare questi punti per sottolineare alle mie lettrici di non prendere la necessità delle cure prenatali in senso troppo assoluto e di non preoccuparsi inutilmente se le condizioni della loro gravidanza non sono tutte quelle che si potrebbero desiderare. Il bambino non sarà necessariamente colpito. La condizione dei germi, cioè dell'ovulo e degli spermatozoi al momento del concepimento, è più importante di tutte le cure successive durante la gestazione.

Poiché ci sono persone sciocche che possiedono la particolare abilità di interpretare e fraintendere tutto, desidero sottolineare che l'igiene durante la gravidanza non deve essere trascurata. Si dovrebbe fare tutto il possibile per mettere la madre nelle migliori condizioni fisiche e mentali possibili. Tutto quello che voglio dire è che è sbagliato essere pazzi su questo argomento, che è sbagliato prendere le cose in senso assoluto e che è sbagliato esagerare.

Spesso si sente dire che un bambino concepito quando il padre era in uno stato di euforia è destinato ad essere epilettico, nervoso, pazzo e così via. Anche questo va preso con le molle. Un alcolizzato cronico ha un germoplasma difettoso e i suoi figli possono essere difettosi. Ma un bicchiere di vino a un banchetto di nozze non può influire sugli spermatozoi già formati. Le affermazioni secondo cui i bambini nascono difettosi o si sviluppano in modo difettoso perché i loro padri hanno bevuto un bicchiere di vino di tanto in tanto non sono degne di seria considerazione; non sono degne di alcuna considerazione.

In relazione a quanto sopra, saranno interessanti i resoconti di alcuni casi di *violenza* e *incidenti* durante la gravidanza che, nonostante la loro gravità, non hanno avuto conseguenze sui bambini.

Una piccola e delicata donna non aveva le mestruazioni. Era sicura di non avere più di due settimane di ritardo. Ed ecco cosa fece. Per cinque notti di seguito fece dei bagni caldi di senape e li fece così caldi che ogni volta quasi sveniva e ne usciva come un'aragosta arrostita. Nessun effetto. Poi prese una scatola di pillole che le costò due dollari. Nessun effetto, se non quello di provocare la diarrea. Poi prese due scatole di capsule che le sconvolsero lo stomaco e le diedero una terribile nausea. Nessun altro effetto. Poi mangiò mezzo colocynth, che la fece stare terribilmente male, causandole una diarrea sanguinolenta. Dovette rimanere a letto per tre o quattro giorni. Poi fece delle iniezioni vaginali di bruciore con dentro un po' di ipecac. Nessun effetto, se non quello di farla sentire cruda, tanto da aver bisogno di grandi quantità di crema fredda. Ha poi assunto secale cornutum e radix gossypii. Nessun effetto se non quello di farle venire il mal di testa, di farle venire la nausea e di distruggere completamente l'appetito, tanto che in pochissimo tempo perse quasi tre chili. Le fu poi detto che le lunghe passeggiate potevano essere efficaci. Fece passeggiate di sei o sette miglia alla volta, tornando a casa più morta che viva. Nessun effetto. Poi sentì dire che saltare da un tavolo è un mezzo molto efficace. Lo fece per una dozzina di volte di seguito, in modo da essere completamente esaurita e senza fiato. Otto mesi e mezzo dopo partorì un bambino perfettamente sano e ben formato, del peso di otto chili.

Il seguente caso è stato riportato da Brillaud-Laujardiere. Un contadino, responsabile delle condizioni di una domestica, concepì l'idea di andare a cavallo con lei per farla abortire, e di spingerla via quando il cavallo correva a grande velocità. Questa operazione fu ripetuta più volte. La donna partorì un bambino perfettamente normale e a termine.

Hofmann riferisce che un altro contadino, in circostanze simili, ha preso brutalmente a calci la donna nell'addome fino a farle perdere conoscenza. Nonostante ciò, la gravidanza proseguì fino al termine. In un altro caso di Hofmann, una donna si lasciò cadere addosso una pesante porta, ma la gravidanza non ne risentì.

Il dottor Guibout racconta che una donna tedesca, che viveva con il marito in California, essendo incinta, desiderava tornare a Monaco, sua città natale, per partorire. Il treno con cui viaggiava attraverso Panama si scontrò con un altro treno. La minaccia di aborto le impose di riposare. Prese un piroscafo e, dopo un viaggio molto accidentato, raggiunse Portsmouth. Da lì andò a Parigi. Qui cadde da una rampa di scale nell'hotel in cui si era fermata. Anche in questo caso rischiò di abortire, ma dopo un periodo di riposo fu in buone condizioni e continuò il viaggio. Finalmente arrivò a casa e partorì un neonato normale al termine della gravidanza.

Vibert riporta il caso di una donna che ha subito un incidente ferroviario che l'ha ferita gravemente e ha ucciso due dei suoi figli, ma non ha avuto conseguenze sulla sua gravidanza. Ha partorito al momento giusto un bambino normale.

CAPITOLO XVIII

LA MENOPAUSA O IL CAMBIAMENTO DI VITA

Il momento della menopausa - Causa di sofferenza durante la menopausa - Funzione riproduttiva e funzione sessuale non sono sinonimi - Aumento della libido durante la menopausa - Cambiamento di vita negli uomini.

Nel capitolo sulle mestruazioni ho accennato brevemente alla menopausa. Qui la considererò in modo un po' più dettagliato.

La menopausa, detta anche climaterio e nel linguaggio comune "cambiamento di vita", è il periodo in cui la donna cessa di avere le mestruazioni. L'età media in cui si verifica è di circa quarantotto anni. Ma mentre alcune donne continuano a mestruare fino all'età di cinquanta, cinquantadue e persino cinquantacinque anni, altre cessano di mestruare all'età di quarantacinque o addirittura quarantadue anni. Tra i quarantaquattro e i cinquantadue anni sono i limiti normali. Qualsiasi cosa prima o oltre è eccezionale.

Come l'inizio delle mestruazioni può avvenire senza alcun tipo di problema e come alcune donne non hanno il minimo sintomo sgradevole per tutto il periodo della loro vita mestruale, così la menopausa si verifica in alcune donne senza alcun problema, fisico o psichico. I periodi tra le mestruazioni diventano forse un po' più lunghi, o un po' irregolari, il flusso mestruale diventa sempre più scarso, poi una o più mestruazioni possono saltare del tutto, e la menopausa è definitivamente stabilita. Molte donne, tuttavia, probabilmente la maggior parte, soffrono molto durante l'anno o gli anni di transizione della menopausa. I sintomi sono sia di carattere fisico che psichico, ma prevalgono quelli psichici. Possono verificarsi cefalea, appetito capriccioso o perdita completa dell'appetito, perdita considerevole di massa grassa o, al contrario, ingrassamento rapido e improvviso, grande irritabilità, insonnia, sudorazione profusa; sono particolarmente frequenti le vampate di calore in tutto il corpo e in particolare sul viso, che lo fanno "arrossare" e congestionare. Il carattere della donna può poi cambiare completamente. Da gentile e remissiva può diventare combattiva e litigiosa. La gelosia, senza alcun motivo, può essere uno dei sintomi più sgradevoli, che rende molto infelici sia la moglie che il marito. In alcuni casi eccezionali si può sviluppare una vera e propria nevrosi o psicosi.

Cause della sofferenza in menopausa. Sono convinta, e lo sono da molti anni, che molti, se non la maggior parte, dei sintomi dolorosi della menopausa siano dovuti non alla menopausa stessa, ma alle idee sbagliate su questo periodo che hanno prevalso per molti secoli. Conosciamo l'influenza della mente sul corpo e l'effetto pernicioso che idee sbagliate possono esercitare sui nostri sentimenti. L'opinione generalmente prevalente tra le donne, e anche tra gli uomini, e non solo tra i laici ma purtroppo anche tra i medici, è che la menopausa sia la fine della vita sessuale della donna. Ogni donna ha l'impressione errata che con l'arrivo della menopausa, con la cessazione delle mestruazioni, cessi di essere una donna e, poiché non diventa un uomo, diventa una specie di essere neutro, né donna né uomo. E ha l'idea che dopo la menopausa non potrà più provare attrazione per il marito o per altri uomini. Naturalmente un'idea del genere ha un effetto molto deprimente su qualsiasi essere umano. Ogni essere umano lotta fino all'ultimo per conservare tutte le sue funzioni umane, soprattutto quella che è considerata importante come la funzione sessuale.

Funzione riproduttiva e funzione sessuale non sono sinonimi. È ovvio che con la cessazione definitiva delle mestruazioni la funzione *riproduttiva* della donna termina. Ma la funzione riproduttiva *non è* sinonimo di funzione sessuale, devo insistere ancora e ancora, e naturalmente fino a quando questa idea errata non sarà dissipata, molte inutili sofferenze saranno il destino delle nostre donne. Se le donne in generale impareranno che con l'arrivo della menopausa *non* cessano di essere donne, se impareranno che il desiderio sessuale nelle donne dura ben oltre la cessazione della menopausa, molte donne sono appassionate a sessant'anni come a trenta, se impareranno che la loro attrattiva o non attrattiva per il sesso maschile non dipende dalla menopausa, ma dalla loro condizione generale, se impareranno che molte donne a cinquanta e sessant'anni sono molto più attraenti di alcune donne alla metà della loro età, non prenderanno l'inizio della menopausa in modo così tragico ed eviteranno così la maggior parte della loro sofferenza mentale ed emotiva.

L'atrofia vera e propria delle ovaie, dell'utero, dei genitali esterni e dei seni non può, ovviamente, essere prevenuta, ma tale atrofia è un processo lento e graduale e non è di per sé la causa dei vari sintomi penosi che abbiamo elencato.

Il trattamento della menopausa, se i sintomi sono sgradevoli o angoscianti, dovrebbe essere affidato a un medico competente. Un po' di sani consigli possono essere più efficaci di litri di medicine e di pillole. In generale, la donna dovrebbe cercare di condurre una vita il più possibile calma e tranquilla. I bagni caldi quotidiani sono utili, la stitichezza va evitata, le docce vaginali calde sono spesso efficaci contro le spiacevoli vampate e, infine, ma non meno importante, il marito dovrebbe essere doppiamente gentile e premuroso con la moglie in questo periodo critico. È negli anni tra i quarantacinque e i cinquantacinque che la moglie ha più bisogno della simpatia e del sostegno del marito.

Aumento della libido in menopausa. C'è un sintomo piuttosto delicato che non posso tralasciare. Alcune donne, durante gli anni in cui si instaura la menopausa e per alcuni anni dopo la menopausa, sperimentano un forte aumento del desiderio sessuale. In alcuni casi questo aumento della libido è normale, cioè non si scoprono altri sintomi patologici o condizioni locali. In alcuni casi l'aumento della libido è chiaramente dovuto a una congestione locale, una congestione delle ovaie, dell'utero, ecc. In alcuni casi, posso testimoniare con certezza, si tratta di un fenomeno psichico o autosuggestivo. Poiché la donna pensa, e crede che gli altri lo pensino, che presto perderà tutta la sua sessualità, inconsciamente si fa prendere da una passione sessuale che a volte può essere di lunga durata e può anche portare a risultati disastrosi.

Cosa fare in questi casi? Se la libido della donna è normale o quasi normale, allora naturalmente dovrebbe essere gratificata normalmente. Ma se la libido sembra essere anormalmente forte e le richieste di gratificazione sessuale sono troppo frequenti, allora la donna dovrebbe essere curata e la gratificazione sessuale non dovrebbe essere assecondata, perché in questi casi, di norma, la gratificazione sessuale non fa altro che aggiungere benzina al fuoco e le richieste della donna possono diventare sempre più frequenti, sempre più insistenti. In casi eccezionali può addirittura raggiungere l'intensità della ninfomania. In questi casi è indispensabile l'aiuto di un medico accorto.

CAMBIAMENTO DI VITA NEGLI UOMINI

A chi non ha familiarità con l'argomento sembra piuttosto strano parlare di "cambiamento di vita" negli uomini.

L'uomo, non avendo funzioni mestruali, non può avere una menopausa, ma i sessuologi e gli psicologi che hanno studiato attentamente l'argomento sono convinti che tra i quarantacinque e i cinquantacinque anni anche gli uomini subiscano un certo cambiamento che si può definire cambiamento di vita o climaterio maschile.

Diventano irritabili, capricciosi, molto suscettibili al fascino femminile, sono inclini a innamorarsi e in molti l'istinto sessuale aumenta notevolmente. Come nelle donne, questo aumento del desiderio sessuale è talvolta dovuto a cause patologiche, come una ghiandola prostatica infiammata, in altri casi è di origine psichica.

Come un uomo dovrebbe essere particolarmente gentile e premuroso con la moglie durante la menopausa, così la moglie, comprendendo che il marito sta attraversando un periodo critico, aumenterà il suo tatto, la sua pazienza e la sua considerazione.

CAPITOLO XIX

L'ABITUDINE ALLA MASTURBAZIONE

Definizione di masturbazione - Effetti dannosi nelle ragazze rispetto ai ragazzi - Vita matrimoniale della masturbatrice - Necessità di cambiare l'atteggiamento dannoso dei genitori che scoprono l'abitudine - Trattamento di buon senso dell'abitudine - Come prevenire la formazione dell'abitudine - Consigli dei genitori ai figli - Bagni caldi come fattore di masturbazione - Altri fattori fisici - Masturbazione mentale e suoi effetti.

Masturbazione o abuso di sé è un termine applicato a una cattiva abitudine che consiste nel maneggiare e strofinare i genitali. È una cattiva abitudine perché rischia di danneggiare la salute e lo sviluppo futuro della ragazza. Quanto più frequentemente viene praticata, tanto più è dannosa. È più dannosa di quella praticata dai ragazzi, perché gli effetti sono di solito più permanenti. Le ragazze che si abbandonano all'abitudine di masturbarsi in eccesso non solo si indeboliscono, diventano anemiche e assumono un colorito spento e brufoloso, ma perdono il desiderio di avere rapporti sessuali normali quando crescono e non riescono a trarre alcun piacere dall'atto sessuale quando si sposano. In effetti, molte ragazze che si masturbano eccessivamente provano una forte avversione per l'atto sessuale normale e la loro vita matrimoniale è infelice. Spesso i mariti sono costretti a chiedere il divorzio. Fortunatamente, l'abitudine è molto meno diffusa tra le ragazze rispetto ai ragazzi. Mentre circa il novanta per cento dei ragazzi - nove su dieci - si masturba più o meno, solo il dieci o al massimo il venti per cento delle ragazze è dipendente da questa abitudine. Ma qualunque sia la percentuale, si tratta di un'abitudine dannosa e, se tenete alla vostra salute, alla vostra bellezza, alla vostra crescita e al vostro sviluppo mentale, non dovreste indulgere in questa pratica. Se lo state già facendo, se siete abituati a maneggiare i vostri genitali, se un cattivo compagno vi ha iniziato a questa abitudine, dovreste rinunciarvi. Le madri dovrebbero sorvegliare i loro figli, evitare che sviluppino questa abitudine e fare tutto il possibile per curarli, se la prevenzione arriva troppo tardi.

Ma se, come vedete, non nego i cattivi effetti della masturbazione, è necessario affermare che è avvenuto un grande cambiamento nelle nostre opinioni sull'argomento, ed è giusto che i genitori sappiano di questo cambiamento di opinione tra i medici, in particolare tra quelli specializzati in sessuologia.

Comportamento sbagliato dei genitori. Quando i genitori fanno la "terribile" scoperta che il loro figlio si accarezza i genitali o si dedica alla masturbazione, si sentono come se una grande calamità li avesse colpiti. Non potrebbero sentirsi peggio se venissero a sapere che il bambino è un ladro o un piromane. Imbevuti dall'idea medievale della "peccaminosità" dell'abitudine, oltre che della sua dannosità, iniziano a rimproverare il bambino, a spaventarlo, a fargli credere che sta facendo qualcosa di terribile, che ha disonorato loro e se stesso; e cercano di convincerlo che, se non smette immediatamente, lo attendono le conseguenze più terribili. I risultati di questo modo di procedere sono disastrosi, molto più della masturbazione stessa.

Spesso i rimproveri e l'esposizione della bambina avvengono in presenza di altri. Questo impianta nella povera bambina un risentimento cupo che non fa che rendere più difficile l'interruzione dell'abitudine. Quando la bambina viene portata dal medico, si può notare dal suo comportamento, dal suo sguardo abbattuto, dal suo broncio, dal suo tentativo di trattenere le lacrime e da altri segni, che considera il medico esattamente come un giovane criminale considera il giudice davanti al quale è stato portato per il processo.

È giunto il momento di cambiare radicalmente questo atteggiamento sciocco e dannoso nei confronti di una pratica molto diffusa. È tempo che i genitori e i medici imparino che la nocività dell'abitudine è stata enormemente, grossolanamente esagerata. È ora che sappiano che la stragrande maggioranza dei ragazzi e delle ragazze superano l'abitudine senza essere molto, o per nulla, peggiori. La conoscenza di questo fatto non solo risparmierà a loro e ai bambini molte inutili angosce e sofferenze, ma renderà molto più facile trattare con questi ultimi, rendendo molto più facile il loro divorzio dall'abitudine.

Se consideriamo la questione in modo ragionevole e di buon senso, e non diciamo al bambino coinvolto in questa pratica che ha fatto qualcosa di vergognosamente vizioso e criminale, ma gli parliamo con gentilezza e gli diciamo che sta facendo qualcosa che potrebbe danneggiarlo molto, che potrebbe interferire con la sua futura salute mentale e fisica e con il suo sviluppo, allora avremo molto più successo nei nostri sforzi per liberare il ragazzo o la ragazza dall'abitudine alla masturbazione. Come ho detto in un altro luogo:

"A mio parere, stigmatizzare come vizio anche l'indulgenza più moderata alla masturbazione ha un effetto deleterio sulle persone che la praticano e rende più difficile per loro interrompere l'abitudine. Ogni medico e sessuologo pensante può dirvi che dipingere l'abitudine alla masturbazione con colori troppo luridi e stigmatizzarla con epiteti troppo forti ha, di norma, l'effetto contrario a quello sperato. Le vittime dell'abitudine si considerano degradate, irrimediabilmente perdute. Perdono il rispetto per se stesse e, per questo motivo, è più difficile per loro liberarsi dall'abitudine".

Otterremo molto di più con i nostri pazienti giovani e anziani se lasciamo da parte, del tutto, l'aspetto morale della questione - ammesso che ci sia un aspetto morale - e sottolineiamo la nocività fisica dell'abitudine. Non vogliamo diminuire l'autostima dei nostri ragazzi e delle nostre ragazze, vogliamo aumentarla; e non possiamo farlo se facciamo credere loro che chi si masturba è un criminale violento. Ispirate i vostri pazienti alla fiducia, dite loro che l'indulgenza nell'abitudine mette a rischio la loro crescita futura, sia fisica che mentale, la loro salute e la loro felicità, e sarà più facile controllarli.

Non sto cercando di minimizzare il pericolo della masturbazione, perché, se praticata fin dalla più tenera età e con grandi eccessi, i risultati *possono essere* disastrosi. Ma, anche se dovessi minimizzare le conseguenze negative, sarebbe un peccato minore che esagerarle come è stato fatto per tanti anni da tante persone nella professione e fuori di essa. I risultati negativi dell'esagerazione dell'influenza della masturbazione sono stati così grandi in passato che, se ora il pendolo dovesse oscillare verso l'altro estremo, sono sicuro che non sarebbe affatto un male.

Trattare l'argomento del *trattamento* della masturbazione appartiene a un trattato di medicina. Tuttavia, alcune osservazioni su come evitare che i bambini acquisiscano l'abitudine alla masturbazione non saranno fuori luogo.

Prevenzione dell'abitudine alla masturbazione. La chiave per prevenire questa abitudine è osservare attentamente il bambino fin dalla prima infanzia. Sappiamo che non di rado le balie, le nutrici e persino le governanti, stupide o viziose, inducono ignorantemente o deliberatamente l'abitudine nei bambini sotto la loro responsabilità. Questo, ovviamente, deve essere impedito. Anche i bambini di nove, dieci o undici anni non dovrebbero essere lasciati soli, ma sempre sotto controllo. L'amicizia troppo stretta tra ragazzi o ragazze, soprattutto di età diverse, deve essere guardata con sospetto.

Alcune ragazze non dovrebbero mai dormire nella stessa stanza senza la supervisione di una persona più grande.

La convivenza di due persone nello stesso letto, sia che si tratti di due bambini o di una persona adulta e di un bambino, non dovrebbe essere permessa in nessun caso. Non ammetto eccezioni a questa richiesta. Non fa differenza se l'altra persona è una madre, un padre, un fratello o una sorella. Se si esclude qualsiasi elemento *intenzionale*, la cosa è pericolosa, perché molto spesso, involontariamente, la masturbazione viene avviata da questo contatto intimo.

Il bambino, maschio o femmina, dovrebbe dormire da solo, su un materasso piuttosto duro. Il rivestimento deve essere leggero. Si può mettere una coperta sui piedi. Il bambino dovrebbe sempre dormire con le braccia aperte sulla copertina o sulla coperta, mai *sotto la* stessa. Se questo viene fatto fin dall'infanzia, è molto facile abituarsi a questo modo di dormire e molti casi di masturbazione saranno così evitati. Non si deve permettere al bambino di poltrire nel letto: bisogna insegnargli ad alzarsi appena si sveglia al mattino. L'educazione generale deve avere un carattere di rafforzamento e di tempra, e questo vale sia per il corpo che per la volontà. Quando i bambini raggiungono l'età di nove, dieci, undici, dodici o tredici anni (dobbiamo usare discriminazione e giudizio, perché alcuni bambini di nove anni sono sviluppati quanto altri di tredici), dobbiamo dire loro che è male e dannoso manipolare i propri genitali, e dobbiamo avvertirli di rifuggire da qualsiasi compagno che voglia iniziarli a qualsiasi manipolazione di queste parti o che mostri un'inclinazione a parlare di organi sessuali e di questioni sessuali.

I bagni caldi sono molto dannosi per i bambini piccoli per la loro influenza in questa direzione. Non c'è dubbio che un bagno caldo abbia un effetto stimolante molto deciso sul desiderio sessuale degli adulti e dei bambini, sia maschi che femmine; infatti, diversi pazienti di entrambi i sessi mi hanno raccontato che il loro primo atto masturbatorio è stato commesso mentre erano in un bagno caldo. Naturalmente, essendo la sensazione piacevole, hanno continuato a ripetere l'esperienza.

Ogni fattore che può dare origine all'abitudine deve essere eliminato. Per esempio, l'eczema sui genitali, l'urina fortemente acida, i vermi della sella e simili devono essere trattati fino alla guarigione. Va da sé che tutto ciò che tende a risvegliare prematuramente l'istinto sessuale deve essere rigorosamente evitato.

Masturbazione mentale o psichica. Alcune ragazze e donne si astengono dal maneggiarsi con le mani (masturbazione manuale), ma praticano quella che chiamiamo masturbazione mentale. Cioè, concentrano la loro mente sul sesso opposto, immaginano a se stesse varie scene lascive, finché non si sentono "soddisfatte". Questo metodo è estremamente dannoso ed estenuante ed è molto probabile che porti alla nevrastenia e a un esaurimento nervoso. Se possibile, dovreste abbandonarlo con tutti i mezzi. Perché è ancora più dannoso dell'abitudine regolare.

CAPITOLO XX

LEUCORREA - I BIANCHI

Un'idea sbagliata sul significato del termine "leucorrea" - Un disturbo comune - Casi gravi - Motivi di resistenza al trattamento - Trattamento locale corretto del disturbo - Sterilità dovuta alla leucorrea - Cause della leucorrea - Farmaci tonici - Trattamento locale - Formule per il drenaggio.

Leucorrea significa letteralmente "colata bianca" e viene applicata dai laici a tutte le perdite biancastre provenienti dalla vagina. Questo è sbagliato, perché alcune perdite bianche possono essere di scarsa importanza; altre possono essere di carattere grave e non essere affatto leucorrea.

La leucorrea è uno dei flagelli della donna e della ragazza moderna. È molto frequente. Probabilmente almeno il venticinque per cento (alcuni dicono il cinquanta o il settantacinque per cento) di tutte le donne ne soffre in misura maggiore o minore. In alcuni casi è solo un fastidio, che richiede il cambio frequente dei pannolini, ma in altri provoca molta debolezza, mal di schiena, erosioni, prurito e bruciore. È molto resistente al trattamento, soprattutto nelle ragazze. Il motivo per cui è così resistente al trattamento è che le perdite, pur provenendo dalla vagina, *di solito non hanno origine* nella vagina, ma nel collo dell'utero, e le centinaia e centinaia di iniezioni che le donne fanno per la leucorrea raggiungono solo la vagina; non possono penetrare nell'utero. È solo trattando la cavità del collo dell'utero, cosa che può essere fatta solo da un medico, attraverso uno speculum, che si può raggiungere la radice del problema. E se si nota un'erosione o un'ulcera, si può intervenire direttamente con l'applicazione necessaria. È per questo motivo che nelle ragazze la leucorrea è molto più difficile da trattare. Per paura di rompere l'imene, la ragazza si rifiuta di sottoporsi a un esame approfondito e a un trattamento locale, e si lascia che la leucorrea proceda fino a quando non si instaura un'infiammazione cronica dell'utero e delle tube di Falloppio. Non c'è dubbio che molti casi di sterilità o di assenza di figli nelle donne siano dovuti a una leucorrea giovanile a lungo trascurata.

Qual è la causa della leucorrea? Possiamo rispondere semplicemente: la causa della leucorrea è il catarro in qualsiasi parte del tratto genitale femminile. Ma questa non è una vera risposta. Quali sono le cause del catarro? Le cause del catarro sono molteplici: la causa più comune è il raffreddore. Bagnare i piedi e raffreddarsi, soprattutto durante le mestruazioni, può provocare un catarro nella cervice. Stare a lungo in piedi, sollevare e trasportare fagotti pesanti, ballare in stanze surriscaldate e poi uscire poco vestite nell'aria gelida della notte, eccitazione sessuale prolungata e non gratificata, mancanza di pulizia dei genitali esterni: tutti questi fattori sono all'origine di un catarro della cervice con conseguente leucorrea. Anche una condizione generale di degrado, le preoccupazioni, il lavoro eccessivo, lo studio troppo intenso, la mancanza di aria fresca e una condizione generale di scrofola favoriscono lo sviluppo del catarro dell'utero e della leucorrea. Si capisce quindi che il trattamento della leucorrea, per avere successo, deve essere generale e locale.

Trattamento generale. Il trattamento generale consiste in misure igieniche generali e nel buon senso. La paziente non deve stare in piedi più di quanto possa fare e non deve camminare fino a quando non è esausta o affaticata. È meglio fare diverse passeggiate brevi che una sola lunga. Il corsetto che indossa, se ne indossa uno, deve essere di tipo moderno: non uno che prema l'utero e gli altri organi addominali verso il basso, ma uno che sostenga le pareti addominali e sollevi piuttosto gli organi addominali. L'allacciatura o abbottonatura deve essere dal basso verso l'alto e non dall'alto verso il basso. Va da sé che non deve interferire in alcun modo con la libertà di respirazione. L'eventuale stitichezza deve essere trattata in modo intelligente, con misure lievi (vedi **Stitichezza**, nel capitolo sulla gravidanza), e bisogna fare attenzione che l'intestino si muova a orari regolari. Se la leucorrea è dovuta o è aggravata dall'anemia e dalla debolezza generale, un buon preparato di ferro, come una pillola di Blaud da cinque grani tre volte al giorno, o un tonico di ferro, chinino e stricnina, farà bene. È utile anche un bagno o una spugna fredda al giorno, seguita da un'energica frizione a secco con un asciugamano ruvido.

Trattamento locale. Le misure locali consistono nel dipingere o tamponare la vagina e il collo dell'utero con varie soluzioni, con tamponi, supposte e douches. L'applicazione locale alla vagina e all'utero può essere eseguita in modo soddisfacente solo dal medico o dall'infermiere. L'inserimento di una supposta o il douching possono essere facilmente eseguiti dalla paziente stessa.

Sebbene sia sempre meglio e più sicuro consultare un medico e l'automedicazione sia generalmente sconsigliabile, ci sono occasioni in cui un medico non è disponibile; in alcune piccole località una donna può, *per varie ragioni*, avere una forte obiezione alla visita e al trattamento ginecologico; e alcune donne possono essere troppo povere per pagare il medico. In queste circostanze l'autotrattamento è giustificato e non ci possono essere obiezioni se i rimedi sono innocui e sono sicuri di fare del bene, cioè di migliorare la condizione quando non effettuano una cura completa.

Uno dei più semplici è il tampone all'allume. Si prende un pezzo di cotone assorbente, delle dimensioni di un pugno, lo si stende, ci si mette sopra circa un cucchiaio di allume in polvere, lo si ripiega, si lega un cordoncino intorno al centro, lo si inserisce nella vagina fino a dove arriva e lo si lascia dentro per ventiquattro ore. Poi tiratelo delicatamente per lo spago e fatevi una siringa con uno o due litri di acqua calda. Questo tampone può essere inserito a giorni alterni o ogni tre giorni, e ho conosciuto molti casi in cui questo semplice trattamento ha prodotto da solo la guarigione. In alcuni casi, tuttavia, i douches funzionano meglio e le due cose migliori per i douches sono: la tintura di iodio e l'acido lattico. Comprate, ad esempio, quattro once di tintura di iodio e usatene due cucchiaini in due litri di acqua calda in una borsa per la doccia. Questa iniezione deve essere utilizzata due volte al giorno, mattina e sera. Dell'acido lattico si compra, ad esempio, una pinta e se ne usano due cucchiai in due litri d'acqua. L'acido lattico ha il vantaggio, rispetto alla tintura di iodio, di essere incolore, mentre lo iodio è scuro e macchia tutto ciò con cui viene a contatto. A volte ordino di usare alternativamente la tintura di iodio e l'acido lattico: per una doccia la tintura di iodio, per la successiva l'acido lattico, e così via. Quando la condizione migliora, è sufficiente utilizzare un cucchiaino di tintura di iodio e un cucchiaio di acido lattico in due litri d'acqua. Queste iniezioni sono abbastanza efficaci e hanno il vantaggio di essere perfettamente innocue. Una precisazione sulle iniezioni: non devono essere fatte in posizione eretta o accovacciata (in cui il liquido fuoriesce subito), ma in posizione sdraiata, sopra una bacinella. La vaschetta dovrebbe trovarsi a circa un piede sopra il letto, in modo che il liquido irriguo possa uscire lentamente; la paziente, dopo ogni iniezione fatta di giorno, dovrebbe rimanere almeno mezz'ora a letto (di notte rimane tutta la notte a letto). In questo modo l'iniezione ha maggiori possibilità di entrare in contatto con tutte le parti della vagina e una parte di essa entra in contatto con la cervice, dove esercita un effetto curativo. Evitare l'uso di farmaci brevettati.

CAPITOLO XXI

LE MALATTIE VENEREE

Derivazione della parola "venereo" - Tre malattie veneree - Contrazione innocente della sifilide attraverso vari oggetti - Eliminazione igienica delle fonti comuni di infezione venerea - Misure di prevenzione dopo i rapporti sessuali.

La parola "venereo" significa attinente ai rapporti sessuali: eccesso venereo - eccesso nei rapporti sessuali; malattia venerea - malattia acquisita da rapporti sessuali con una persona infetta. La parola deriva da Venere (genitivo-veneris), la dea romana della primavera, dei fiori e dell'amore.

Esistono tre malattie veneree: la gonorrea, la sifilide e il cancroide. Di queste, la gonorrea è la più diffusa, la sifilide la più grave. La cancrena è relativamente poco importante.

Mentre la maggior parte delle malattie veneree, probabilmente il 90% del totale, viene contratta attraverso rapporti illeciti ,[7] è bene ricordare che una parte di esse viene contratta in modo innocente, attraverso un bacio, l'uso di una spugna o di un asciugamano usato da una persona infetta, ecc. Mentre il germe gonorroico viene generalmente trasmesso direttamente, il veleno sifilitico può essere trasmesso attraverso vari oggetti. La sifilide contratta non durante il rapporto sessuale, ma in modo innocente, da un bacio, un asciugamano, uno spazzolino da denti, un rasoio, ecc. è chiamata sifilide degli innocenti o sifilide insontium. In passato, non molto raramente i medici contraevano la sifilide esaminando le donne sifilitiche con le dita nude. Ora, da quando sono stati introdotti i guanti per gli esami, il numero di infezioni è notevolmente diminuito. E non c'è dubbio che, man mano che la gente acquisirà maggiore familiarità con il pericolo di infezione venerea da fonti non veneree, il numero di infezioni innocenti diminuirà notevolmente. Il pericoloso asciugamano a rotelle e la non meno

---

[7] Illecito - illegale, non consentito, al di fuori del matrimonio.

pericolosa tazza comune per bere vengono gradualmente eliminati come fattori di infezione *non venerea*; e possiamo aspettarci con fiducia che in un decennio o due la quantità di malattie veneree da infezione *venerea* sarà notevolmente ridotta in tutti i paesi civilizzati. L'aumento generale della pulizia in tutti gli strati della società e l'uso universale di antisettici dopo rapporti sessuali sospetti costituiranno i fattori principali di questa diminuzione delle malattie veneree.

CAPITOLO XXII

L'ESTENSIONE DELLA MALATTIA VENEREA

Precedente divieto di discutere della malattia venerea e dei suoi risultati negativi - attuali esagerazioni riprovevoli dell'estensione della malattia venerea - affermazioni errate e ridicole dei "riformatori" - paura insensata del matrimonio nelle ragazze a causa di esagerazioni grossolane - studio di una psicologa rivela i risultati dannosi delle affermazioni esagerate - verità sulla percentuale di uomini affetti da malattia venerea.

Il silenzio di un tempo. Solo pochissimi anni fa le donne rispettabili, cioè tutte le donne al di fuori di quelle chiamate "decadute", non sapevano dell'esistenza della malattia venerea. Era considerata un argomento proibito, vergognoso, da non menzionare o anche solo accennare nelle conversazioni, nei libri o nelle riviste, nelle conferenze o sul palcoscenico. Quando dico che non sapevano dell'*esistenza di* una malattia venerea, che le stesse parole gonorrea e sifilide erano sconosciute, uso queste espressioni non come figure retoriche, ma nel loro significato letterale. Essendo loro preclusa ogni possibilità di acquisire tali conoscenze - i gay non sono soliti acquistare e leggere opere strettamente mediche - dove potevano ottenere le informazioni? Il risultato era che quando una donna era così sfortunata da contrarre una malattia venerea dal marito, non ne capiva il carattere e non ne sospettava la fonte. Il che era piuttosto positivo per il marito. La pace familiare era più sicura.

Esagerazioni attuali. Ora è avvenuto un cambiamento in questo senso e, come spesso accade con i cambiamenti recenti, il pendolo ha oscillato verso l'altro estremo. Il silenzio di un tempo ha lasciato il posto a grida di gioia. L'ultima frase è usata quasi in senso letterale. Molti uomini e donne, profondamente stimolati dal pericolo venereo e sinceramente ansiosi di proteggere i ragazzi e le ragazze dall'infezione venerea, si sono lasciati andare a esagerazioni molto riprovevoli. Particolarmente luride sono state le esagerazioni sulla prevalenza della malattia nel sesso maschile, con i suoi conseguenti effetti disastrosi sulle donne sposate. Un'affermazione fatta dal dottor Noeggerath (un medico tedesco che all'epoca esercitava a New York), quasi mezzo secolo fa, secondo cui l'80%

di tutti gli uomini ha la gonorrea e che il 90% di questi non si cura e infetta o rischia di infettare le proprie mogli, si è rivelata un'esagerazione assurda. Se fosse stata vera, la razza sarebbe ormai in via di estinzione. Ciononostante, questa affermazione viene copiata da un libro all'altro, come se fosse una verità evangelica, come se fosse un fatto scientificamente e statisticamente accertato invece di un'ipotesi selvaggia e sensazionale. Uno stimato medico di New York, il dottor Prince A. Morrow, ha svolto un eccellente lavoro pionieristico nel richiamare l'attenzione sui pericoli della malattia venerea. Ma, come accade a molti "riformatori", a volte ha permesso che il suo zelo gli sfuggisse di mano e ha fatto affermazioni che hanno causato e causano tuttora dolore ai più avveduti. L'affermazione, per esempio, che ci sono più malattie veneree tra le mogli innocenti e virtuose che tra le prostitute è una di quelle che fanno piangere il vero investigatore onesto (per la tendenza umana all'esagerazione), o che fanno scoppiare in una risata di scherno. La ridicolaggine di questa affermazione diventa particolarmente evidente se ricordiamo che lo stesso signore ha affermato che ogni prostituta, senza eccezioni, era malata in un momento o nell'altro. Se la malattia venerea esiste tra le prostitute nella misura del 100%, allora come può esistere in misura maggiore tra le mogli innocenti e virtuose? E per sottolineare ulteriormente l'assurdità di questa affermazione, vi dirò che i venereologi attenti e non sensitivi ritengono che l'incidenza della malattia venerea tra le donne sposate non superi il cinque per cento!

Sì, il silenzio degli anni passati ha lasciato il posto alle esagerazioni luride dei giorni nostri. Se nel complesso la prima era peggiore della seconda, quest'ultima è abbastanza negativa, perché rende infelici molte ragazze, seminando in loro i semi del sospetto e del cinismo, tende a renderle antagoniste dell'intero sesso maschile e le inocula un'insensata paura del matrimonio. Uno studio condotto da Miriam C. Gould, del dipartimento di psicologia e filosofia dell'Università di Pittsburg (*Social Hygiene*, aprile 1916), conferma le nostre osservazioni in modo eclatante.

Ha avuto colloqui confidenziali con 50 ragazze, con le quali ha avuto una certa conoscenza; di queste 50, 25 erano studentesse universitarie e 25 no. Ha posto loro una serie di domande, il cui scopo era quello di scoprire quale effetto psicologico ha avuto su di loro la conoscenza della prostituzione e delle malattie veneree. Nelle sue conclusioni afferma che "le storie rivelano una grande percentuale di risultati dannosi, come condizioni al limite della nevrastenia, della malinconia, del pessimismo e dell'*antagonismo sessuale* (corsivo mio), direttamente riconducibili a questa conoscenza. Undici delle ragazze intervistate hanno sviluppato una marcata repulsione per gli uomini, sebbene prima della loro "conoscenza" avessero apprezzato la compagnia degli uomini. Ora evitano di frequentarli e sei hanno dichiarato di aver perso totalmente la fiducia nella pulizia morale degli uomini. Otto hanno già rifiutato di sposarsi, o intendono farlo, perché ritengono che il rischio di infezione sia troppo elevato. Se non fosse per l'esistenza di queste malattie, dicono che sarebbero felici di sposarsi. Tutti dicono che la loro decisione li ha resi più o meno infelici".

Nel lodevole desiderio di mantenere le nostre giovani donne pure e di proteggerle dalle infezioni, nello sforzo di far loro richiedere un unico standard morale per entrambi i sessi, i nostri esagerati riformatori le condannano al celibato a vita, che nel caso delle donne spesso significa nevrastenia e ipocondria a vita.

La verità della questione. Ecco la verità sulla malattia venerea - la verità come la conosco io, senza occultamenti da un lato e senza esagerazioni dall'altro. Le cifre esatte sono, ovviamente, introvabili ovunque; ma i risultati ottenuti da indagini imparziali su *diverse* classi sociali, da rapporti ospedalieri, da questionari tra gli studenti, ecc. ci dicono che probabilmente circa il venti per cento della popolazione maschile adulta è vittima della gonorrea in un momento o nell'altro; che probabilmente l'otto o il dieci per cento non è completamente guarito quando entra nel matrimonio; e che il quattro o cinque per cento (alcuni direbbero il due per cento) è affetto da gonorrea. (alcuni direbbero il due per cento) di mogli infettate dalla gonorrea. Tutto ciò è abbastanza terribile e rende necessaria la massima attenzione e cautela; infatti, se doveste essere una delle vittime del due o cinque per cento, sarebbe una magra consolazione per voi il fatto che l'altro novantotto o novantacinque per cento delle mogli sia scampato.

Naturalmente la percentuale di malattie veneree tra i giovani uomini, e successivamente tra le loro mogli, varia notevolmente a seconda dello strato sociale. Tra gli strati "bassi" si può trovare il 50% di infezioni, con una percentuale molto alta di quelle non curate. Non perché abbiano una moralità inferiore a quella delle classi più elevate, ma perché le prostitute a basso costo che sono costrette a frequentare sono spesso malate e perché non possono permettersi un trattamento esperto o un trattamento qualsiasi. Tra queste classi si trova naturalmente una percentuale molto più alta di mogli malate. Ma per controbilanciare questo dato dobbiamo tenere presente che ci sono grandi classi di uomini in cui la gonorrea esiste solo nella misura del cinque o dieci per cento, e ci sono grandi classi di mogli tra le quali le vittime della gonorrea arrivano solo a una frazione dell'uno per cento.

Le cifre sopra riportate differiscono sostanzialmente dalle affermazioni contenute in molti libri sul sesso, secondo cui "l'80% degli uomini sposati a New York ha la gonorrea" e "almeno tre donne sposate su cinque a New York hanno la gonorrea". Ogni volta che leggete o sentite un'affermazione del genere trattatela con un sorriso o con disprezzo, come dovrebbero essere trattate tutte le affermazioni false.

Per quanto riguarda la sifilide, l'entità della prevalenza può essere indicata tra il due e il cinque per cento. Una percentuale che si discosta notevolmente dal 75, 50 o 25 per cento indicato da alcuni sessuologi, ma che è già abbastanza terribile così, senza esagerazioni.

CAPITOLO XXIII

GONORREA

Origine della gonorrea-Mucosa degli organi genitali e dell'occhio Principali sedi della malattia-Sintomi nell'uomo e nella donna-Vagina raramente attaccata negli adulti-Nessuno eredita la gonorrea-Oftalmia neonatorum-Differenze nel decorso della malattia nell'uomo e nella donna-Gonorrea meno dolorosa nella donna-Sintomi non sospettati dalla donna-Necessità che la donna consulti un medico-Autotrattamento quando la donna non può consultare il medico-Formule per iniezioni.

Il tema della gonorrea e della sifilide è trattato in modo abbastanza completo, da un punto di vista profano, in *Sex Knowledge for Men* dell'autore. Non intendo dedicare molto spazio alla discussione dei dettagli di queste due malattie, perché l'argomento non è di così diretto interesse per le donne. Le ragazze e le donne rispettabili non si abbandonano a relazioni illecite come fanno gli uomini e i ragazzi rispettabili, e il loro rischio di contrarre una malattia venerea è insignificante rispetto a quello degli uomini. Pertanto, mi soffermerò solo su alcuni punti, in particolare per quanto riguarda il decorso delle malattie che differisce da quello degli uomini. Chi è interessato, tuttavia, può leggere i capitoli sull'argomento contenuti in *Sex Knowledge for Men* dell'autore e, se desidera dettagli ancora più completi, può studiare *Treatment of Gonorrhea and Its Complications in Men and Women* dell'autore.

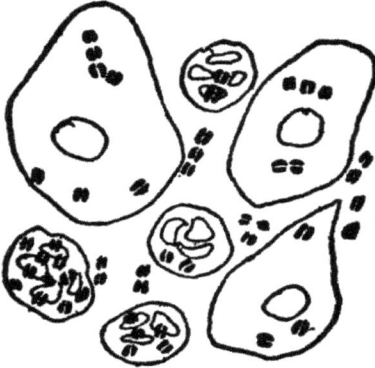

Germi della gonorrea.

La gonorrea è un'infiammazione causata da un germe chiamato gonococco, scoperto dal dottor A. Neisser, di Breslau, in Germania, nel 1879. Qualsiasi mucosa può essere sede di gonorrea, ma attacca di preferenza la mucosa degli organi genitali e di un altro organo, l'occhio. I suoi sintomi principali sono: infiammazione, dolore, bruciore e secrezione. Negli uomini attacca l'uretra; nelle donne la cervice - il collo dell'utero - l'uretra e la vulva. La vagina viene attaccata raramente nelle donne adulte, perché la mucosa della vagina adulta è piuttosto dura e non offre un buon terreno per lo sviluppo del germe del gonococco. Le perdite che una donna ha quando è affetta da gonorrea provengono principalmente o esclusivamente dal collo dell'utero. Nelle bambine, tuttavia, in cui il rivestimento della vagina è tenero, la gonorrea della vagina e della vulva è comune. (Vedi capitolo **Vulvovaginite nelle bambine**) La gonorrea è una malattia locale. Sebbene in alcuni casi, dopo che la malattia si è protratta per un certo periodo di tempo, i germi generano un certo veleno che circola nel sangue, e se i germi possono occasionalmente diffondersi in organi lontani, nel 98% dei casi la gonorrea è una malattia locale e, se presa in tempo, guarisce senza lasciare tracce nell'organismo generale.

La gonorrea non è ereditaria. La gonorrea non è una malattia ereditaria. Nessuno *eredita la* gonorrea. Un bambino può nascere con un'infiammazione gonorroica agli occhi (ophthalmia neonatorum), ma questa infiammazione non è ereditaria; può essere acquisita solo se la madre è affetta da gonorrea mentre il bambino sta nascendo: un po' di pus nel canale del parto della madre entra negli occhi del bambino mentre passa attraverso l'utero e la vagina. Non si tratta di ereditarietà, ma di una semplice infezione che può essere evitata mantenendo pulito il canale del parto della madre con lavaggi antisettici prima del parto. In breve, ripeto che la gonorrea è essenzialmente una malattia locale e non costituzionale, e non è ereditaria. In questi due aspetti si differenzia dalla sifilide, che è la più costituzionale e la più ereditaria di tutte le malattie.

Decorso della gonorrea nell'uomo e nella donna. La gonorrea ha un decorso completamente diverso nelle donne rispetto agli uomini. Quando un uomo ha la gonorrea se ne accorge immediatamente, innanzitutto perché le perdite gli dicono che c'è qualcosa che non va, perché un uomo non è abituato ad avere perdite dall'uretra se non c'è qualcosa che non va. In secondo luogo, l'urina diventa subito bruciante e dolorosa. Nelle donne l'uretra è un canale separato dalla vagina e molto spesso l'uretra non è interessata dalla gonorrea. L'infezione inizia generalmente dalla cervice e la malattia può durare per molto tempo prima che la donna se ne accorga. In generale, la gonorrea è una malattia meno dolorosa nella donna, e questo è un male, perché la donna trascura il trattamento e perde tempo prezioso, permettendo alla malattia di svilupparsi. Anche quando l'uretra è colpita nella donna, non dà sintomi così gravi come l'infiammazione dell'uretra nell'uomo. Se la donna ha dei dolori, spesso non ci fa caso, perché è abituata ai dolori; come abbiamo visto prima, il 50% di tutte le donne soffre più o meno di dismenorrea. Molte di loro hanno perdite leucorroiche più o meno abbondanti e quindi, se i dolori aumentano o le perdite aumentano, si presta poca attenzione alla questione. In effetti, una donna può avere una gonorrea cronica per mesi o anni senza rendersi conto che c'è qualcosa che non va. È importante insegnare alle donne a rivolgersi a un medico non appena notano un aumento della quantità di perdite o un cambiamento di colore, in particolare se diventano verdastre, o se l'odore diventa offensivo, o se ci sono sfregamenti, bruciori o irritazioni intorno ai genitali, e soprattutto se c'è un aumento della frequenza o dell'urgenza della minzione, o se c'è una sensazione di bruciore, scottatura o taglio durante l'atto della minzione. Inoltre, ogni volta che l'atto sessuale diventa doloroso. Se le donne consultassero un medico non appena notano uno dei sintomi di cui sopra, risparmierebbero mesi e anni di sofferenze e spese, perché la malattia verrebbe spesso presa in carico quando è ancora limitata al collo dell'utero e non, come accade spesso oggi, dopo che l'infiammazione si è estesa all'utero e alle tube di Falloppio.

Autotrattamento. Non credo nell'autotrattamento perché in genere è insoddisfacente e spesso può anche diventare pericoloso, e consiglio vivamente a ogni donna che sospetti di aver contratto la gonorrea di rivolgersi subito a un medico competente. Ma non di rado accade che una donna si trovi in una situazione tale da non poter consultare un medico. E nel frattempo c'è il pericolo che la gonorrea si diffonda sempre di più. In questi casi è consigliabile che la donna faccia un'iniezione fino a quando non potrà consultare un medico. L'iniezione che sto per consigliare può di per sé produrre una guarigione; e, se non produce una guarigione completa, in ogni caso migliora la condizione, previene l'estensione della malattia, rende più facile il trattamento successivo, e inoltre è perfettamente innocua. La migliore iniezione per uso personale nella gonorrea è la tintura di iodio; la proporzione è di due cucchiaini da tè per un quarto o due quarti d'acqua. Se il caso è molto grave, questa iniezione può essere fatta due volte al giorno. Se il caso non è molto grave, è sufficiente una volta al giorno. Dopo aver usato la tintura di iodio per cinque giorni o una settimana, è bene passare all'acido lattico. Acquistate una pinta di acido lattico in farmacia e usatene un cucchiaio per un quarto d'acqua. È preferibile che l'acqua sia calda, a circa 100 gradi, ma in caso di inconvenienti si può usare tiepida. L'iniezione di acido lattico viene utilizzata per tre giorni, poi si riprende l'iniezione di iodio, quindi di nuovo l'acido lattico e così via. Conosco molti casi che sono stati curati solo con questo trattamento. E posso dire che queste iniezioni sono generalmente molto efficaci anche nella leucorrea, come indicato nel capitolo sulla leucorrea.

CAPITOLO XXIV

VULVOVAGINITE NELLE BAMBINE

Cause precedenti della vulvovaginite nelle bambine - Scarico come sintomo principale - Risultati negativi della vulvovaginite - Risultati psichici del trattamento - Effetti nel ritardare la maturità sessuale - La vulvovaginite è una causa di sterilità permanente - Misure per prevenire la malattia - Sedili del water e vulvovaginite.

La membrana mucosa, o il rivestimento della vulva e della vagina, nelle bambine è molto tenera e quindi molto facilmente soggetta a infezioni. Un'infezione della vulva e della vagina dovuta al gonococco o a qualche altro germe è molto comune nelle bambine. O almeno lo era in passato, soprattutto tra i bambini poveri, negli istituti e negli ospedali. Non si conosceva il carattere infettivo molto pericoloso della vulvovaginite e l'infezione veniva quindi facilmente trasferita da asciugamani, biancheria, tavolette del water, padelle, beccucci delle siringhe, termometri, mani delle infermiere e in vari altri modi. Oggi si fa molta attenzione e nella maggior parte degli ospedali non si ammettono bambini nei reparti generali se non si accerta che sono esenti da vulvovaginite.

In generale, la vulvovaginite nei bambini è un'infezione lieve. Una bambina può averla per diverse settimane o mesi senza esserne consapevole, senza dire nulla al riguardo; la diagnosi viene spesso fatta dalla madre, che inizia a notare delle perdite cremose sulla biancheria o sulla biancheria intima della bambina. Questo è il sintomo principale nelle bambine affette da questa patologia: le perdite. Queste perdite possono essere molto abbondanti e ricoprire la vulva, la vagina e la cervice.

Nei casi più gravi si verifica anche un'infezione dell'uretra e il bambino può lamentare bruciore alla minzione, prurito e dolore intorno alla vulva e all'ano e lievi dolori all'addome. Può verificarsi un moderato aumento della temperatura, fino a 101 gradi. F. e in alcuni casi l'attacco è sufficientemente acuto da provocare brividi e febbre. Una lieve infiammazione delle articolazioni può insorgere nelle prime settimane dell'infezione, anche se di solito si manifesta più tardi.

Sequele negative della vulvovaginite. Sebbene, come detto, la vulvovaginite sia un'infezione relativamente leggera per quanto riguarda i suoi sintomi, essa ha comunque un effetto molto negativo sulla bambina che ha la sfortuna di esserne vittima. Innanzitutto, si tratta di una malattia estremamente lunga e persistente. Di solito ci vogliono mesi, che possono diventare anni, prima di ottenere una cura completa. In secondo luogo, le ricadute sono piuttosto comuni. In terzo luogo, il trattamento è sgradevole per il bambino e talvolta doloroso. Quarto, ha un effetto disastroso sul *morale* del bambino; la maggior parte dei genitori, pur amando il bambino con affetto, lo guarda con un certo stupore; e il trattamento vaginale continuo, in un modo o nell'altro, ha un effetto umiliante sul bambino, che inizia a considerarsi come un emarginato, come qualcosa di diverso dagli altri bambini. In quinto luogo, l'educazione del bambino è molto spesso gravemente e permanentemente interferita, perché spesso deve essere portato fuori dalla scuola, sia essa pubblica o privata, e l'insegnamento privato è ovviamente fattibile solo per pochi. In sesto luogo, e questo è un punto non sufficientemente apprezzato dalla professione e dai laici, ma è comunque un punto importante: la vulvovaginite nei bambini ha purtroppo un effetto disastroso nell'*accelerare la maturità sessuale del bambino*. Che ciò sia dovuto alla congestione degli organi prodotta dall'infiammazione, o agli esami con lo speculum, alle pitture, alle docce, alle applicazioni, agli assorbenti, alle supposte, ecc. resta il fatto che le bambine che soffrono di vulvovaginite nell'infanzia diventano sessualmente mature molto prima delle bambine normali dello stesso ceto, strato e clima, e la loro richiesta di soddisfazione sessuale è molto più insistente. Settimo, una vulvovaginite lieve può essere causa di *sterilità* permanente.

Si capisce quindi che la vulvovaginite è una calamità e che bisogna fare tutto il possibile per evitare che le bambine la contraggano. *Tutti i* bambini dovrebbero *sempre* dormire da soli. In nessun caso un bambino dovrebbe dormire con qualcun altro, sia esso una sorella, una madre, un'amica, una governante o una serva. Le persone dovrebbero essere molto attente quando mandano i loro figli a passare una o due notti con degli amici. Gli amici possono essere a posto, ma un amico degli amici o un parente degli amici può non esserlo. Ho conosciuto diversi casi in cui l'origine della vulvovaginite poteva essere ricondotta a bambine che avevano trascorso una settimana a casa di amici in cui un convittore o un parente era infetto da gonorrea. È ovvio che i bambini devono essere tenuti lontani dal frequentare o giocare con adulti o altri bambini che hanno un'infezione gonorroica. I genitali del bambino devono essere ispezionati frequentemente dalla madre e deve essere mantenuta una pulizia scrupolosa con bagni frequenti, spugnature con soluzioni calde e incipriatura. I sedili dei bagni a scuola dovrebbero ricevere un'attenzione particolare. Il sedile di legno è una minaccia perché spesso ospita pus gonorroico proveniente dai genitali femminili o maschili, mentre l'unico sedile appropriato è quello cosiddetto a U, cioè quello in cui la parte anteriore è interamente aperta, come la lettera U.

CAPITOLO XXV

SIFILIDE

La sifilide dovuta al germe - La sifilide è una malattia costituzionale - Lesione primaria - Periodo di incubazione - Rosolia - Fase primaria - Fase secondaria - Chiazze mucose - Fase terziaria - Gommosi - Natura ereditaria della sifilide - Decorso più lieve nelle donne che negli uomini - Sintomi evidenti nella sifilide - Necessità di un esame da parte del medico - Atassia locomotoria - Rallentamento del cervello - Cancroidi.

La sifilide è una malattia causata da un germe chiamato spirocheta; il nome completo è spirocheta pallida, un germe pallido e a forma di spirale. Sebbene la malattia abbia devastato l'Europa e l'America per secoli, il suo germe è stato scoperto solo pochi anni fa, nel 1905, e, come il gonococco, da uno scienziato tedesco, Fritz Schaudinn. La sifilide è una malattia costituzionale. Da dieci giorni a tre settimane dopo aver contratto la sifilide, una persona sviluppa una piaga (nel punto in cui i germi sono entrati). Questa piaga è chiamata *cancrena* o *lesione primaria*. Ma quando questa piaga fa la sua comparsa, le spirochetæ e il veleno che esse elaborano sono già in circolazione nel sangue, in tutto il sistema. La malattia è già sistemica, o costituzionale, e l'eritema è l'espressione locale di una malattia costituzionale. L'asportazione dell'incancremento non curerà la malattia, perché, come detto, i germi sono già presenti nel sistema. L'intervallo di tempo che intercorre tra la contrazione della malattia (il rapporto infettivo) e la comparsa dell'incancrenimento è chiamato *periodo di incubazione*. Il periodo che intercorre tra la comparsa del cancrena e la comparsa dell'eruzione cutanea sul corpo (l'eruzione cutanea assomiglia a quella del morbillo e viene chiamata roseola, che significa eruzione cutanea di colore rosa) è chiamato *fase primaria*. Dura circa sei settimane. Con la comparsa dell'eruzione cutanea inizia la fase *secondaria*. Questa fase è caratterizzata da *eruzioni* di ogni tipo, lievi e gravi, da chiazze bianche (chiamate chiazze mucose) in gola, bocca, tonsille, vagina, dalla caduta dei capelli, ecc. La durata di questa fase secondaria dipende in larga misura dal tipo di trattamento che il paziente riceve. Se trattata male o non trattata affatto, può durare due o tre anni o più. Se trattato correttamente, può essere interrotto subito, in pochi giorni, in modo che il paziente non abbia mai più un'eruzione nella sua vita. Il terzo *stadio*, o *terziario*, è caratterizzato da *ulcerazioni* in varie parti del corpo e da *gonfiori* o tumori. Il nome di una tumefazione o di un tumore sifilitico è gumma (plurale, gummata). Lo stadio terziario è il più terribile e un tempo era il terrore dei pazienti sifilitici. Ma attualmente, con i nostri moderni metodi di trattamento, i pazienti, se adeguatamente trattati, *non hanno mai uno stadio terziario*. Abbiamo visto molti pazienti che consideravano la sifilide una malattia insignificante, perché tutto ciò che conoscevano della loro malattia era il cancro e la prima eruzione, cioè la roseola, e forse una leggera caduta dei capelli. Poi si sottoposero a un trattamento energico, l'*attività* della malattia fu controllata e in seguito non ebbero più sintomi, anche se il test di Wassermann dimostrò che la malattia non era stata completamente debellata. Era solo tenuta sotto controllo, il che è la seconda cosa migliore.

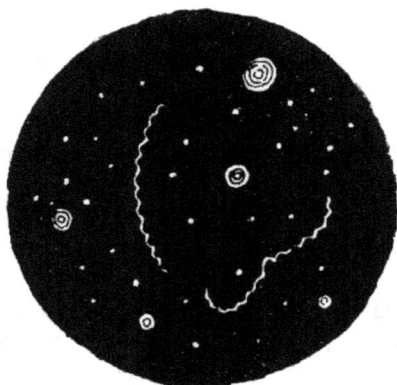

Spirocheta Pallida, o Treponema Pallidum, il germe della sifilide visto al microscopio.

Come già detto, la sifilide è la più ereditaria di tutte le malattie. Fortunatamente, se la malattia è ancora molto attiva nei genitori, in particolare nella madre, il bambino viene generalmente abortito. Alcune madri sifilitiche hanno una mezza dozzina o più di aborti in successione. Quando la malattia si è "attenuata", per effetto del trattamento o di per sé - molte malattie perdono la loro virulenza nel tempo - il bambino può essere portato a termine. A quel punto può nascere morto, oppure può nascere fortemente sifilitico e morire in pochi giorni o settimane, oppure può nascere senza alcun segno di sifilide ed essere apparentemente sano per poi sviluppare la malattia all'età di dieci, dodici, quattordici anni o più tardi, oppure può nascere sano e rimanere tale. Ma nessuna donna che abbia avuto la sifilide, o il cui marito abbia avuto la sifilide, dovrebbe *osare* concepire o dare alla luce un bambino a meno che non le sia stato dato il permesso da un medico competente. Intendo dire proprio quello che dico. Non è una questione personale. Una donna ha il diritto di sposare un marito sifilitico, se vuole, e di correre il rischio di contrarre la sifilide. Il suo corpo è suo, e se lo fa con gli occhi aperti è un affare suo. Ma una donna non ha il diritto di mettere al mondo figli sifilitici o contaminati dalla sifilide. Qui la società ha il diritto di interferire.

La sifilide ha un decorso più lieve nelle donne rispetto agli uomini. Ma questo decorso più mite non è una benedizione, anzi può essere considerato una disgrazia, perché, come la gonorrea nelle donne, la sifilide è spesso presente per mesi e anni, fino a quando non si è insinuata a tal punto da essere poco curabile. In molte donne la malattia ha un decorso così lieve, per quanto riguarda i sintomi definitivi, che sono sicure di non aver mai avuto alcun problema e sono perfettamente sincere nel negare di aver mai avuto un'infezione. Spesso è solo quando si lamentano sintomi oscuri, per i quali non si riesce a trovare una spiegazione, e si esegue il test di Wassermann, che si scopre il vero problema. A volte gli organi interni sono così profondamente colpiti che è difficile fare qualcosa. Si vede quindi che la mitezza del decorso della malattia, pur essendo un bene in sé, è un male in quanto impedisce un trattamento tempestivo. È quindi importante che ogni volta che una donna sospetta in qualche modo di avere la malattia si faccia visitare; e se ha motivo di sospettare che il marito o il compagno abbia la malattia, dovrebbe convincerlo a farsi visitare.

L'atassia locomotoria, una delle più terribili sequele della sifilide, è molto più rara nelle donne che negli uomini. Lo stesso vale per la paresi generale, detta anche paralisi generale del folle o rammollimento del cervello.

CANCROIDI

C'è un'altra malattia minore che fa parte delle malattie veneree: si tratta dei cancri. Si tratta di piccole ulcere sui genitali, di carattere puramente locale e che non colpiscono il sistema. Sono dovuti in gran parte alla sporcizia e si trovano solo tra le classi più povere di prostitute e quindi tra le classi più povere di uomini. Si vedono di tanto in tanto nei dispensari pubblici, ma nella pratica privata sono ormai piuttosto rare. Un tempo erano piuttosto comuni, il che dimostra che il livello generale di pulizia è stato notevolmente innalzato tra tutte le classi di persone. In ogni caso, i cancroidi sono di scarsa importanza rispetto alla sifilide e alla gonorrea, e quando si parla di pericolo venereo si pensa a queste due malattie.

CAPITOLO XXVI

LA CURABILITÀ DELLE MALATTIE VENEREE

La gonorrea può essere praticamente curata in tutti i casi nell'uomo - L'infezione gonorroica estesa nella donna è difficile da curare - La guarigione positiva nella sifilide è impossibile da garantire.

Così come le solite affermazioni sull'estensione della malattia venerea si sono rivelate false o molto esagerate, anche le affermazioni sulla curabilità o piuttosto sull'incurabilità della malattia venerea necessitano di un'attenta revisione. Il quadro solitamente dipinto della disperazione della gonorrea e della sifilide è troppo cupo, troppo nero, e, contrariamente a quanto affermato da laici e laiche e da medici non specializzati nel trattamento delle malattie veneree, desidero affermare che ogni caso di gonorrea nell'uomo, senza alcuna eccezione, se adeguatamente trattato, può essere perfettamente curato, per quanto riguarda gli *scopi pratici*. Aggiungo l'ultima frase perché la guarigione potrebbe non essere perfetta nel senso scientifico del termine; cioè, l'uomo potrebbe non essere riportato nelle condizioni in cui si trovava prima di contrarre la malattia. Ma, a tutti i fini pratici, per quanto riguarda lui stesso, sua moglie e i futuri figli, ogni caso può essere curato, senza alcun dubbio. E dico questo basandomi su un'esperienza professionale variegata che si estende per quasi un quarto di secolo.

Per quanto riguarda la gonorrea nelle donne, ciò dipende in larga misura dalla virulenza della malattia e dalla tempestività del trattamento. Se la gonorrea è limitata solo alla cervice, alla vulva e all'uretra, il trattamento tempestivo di solito porta alla guarigione in un tempo relativamente breve. Ma se l'infiammazione gonorroica si è estesa al corpo dell'utero o, peggio ancora, alle tube, il trattamento può diventare molto noioso e alcuni casi possono non essere curabili senza un'operazione.

Con la sifilide il discorso è diverso. Da quando Ehrlich ha introdotto le varie preparazioni a base di arsenico, il trattamento della sifilide è molto più efficace e possiamo rendere ogni caso non infettivo per il partner. Ma per quanto riguarda la garanzia di una guarigione positiva, cioè la garanzia che il paziente non avrà mai un'insorgenza o una ricaduta della malattia in futuro, e che i figli saranno perfettamente privi di qualsiasi contaminazione, non possiamo fare più di quanto potevamo fare prima dell'introduzione del moderno trattamento della sifilide. La decisione di permettere o meno a un paziente sifilitico di sposarsi dipenderà quindi in larga misura dal fatto che il marito, la moglie o entrambi desiderino o meno avere figli. Se questo è il caso, spesso dobbiamo negare il nostro permesso; ma se l'uomo e la donna sono d'accordo a sposarsi e ad andare avanti senza figli, nella stragrande maggioranza dei casi concederemo il permesso al matrimonio. Il tema delle malattie veneree e del matrimonio verrà approfondito in capitoli separati.

La malattia venerea, devo ripeterlo, è già abbastanza terribile di per sé, senza alcuna esagerazione, senza raffigurarla con colori troppo neri. È necessario che la gente non ne abbia un'idea troppo nera. È necessario che sappiano che ci sono migliaia e decine di migliaia di pazienti che hanno sofferto di gonorrea o di sifilide e che sono stati perfettamente curati, che si sono sposati, le cui mogli sono rimaste perfettamente in salute e che hanno dato alla luce bambini perfettamente sani e non contaminati.

CAPITOLO XXVII

PROFILASSI VENEREA

Necessità di tamponare prima e dopo un rapporto sospetto - Formule per i tamponi - Precauzioni contro le fonti di infezione non veneree - Sifilide trasmessa dagli strumenti del dentista - Manicure e sifilide - Bacio promiscuo come fonte di infezione sifilitica.

Nel suo libro "*Sex Knowledge for Men*", l'autore ha trattato in modo molto approfondito il tema della prevenzione delle malattie veneree. Gli uomini hanno bisogno di questa conoscenza. Poiché gli uomini *si* abbandonano a rapporti illeciti, dobbiamo insegnare loro a proteggersi dalle infezioni veneree. Dobbiamo farlo non solo per il loro bene, ma anche per quello delle loro mogli e dei loro figli. Infatti, un'infezione nell'uomo può significare un'infezione nella moglie e nei figli. Ma poiché è improbabile che le lettrici di questo libro si abbandonino a rapporti promiscui con estranei, una trattazione dettagliata dell'argomento sarebbe fuori luogo.

Mi limiterò a dire che se la donna ha il sospetto che il marito sia in uno stato infettivo, dovrebbe astenersi dai rapporti con lui fino a quando non è certa che sia sicuro. Ma se per qualche motivo si sospetta un rapporto sessuale, la donna dovrebbe usare una doccia antisettica *prima* e *dopo il* rapporto. Nei casi in cui sia scomodo usare un doccino sia prima che dopo, dovrà bastare un doccino dopo, ma è molto più sicuro e protetto usare il doccino sia prima che dopo. Quando si usa il doccino, rimane sempre un po' di soluzione nella vagina, che distrugge in tutto o in parte i germi infettivi. Una doccia efficace è la seguente: sciogliere una compressa di bicloruro (ne esistono in commercio del peso di circa 7,5 grani) in due litri di acqua calda, tiepida o fredda. Utilizzate prima del rapporto una piccola quantità, circa una pinta o mezza pinta, e usate il resto dopo il rapporto. Al posto del bicloruro si può usare un cucchiaio di acido carbolico, o due compresse di chinosol, o un cucchiaio di lisolo, o due cucchiai di acido borico.

Al posto del doccino si può usare una gelatina antisettica in un tubo di latta pieghevole con un lungo beccuccio.

Ma oltre alle fonti veneree di infezione, la donna deve guardarsi dalle fonti non veneree. Non utilizzate mai, se potete evitarlo, un bagno pubblico. Se siete costrette a usarlo, proteggetevi mettendo della carta sul sedile.

Non utilizzate bicchieri pubblici. Se dovete usarne uno, tenete le labbra lontane dal bordo. Si può imparare a bere senza toccare il bordo del bicchiere o della tazza con le labbra.

Non utilizzate in nessun caso un asciugamano pubblico. L'asciugamano a rullo è una minaccia per la salute e dovrebbe essere vietato in ogni parte del paese.

Se dovete dormire in un albergo o in un letto sconosciuto, assicuratevi che la biancheria sia pulita e fresca. Non dormite mai su lenzuola che sono state usate da un estraneo.

Non utilizzare mai una spazzola o un pettine pubblico.

Assicuratevi che il vostro dentista sia un uomo attento e aggiornato e che sterilizzi accuratamente i suoi strumenti. Molti casi di sifilide sono stati trasmessi da uno strumento del dentista. Un sifilitico che si reca dal dentista per farsi curare generalmente nasconde la sua malattia e se il dentista non ha l'abitudine di sterilizzare i suoi strumenti dopo ogni paziente, può verificarsi un disastro.

Assicuratevi che la vostra manicure non sia sifilitica, o almeno che le sue mani siano sane, pulite e prive di eruzioni.

Infine, non abbandonatevi a baci promiscui. Si tratta di un'ingiunzione particolarmente importante per le ragazze giovani. Si tratta di un pericolo reale e si sa che migliaia di casi di sifilide sono stati contratti direttamente dai baci. Le persone affette da sifilide spesso presentano piccole piaghe bianche (chiazze di muco) sulle labbra, sulla lingua e all'interno delle guance. Queste piaghe sono molto contagiose e con i baci la malattia si trasmette facilmente. I giochi di baci sono stati responsabili in più di un caso della diffusione della sifilide a molte persone. Ho in cura una ragazza di diciannove anni che ha contratto la sifilide durante le vacanze estive per aver baciato una volta un uomo. Evitate i baci promiscui! È una pratica sbagliata per più di un motivo.

CAPITOLO XXVIII

ALCOL, SESSO E MALATTIE VENEREE

Indulgenza alcolica e malattie veneree - Cena a base di champagne e sifilide - Percentuale di casi di infezione venerea dovuti all'alcol - Stimolazione artificiale dell'istinto sessuale nell'uomo e nella donna - Indulgenza sessuale sconsiderata dovuta all'alcol - L'alcol come aiuto alla seduzione.

Che Bacco, il dio del vino, sia il più forte alleato di Venere, la dea dell'amore, usando l'amore nel suo senso fisico, come i francesi usano la parola *amour,* era ben noto agli antichi greci e romani, così come è ben noto oggi a ogni gestore di saloon e a ogni proprietario di una casa malfamata. E tutte le misure per combattere le malattie veneree e per evitare che le ragazze facciano un passo falso avranno un successo solo parziale se non portiamo avanti allo stesso tempo una forte campagna educativa contro l'indulgenza verso l'alcol. A cosa serve ai giovani uomini la conoscenza del pericolo venereo e la familiarità con l'uso di profilattici veneri, quando sotto l'effetto dell'alcol la mente è confusa, dimenticano tutto e fanno cose che non farebbero mai da sobri? A cosa servono gli avvertimenti a una ragazza, quando sotto l'effetto di una cena pesante e di una bottiglia di champagne, a cui non è abituata, la sua passione viene eccitata a un livello mai sperimentato prima, la sua volontà è paralizzata e cede, anche se nel profondo della sua coscienza qualcosa le dice che non dovrebbe? Cede, rimane incinta, soffre per diversi mesi e ha una ferita che probabilmente non guarirà mai per il resto della sua vita? A cosa sono servite tutte le lezioni, i libri e le ingiunzioni materne?

Oppure questo caso. Ecco un giovane avvocato di ventotto anni, fidanzato con una bella ragazza e con tutte le carte in regola. È sempre stato molto moderato e circospetto nella sua indulgenza sessuale e, sebbene attento nella scelta delle sue partner, non ha mai mancato di usare un profilattico venereo dopo il rapporto. La posta in gioco era troppo alta per lui e non voleva correre alcun rischio, anche se le probabilità erano una su mille. Per un anno, durante il quale era stato fidanzato, si astenne completamente dai rapporti sessuali, anche se gli costò molto sforzo. Si sarebbe dovuto sposare a breve. Ma la sfortuna gli fece accettare un invito a una cena per scapoli, dove champagne e storie oscene scorrevano liberamente, troppo liberamente. Se ne andò verso mezzanotte e, dato che la notte era bella, decise di tornare a casa a piedi. Incontrò una sirena che lo invitò ad accompagnarla. In altre circostanze l'avrebbe rimandata per la sua strada, o almeno sarebbe entrato in una farmacia per un profilattico. Ma, eccitato dal vino, dalle storie sconce e dall'astinenza di un anno, si è comportato come una pecora, come una cosa ovvia, senza cercare di ragionare o di fare obiezioni. Ricorda distintamente i suoi sentimenti e lo stato d'animo. Non era ubriaco, solo euforico, ma tuttavia l'intera faccenda gli sembrava così normale, così naturale, così attesa, così scontata, che non poteva pensare di agire diversamente dall'accettare il suo invito. Rimase due o tre ore e non usò alcun profilattico. E come risultato, tre settimane dopo, ebbe una tipica lesione primaria da sifilide. Come si sentisse e cosa significasse tutto questo per lui il lettore può immaginarlo. Questo è tutt'altro che un caso isolato, eccezionale.

Nella mia pratica personale potrei citare un certo numero di casi di infezione venerea in cui l'alcol è stato il fattore diretto e primario. Nessuno può dire quanti casi di questo tipo si verifichino complessivamente nell'arco di un anno, ma che essi costituiscano una percentuale considerevole della morbilità venerea totale è testimoniato da tutti i sessuologi che si occupano di ricerca. Forel sostiene che il 76% di tutte le infezioni veneree avviene sotto l'effetto dell'alcol; Notthaft è più moderato, più accorto nelle sue statistiche e le sue affermazioni sono del 30%. Un'analisi di 1.000 casi di infezione venerea, appena pubblicata dal Dr. Hugo Hecht (*Venerische Infektion und Alkohol, Z.B.G.*, Vol. XVI, No. 11), dà oltre il 40%. E la cosa più triste è che tra gli infetti c'erano 75 uomini sposati (l'autore pensa che ce ne fossero di più, ma solo 75 hanno confessato di essere sposati), e di questi, 45, pari al 60%, erano sotto l'effetto dell'alcol quando hanno contratto la malattia venerea (ovviamente per via extra-matrimoniale).

L'abitudine all'alcol contribuisce alla diffusione delle malattie veneree in modo diretto e indiretto. Innanzitutto aumenta enormemente la quantità di rapporti sessuali che si consumano. Non appartengo certo a coloro che credono che l'istinto sessuale sia solo un appetito vizioso, come quello per l'alcol o le droghe, che può essere facilmente e completamente soppresso con l'esercizio della forza di volontà. Credo che l'istinto sessuale possa essere soppresso solo entro limiti ragionevoli; se si tenta di superarli, si rischia di ottenere risultati disastrosi. Ma credo anche che l'istinto sessuale possa essere stimolato artificialmente al di là dei bisogni naturali, e tra gli stimolanti artificiali dell'istinto sessuale l'alcol occupa il primo posto. E tenete presente che l'alcol produce un effetto ancora più forte sulle donne, nell'eccitare la passione sessuale, di quanto non faccia sugli uomini. Le donne sono più facilmente turbate da stimolanti e narcotici, e questo è il motivo per cui è più pericoloso per le donne bere che per gli uomini.

Questo, dunque, è il conto numero uno: L'uomo e la donna che in condizioni di sobrietà si asterrebbero facilmente, con la libido stimolata e la forza di volontà paralizzata dall'alcol, si concedono inutilmente, con il rischio di infezione venerea per l'uomo e il doppio rischio di infezione venerea e gravidanza per la donna. Conteggio 2: L'uomo che in condizioni di sobrietà userebbe cautela e discriminazione, sotto l'effetto dell'alcol perde presto ogni capacità di giudizio e vede un angelo e un'Elena di Troia nella peggiore e più sfacciata prostituta; con il risultato che le probabilità di infezione venerea aumentano notevolmente. Terzo conto: Laddove in circostanze normali l'uomo si fermerebbe da pochi minuti a mezz'ora, sotto l'effetto dell'alcol si trattiene per diverse ore o per tutta la notte, centuplicando così le possibilità di contagio. Conteggio 4: L'alcol aumenta la congestione degli organi genitali dell'uomo e della donna e li rende molto più *suscettibili* alle infezioni. A parità di altri fattori, un rapporto che in condizioni di rigorosa sobrietà rimane senza esiti negativi, può essere seguito da un'infezione quando uno o entrambi i partner sono sotto l'effetto dell'alcol. Conteggio 5: L'uomo che ha l'abitudine di usare profilattici venerei sotto l'effetto dell'alcol diventa imprudente e sconsiderato; guarda con disprezzo alle misure preventive e il risultato è la malattia venerea.

È impossibile fornire statistiche e cifre esatte o anche solo approssimative. Ma non c'è dubbio, per me e per qualsiasi ricercatore attento, che se si potessero eliminare le bevande alcoliche, il numero di casi di infezione venerea diminuirebbe di circa la metà. E ciò che vale per le malattie veneree vale anche per la seduzione delle ragazze. L'alcol è l'arma più efficace in possesso del raffinato Don Giovanni o del volgare pappone.

Non si può sperare di ottenere un successo completo nell'eliminazione delle malattie veneree e della seduzione se non si elimina anche l'alcolismo. Bacco, infatti, è l'alleato non solo di Venere Afrodite, ma anche di Venere Vulgivaga.

CAPITOLO XXIX

MATRIMONIO E GONORREA

Decisione del medico in merito al matrimonio di pazienti affetti da gonorrea o sifilide - Possibilità di ottenere un certificato di assenza di malattie trasmissibili - Esame prematrimoniale come consuetudine universale - Quando un uomo affetto da gonorrea può essere ammesso al matrimonio - Quando una donna affetta da gonorrea può essere ammessa al matrimonio - Antisepsi prima del coito - Questione della sterilità nell'uomo affetto da gonorrea facilmente risolvibile - Impossibilità di determinare se la donna è fertile o meno.

Per un uomo o una donna che hanno sofferto di gonorrea o sifilide, contrarre il matrimonio senza essersi assicurati il parere di un medico competente è una grande responsabilità. E una grande responsabilità ricade sulle spalle del medico che è chiamato a dare tale parere. Infatti, una decisione sbagliata - una decisione sbagliata in entrambi i casi - cioè il permesso di sposarsi quando il permesso non avrebbe dovuto essere concesso o il rifiuto di dare il permesso quando il permesso avrebbe dovuto essere concesso - può essere responsabile di molta infelicità futura e di molte malattie: malattie della madre e della prole. Può anche essere responsabile della morte.

Non c'è una strada facile e breve per arrivare a un parere positivo. È necessario un esame accurato e minuzioso da parte di un medico esperto, che conosca a fondo tutti i test moderni, per stabilire se un uomo che ha sofferto di una malattia venerea può entrare nel vincolo del matrimonio. A volte un esame non è sufficiente e possono essere necessari diversi esami; ma si può fare affidamento sul parere di un medico coscienzioso ed esperto e, se tutti gli uomini e le donne che hanno sofferto in passato di malattie veneree cercassero e si facessero guidare da tale parere, non ci sarebbero casi di infezione coniugale, non ci sarebbero bambini affetti da oftalmia gonorroica, non ci sarebbero casi di sifilide ereditaria.

Sono fermamente convinto che verrà un tempo in cui tutte le malattie veneree saranno scomparse dalla faccia della terra. Ma, fino a quel momento, sarebbe un beneficio per la razza e per i posteri se le persone dovessero presentare un certificato di assenza di malattie veneree trasmissibili come prerequisito per la licenza di matrimonio. La consuetudine è spesso più efficace della legge e, se l'esame prematrimoniale dovesse diventare una consuetudine universale (e ci sono indicazioni in tal senso), non sarebbe necessaria alcuna legge.

Quando può sposarsi un uomo che ha avuto la gonorrea? Affinché un uomo che ha sofferto di gonorrea possa essere dichiarato guarito e candidato al matrimonio, devono essere presenti le seguenti condizioni:

1. Non devono esserci scarichi.

2. L'urina deve essere perfettamente limpida e priva di frammenti.

3. La secrezione della ghiandola prostatica, ottenuta con il massaggio prostatico, e delle vescicole seminali, ottenuta con la "mungitura" o lo "stripping" delle vescicole, deve essere priva di pus e gonococchi. Per essere sicuri, è meglio ripetere l'esame in tre momenti diversi.

4. L'uretra non deve presentare né stenosi né chiazze.

5. Il cosiddetto test di fissazione del complemento, che è un esame del sangue per la gonorrea simile al test di Wassermann per la sifilide, deve essere negativo.

In riferimento alle condizioni 1 e 2, a volte capita che il paziente abbia una quantità minima di secrezione o qualche frammento nelle urine, e gli permetto comunque di sposarsi; ma ciò avviene solo dopo che la secrezione e i frammenti sono stati ripetutamente esaminati e si è constatato che sono di natura catarrale e assolutamente privi di gonococchi o altri germi.

A volte capita che un paziente venga da me per una visita pochi giorni prima della data fissata per il matrimonio. Lo visito e scopro che non è in condizioni sicure per sposarsi e gli consiglio di rimandare il matrimonio. A volte segue il consiglio, ma in alcuni casi non è in grado di farlo. Sostiene che il matrimonio è già stato organizzato, che i biglietti d'invito sono stati spediti e che ritardare le nozze porterebbe a infiniti problemi e forse a uno scandalo. In questi casi, naturalmente, non mi assumo alcuna responsabilità; tuttavia, consiglio all'uomo di usare una supposta antisettica o qualche altro metodo che protegga la sposa dall'infezione per il momento, mentre lui, il marito, ha la possibilità di curarsi fino alla guarigione. Dei molti casi in cui ho consigliato questo metodo, non ne conosco uno in cui si sia verificata un'infezione.

Quando una donna che ha avuto la gonorrea può sposarsi? Nel caso di una donna, la decisione può essere più difficile da prendere rispetto a quella di un uomo. Naturalmente l'urina deve essere limpida e l'uretra normale, ma non si può insistere sull'assenza di perdite. Questo perché praticamente ogni donna ha delle leggere perdite, se non sempre, almeno immediatamente prima e dopo le mestruazioni. Naturalmente, le perdite devono essere prive di gonococchi e di pus. Anche i test di fissazione del complemento devono essere negativi. Ma anche in questo caso non si può avere la certezza assoluta, perché i gonococchi possono essere nascosti nell'utero o nelle tube di Falloppio.

In questo caso, dobbiamo basarci molto sulla storia che ci viene fornita. Se la donna, durante il decorso della gonorrea, ha avuto una salpingite, cioè un'infiammazione delle tube di Falloppio, allora non possiamo mai dire con certezza che è guarita; tutto ciò che possiamo dire, al massimo, è: presumibilmente guarita. Inoltre, se non ha dolori alle appendici uterine, né spontanei né all'esame, e se diversi esami effettuati entro uno o due giorni dalla mestruazione sono negativi, possiamo presumere che sia guarita. È importante, tuttavia, che l'esame venga effettuato l'ultimo giorno della mestruazione o il primo o il secondo giorno successivo; infatti, in molti casi non si riscontrano né pus né gonococchi nel periodo intermestruale, ma compaiono in quei giorni particolari, perché, se i gonococchi sono nascosti in alto, è probabile che scendano con il sangue mestruale e le porzioni di mucosa che vengono versate durante la mestruazione.

Nel migliore dei casi, si tratta di un problema delicato, per cui ogni volta che c'è stato il minimo sospetto che la donna potesse ospitare gonococchi ho sempre consigliato (come è mia abitudine, per sicurezza) e indirizzato la donna a usare una supposta antisettica o una doccia antisettica prima del coito. Con queste precauzioni adottate, non mi è mai capitato un incidente.

La questione della probabile sterilità. Finora ho considerato il problema del matrimonio dal punto di vista dell'infettività. Ma sappiamo che, oltre all'effetto sull'individuo, la gonorrea ha anche un'influenza di vasta portata sulla razza; in altre parole, è incline a rendere sterili i soggetti, sia uomini che donne. E un candidato al matrimonio può, e spesso vuole, sapere se, oltre a non essere infettivo, è in grado di generare o avere figli.

Nel caso dell'uomo, il problema è fortunatamente molto semplice. Possiamo facilmente ottenere un campione di sperma dell'uomo e determinare, per mezzo del microscopio, se contiene o meno spermatozoi. Se contiene un numero normale di spermatozoi vivaci e in rapido movimento, l'uomo è fertile, indipendentemente dal fatto che abbia avuto o meno l'epididimite. Se il liquido seminale non contiene spermatozoi, o ne contiene solo alcuni deformati o che si muovono pigramente, l'uomo è sterile.

Nel caso della donna, è *assolutamente* impossibile stabilire se la gonorrea l'abbia resa sterile o meno, perché non c'è modo di esprimere un ovulo dall'ovaio. La donna potrebbe non aver avuto alcun dolore o infiammazione nelle tube di Falloppio, eppure potrebbe esserci stata un'infiammazione sufficiente a chiudere gli orifizi delle tube. D'altra parte, potrebbe aver avuto una grave salpingite su *entrambi i lati ed essere ancora fertile*. Non c'è nemmeno modo di dire se le ovaie siano state coinvolte nel processo al punto da diventare incapaci di generare ovuli sani, o ovuli del tutto. In breve, non c'è assolutamente modo di dire se una donna sia sterile o fertile: possiamo solo fare supposizioni. E le nostre supposizioni a questo proposito possono essere sbagliate tanto quanto giuste. L'unico modo per decidere la questione è l'esperienza. Se il futuro marito è disposto a correre il rischio, bene.

Sebbene le ragazze che si sposano siano tante quante i giovani uomini, in pratica dovremo sempre esaminare un numero incomparabilmente maggiore di candidati uomini rispetto alle donne. Ciò è dovuto non solo al fatto che un numero incomparabilmente maggiore di uomini soffre di malattie veneree, ma anche al fatto che pochissime donne confesseranno ai loro fidanzati di aver avuto relazioni antematrimoniali e, cosa ancora peggiore, di essere state infettate da malattie veneree. Questo, ovviamente, è dovuto al nostro doppio standard di moralità, che considera un'offesa banale o nulla nell'uomo ciò che condanna come un crimine atroce nella donna. Ho conosciuto centinaia di uomini che hanno confessato liberamente alle loro fidanzate di aver avuto la gonorrea, ma ho conosciuto solo due ragazze che hanno confessato il fatto ai loro futuri mariti. Tuttavia, si sono sposate e hanno vissuto felicemente con i loro mariti.

CAPITOLO XXX

MATRIMONIO E SIFILIDE

Regole per permettere a un paziente sifilitico di sposarsi - Regole più severe nei casi in cui si desiderano dei figli - Quando entrambi i partner sono sifilitici - Pericolo di paralisi in alcuni pazienti sifilitici - Un caso nella pratica dell'autore.

Il problema del sifilitico è diverso da quello del paziente esogonorroico. Quando un paziente gonorroico è guarito, per quanto riguarda l'infettività, e non è sterile, non c'è alcuna preoccupazione per la prole. La gonorrea non è ereditaria e il figlio di un paziente gonorroico non differisce dal figlio di una persona non gonorroica. Nel caso della sifilide, la situazione è diversa. Il paziente può essere al sicuro per quanto riguarda l'infezione del partner, ma può esserci un pericolo per la prole.

Le regole per permettere a un uomo o a una donna che hanno avuto la sifilide di sposarsi, quindi, sono diverse da quelle applicate al paziente gonorroico. Ecco le regole:

1. Renderei una regola invariabile il fatto che nessun paziente sifilitico debba sposarsi o possa sposarsi prima che siano trascorsi *cinque* anni dal giorno dell'infezione. Ma il periodo di tempo da solo non è sufficiente; devono essere soddisfatte altre condizioni prima di poter concedere a un paziente sifilitico il permesso di sposarsi.

2. L'uomo o la donna devono aver ricevuto un trattamento sistematico completo per almeno tre anni, in modo costante o saltuario, secondo il giudizio del medico.

3. Per almeno un anno prima del matrimonio previsto, la persona deve essere stata assolutamente esente da manifestazioni di sifilide, cioè da eruzioni cutanee, chiazze mucose, gonfiori ossei, ulcerazioni e così via.

4. Quattro test di Wassermann, eseguiti a intervalli di tre mesi e in un periodo *in cui il paziente non riceveva alcun trattamento specifico*, devono essere assolutamente negativi.

Se queste quattro condizioni sono pienamente soddisfatte, il paziente può essere autorizzato a sposarsi.

È importante, tuttavia, affermare che, nel consentire o rifiutare il matrimonio alle persone sifilitiche, siamo guidati in larga misura dal fatto che esse *prevedano o meno di avere figli a breve*.

Nel caso di una coppia ansiosa di avere figli subito dopo il matrimonio, le condizioni per il nostro permesso devono essere più severe rispetto a quando la coppia è disposta o ansiosa di usare misure contraccettive per i primi anni di vita matrimoniale. Infatti, se l'uomo non ha lesioni cutanee né chiazze mucose, la moglie è al sicuro dalle infezioni *finché non rimane incinta*. Ma se rimane incinta, può contrarre l'infezione attraverso il feto e, naturalmente, anche il bambino può essere sifilitico. Di conseguenza, sono necessari requisiti molto più severi per i sifilitici che prevedono di diventare genitori rispetto a quelli che non lo sono.

Nel caso in cui sia l'uomo che la donna siano o siano stati sifilitici, il permesso di sposarsi può essere concesso senza esitazione, poiché il pericolo di infezione è assente, ma il permesso di avere figli deve essere rifiutato in modo *assoluto* e *inequivocabile*. Indipendentemente dal tempo trascorso dal periodo dell'infezione, dal trattamento e dai test di Wassermann, il pericolo per il bambino è troppo grande se entrambi i genitori hanno il marchio della sifilide. Un bambino sano *può* nascere da due genitori sifilitici che si sono sottoposti a un trattamento energico, ma non abbiamo il diritto di correre il rischio. Io, almeno, non ho mai voluto, né mai vorrò, assumermi una tale responsabilità.

Il pericolo di atassia o paresi locomotoria. C'è ancora un altro punto da considerare quando si tratta di un paziente sifilitico. Nei pazienti che non hanno ricevuto un trattamento energico fin dall'inizio della malattia, così come nei pazienti il cui trattamento è stato solo saltuario e irregolare, non possiamo mai garantire, nonostante l'assenza di sintomi esterni, nonostante una reazione di

Wassermann negativa, che non si sviluppino problemi più avanti nella vita.

Cosa dobbiamo fare in questi casi e cosa dobbiamo fare in particolare se, da un esame generale del paziente, abbiamo l'impressione che, pur essendo esente dal pericolo di infezione, l'uomo non sia un buon rischio? In queste circostanze, dobbiamo rifiutare ogni responsabilità personale, lasciando l'assunzione della responsabilità alla futura moglie.

Ecco un caso emblematico. Circa cinque anni fa un uomo venne da me per essere visitato; venne con la sua fidanzata. Aveva contratto la sifilide dieci anni prima e aveva ricevuto un trattamento irregolare per bocca, saltuariamente. Per cinque anni non aveva avuto alcun tipo di sintomo. Si *considerava* guarito, ma voleva sapere, e la sua fidanzata voleva sapere, se era davvero guarito. Non c'erano sintomi di alcun tipo e il test di Wassermann era negativo. Tuttavia, non potevo dargli un certificato di buona salute. Notai quella che mi sembrava una lentezza nel pensare e un minimo di esitazione nel parlare.

Dissi alla ragazza (l'uomo aveva trentacinque anni, lei trentadue) che non potevo prendere una decisione definitiva in merito, che tutto poteva andare bene e poi no; ma che sulla questione dei figli avrebbe dovuto decidere definitivamente, una volta per tutte, e cioè che non avrebbe avuto figli. Era pienamente soddisfatta per quanto riguardava quella parte; disse che lei stessa era contraria ai bambini, non intendeva averne e sapeva come badare a se stessa. Voleva solo sapere se rischiava di essere contagiata. Le dissi di no, ma che a mio parere c'era il rischio che suo marito sviluppasse una paresi generale o un'atassia locomotoria.

La ragazza era stata insegnante per circa dodici anni, e aveva così tanta voglia di lavorare, di avere una casa tutta sua, che decise di correre il rischio. E si sposarono. Il matrimonio rimase senza figli. L'uomo sviluppò una paresi generale (rammollimento del cervello) tre anni dopo e morì circa un anno dopo. La donna, ora vedova, a quanto mi risulta, non è pentita del passo che ha fatto. Questo dimostra quali sono le responsabilità delle nostre condizioni socio-economiche e del nostro codice morale.

CAPITOLO XXXI

Chi può e chi non può sposarsi

Il medico viene spesso consultato sull'opportunità di sposarsi: la *malattia venerea* è la domanda più frequente. Influenza dei rapporti *sessuali-Cancro-Paura* della trasmissione *ereditaria-Gozzo esoftalmico-Più* frequente nelle donne-Gozzo semplice-Eccezioni alla regola-Obesità-Storia familiare-Obesità e magrezza non sono sinonimi-Arteriosclerosi-Pericolo nell'atto sessuale-Gozzo-Realtà reale nell'atto sessuale - Gotta - Cause *reali* della gotta - Parotite - Ghiandole *parotidi* e organi sessuali - Parotite e sterilità - Ooforite da parotite - *Emofilia* - I figli maschi emofilici possono sposarsi - Le figlie femmine emofiliche non possono sposarsi - Anemia - Clorosi - Epilessia - Isteria - Sintomi dell'isteria - Matrimonio con l'isteria - Pericolo per le donne. isteria-sintomi dell'isteria-matrimonio di *donne* isteriche-alcolismo-effetto sulla prole-alcolisti e impotenza-indebolità-effetti *negativi* sulla prole-sterilizzazione dei deboli di mente-solo a scopo preventivo-insanità-funzionale Pazzia - Insanità organica - Trasmissibilità ereditaria della pazzia - Paura che porta alla pazzia - Ambiente contro ereditarietà nella pazzia - Nevrosi - Nevrastenia - *Psicastenia* - Neuropatia - Psicopatia - Condizioni nervose e genialità - Impotenza sessuale e genialità - Impotenza e genialità - Impotenza sessuale e genialità - Impotenza funzionale e genialità - Impotenza funzionale e genialità - Impotenza funzionale e genialità - Impotenza funzionale. Impotenza e *genialità-Dipendenza* da droghe-Cause *esterne-Matrimoni consanguinei-Quando i* matrimoni consanguinei sono consigliabili-Figli di matrimoni consanguinei-Omosessualità-Omosessuali spesso ignari della loro condizione-Repressione sessuale e Repressione sessuale e omosessualità-Sadismo e divorzio-Masochismo-Impotenza sessuale e matrimonio-Effetto sulla moglie-Frigidità-Relazioni coniugali e donna frigida-Eccessiva libido e matrimonio-Eccessive richieste alla moglie-Satiriasi-La moglie eccessivamente libidinosa-Ninfomania-Tutto ciò che è possibile fare. La moglie eccessivamente libidinosa-Trattamento del labbro leporino-Miopia-Astigmatismo-Calvizie prematura-Criminalità-Criminalità come risultato dell'ambiente-Criminalità legale e morale-Criminalità ancestrale e matrimonio-Regole di ereditarietà-Pauperismo-Differenza tra pauperismo e povertà.

In passato, nessuno pensava di chiedere al medico il permesso di sposarsi. Non veniva assolutamente consultato. I genitori indagavano sulla posizione sociale del giovane, sulla sua capacità di guadagnarsi da vivere, sulle sue abitudini, magari se era un bevitore o meno, ma chiedere il parere esperto del medico... perché, come detto, nessuno ci pensava. E quanti dolori e infelicità, quante tragedie avrebbe potuto evitare il medico, se fosse stato interpellato in tempo! Fortunatamente, negli ultimi anni, si è verificato un grande cambiamento in questo senso. È ormai molto comune che un laico e una laica intelligenti, pervasi da un senso di responsabilità per il benessere della loro presunta futura prole e spinti, forse, anche da un certo timore di contagio, consultino un medico sull'opportunità del matrimonio, lasciando che sia lui a prendere la decisione e attenendosi ad essa.

In realtà, come spesso accade, il pendolo rischia di oscillare verso l'altro estremo; infatti, un po' di conoscenza è una cosa pericolosa e la tendenza dei profani è quella di esagerare le cose e di considerarle in modo assoluto anziché relativo. Di conseguenza, molti laici e laiche oggi insistono per un esame approfondito della propria persona e di quella del futuro partner, quando non c'è nulla che non vada in nessuno dei due. Si tratta comunque di un male minore, ed è meglio essere troppo attenti che non esserlo abbastanza.

Mi capita spesso di essere consultato sull'opportunità o meno di celebrare un certo matrimonio. Ho quindi ritenuto opportuno discutere in un capitolo a parte i vari fattori, fisici e mentali, personali e ancestrali, che possono esercitare un'influenza sul partner matrimoniale e sulla discendenza prevista, e indicare il più brevemente possibile e per quanto lo stato attuale delle nostre conoscenze lo consenta quali fattori possono essere considerati eugenetici, o favorevoli alla discendenza, e disgenici, o sfavorevoli alla discendenza.

Le questioni riguardanti l'opportunità del matrimonio che il laico e il medico devono affrontare più spesso sono quelle relative alle malattie veneree. Data l'importanza dell'argomento, sono state trattate in modo piuttosto dettagliato nei capitoli "Gonorrea e matrimonio" e "Sifilide e matrimonio". Altri fattori che influenzano il matrimonio, sia in senso eugenetico che disgenetico, saranno discussi più brevemente nel presente capitolo, più o meno nell'ordine della loro importanza.

TUBERCOLOSI

La tubercolosi, che ogni anno miete vittime in gran parte dell'umanità, è causata dal noto bacillo tubercolare, scoperto da Koch. Il germe viene generalmente inalato attraverso le vie respiratorie e si insedia più frequentemente nei polmoni, dando origine alla cosiddetta tisi polmonare. Tuttavia, molti altri organi e tessuti possono essere colpiti dalla tubercolosi.

Un tempo la tubercolosi era considerata la malattia ereditaria *per eccellenza*. Intere famiglie ne erano affette e, vedendo un padre o una madre tubercolosi e poi dei figli tubercolosi, si presumeva che l'infezione fosse stata trasmessa ai bambini per via ereditaria. In realtà, la malattia si diffondeva per contagio. Negli anni passati, si prestava poca attenzione alla distruzione dell'espettorato; i pazienti sputavano indiscriminatamente sul pavimento e l'espettorato, asciugandosi, si mescolava alla polvere e veniva inalato. Spesso i bambini che gattonavano sul pavimento introducevano direttamente il materiale infettivo, mettendosi le dita in bocca.

È ormai noto che la tubercolosi non è una malattia ereditaria, cioè che i germi non si trasmettono per via ereditaria. *La costituzione debole*, tuttavia, che favorisce lo sviluppo della tubercolosi, è ereditaria. I figli di genitori tubercolotici, quindi, non solo devono essere protetti dall'infezione, ma devono essere cresciuti con particolare attenzione, in modo da rafforzare la loro resistenza e superare la costituzione indebolita che hanno ereditato.

È ovvio che una persona con una lesione tubercolare attiva non dovrebbe sposarsi. Tuttavia, è buona norma che una persona tubercolotica non si sposi per due o tre anni, finché tutte le lesioni tubercolari non siano state dichiarate guarite da un medico competente. Di norma, un paziente tubercolotico è un pessimo fornitore, e anche questo vale come sconsiglio per il matrimonio. I rapporti sessuali, poi, hanno di norma una forte influenza sullo sviluppo della malattia. Purtroppo l'appetito sessuale dei pazienti tubercolosi non diminuisce, ma anzi molto spesso aumenta; i rapporti sessuali frequenti li indeboliscono e accelerano il decorso della malattia.

Per quanto riguarda la gravidanza, essa ha un effetto estremamente pernicioso sul decorso della tubercolosi e nessuna donna tubercolotica dovrebbe mai sposarsi. Se una di queste si sposa o se la malattia si sviluppa dopo il matrimonio, si devono adottare misure che le impediscano di avere figli. Durante la gravidanza, la malattia può sembrare non progredire - a volte la paziente sembra addirittura migliorare - ma dopo il parto la malattia fa passi da gigante e la paziente può soccombere rapidamente. Nei primi tempi della mia attività ho visto un certo numero di casi di questo tipo. Se si prendono precauzioni contro la gravidanza, si può concedere il permesso di avere rapporti sessuali, purché raramente e con moderazione.

Se un paziente affetto da tubercolosi nasconde il fatto al futuro partner, si commette una frode e il matrimonio è moralmente annullabile. È stato dichiarato legalmente annullabile da una recente decisione di un giudice di New York.

MALATTIE CARDIACHE

Anche le malattie cardiache non sono più considerate ereditarie. Tuttavia, la cardiopatia, se grave, è una controindicazione al matrimonio. In primo luogo, perché la vita del paziente può essere interrotta in qualsiasi momento. In secondo luogo, i rapporti sessuali sono dannosi per le persone cardiopatiche; possono aggravare la malattia o addirittura causare una morte improvvisa. È più dannoso persino della tubercolosi. In terzo luogo - e questo riguarda solo la donna - la gravidanza ha un effetto *molto* dannoso su un cuore malato. Un cuore che, con le dovute cure, potrebbe fare il suo lavoro per anni, spesso viene improvvisamente spezzato dal lavoro supplementare richiesto dalla gravidanza e dal parto. A volte una donna con un cuore malato resiste fino all'ultimo minuto del parto e poi improvvisamente boccheggia e muore. Nel primo anno di attività ho visto un caso del genere e non ho mai voluto vederne un altro. Alle donne che soffrono di malattie cardiache di qualsiasi natura non dovrebbe essere permesso, in nessun caso, di rimanere incinte.

CANCRO

Nessun uomo sposerà consapevolmente una donna e nessuna donna sposerà un uomo affetto da cancro. Tuttavia, la questione si pone spesso nei casi in cui i candidati al matrimonio sono esenti da cancro, ma in cui c'è stato un cancro in famiglia.

Il cancro non è una malattia ereditaria, contrariamente alle opinioni che sono prevalse, e se il candidato al matrimonio è sano per il resto, non c'è bisogno di esitare sulla questione dell'ereditarietà. Il timore di una trasmissione ereditaria della malattia ha causato molti problemi e inutili ansie alle persone. Indagini scientificamente condotte e statistiche accuratamente preparate hanno dimostrato che molte malattie precedentemente considerate ereditarie non lo sono affatto.

Tuttavia, se si dovesse dimostrare che in una famiglia ci sono *molti* membri morti di cancro, ciò indicherebbe che in quella famiglia c'è una qualche malattia o discrasia e che sarebbe sconsigliabile contrarre matrimonio con un membro di quella famiglia.

GOZZO ESOFTALMICO (MORBO DI BASEDOW)

Il gozzo esoftalmico è una malattia caratterizzata dall'ingrossamento della ghiandola tiroidea, dalla sporgenza dei bulbi oculari e dal rapido battito del cuore. La malattia è limitata quasi interamente, anche se non esclusivamente, alle donne, e non consiglierei a nessuna donna esoftalmica di sposarsi; né consiglierei a un uomo di sposare una donna con gozzo esoftalmico. È una malattia molto fastidiosa, mentre i rapporti sessuali aggravano tutti i sintomi, in particolare la palpitazione del cuore. I bambini, se non sono affetti da gozzo esoftalmico, possono essere molto nevrotici.

Il gozzo semplice, cioè l'ingrossamento della ghiandola tiroidea (che si verifica soprattutto in alcune località di alta montagna, come la Svizzera), non è così fortemente disgenico come il gozzo esoftalmico. Tuttavia, i pazienti affetti da gozzo non rappresentano un buon rischio matrimoniale.

Naturalmente, ci sono sempre delle eccezioni. Conosco una donna affetta da gozzo esoftalmico che ha cresciuto quattro figli, e sono bambini molto buoni e sani. Ma nella scrittura possiamo parlare solo della media e non delle eccezioni.

OBESITÀ

L'obesità, o eccessiva magrezza, è uno sviluppo eccessivo di grasso in tutto il corpo. Che sia ereditaria, che si manifesti nelle famiglie, non c'è dubbio alcuno. E, se con una grande attenzione alla dieta e con un adeguato esercizio fisico, l'obesità può essere di norma evitata in chi è predisposto, nondimeno spesso si sviluppa nonostante tutte le misure adottate contro di essa. Alcune persone molto obese mangiano solo la metà o meno di quello che fanno molte persone magre; ma nelle prime, tutto sembra andare verso il grasso.

L'obesità deve essere considerata un fattore disgenico. Gli obesi sono soggetti a malattie cardiache, asma, apoplessia, calcoli biliari, gotta, diabete, stitichezza; sopportano male la polmonite e le malattie infettive acute, e sono a rischio quando devono sottoporsi a operazioni chirurgiche importanti. Inoltre, di norma, si affaticano facilmente con il lavoro fisico e mentale. (Per quanto riguarda quest'ultimo aspetto, ci sono notevoli eccezioni. Alcune persone molto obese possono svolgere una grande quantità di lavoro e sono quasi instancabili nella loro costante attività). Ogni caso deve essere considerato individualmente e in riferimento alla rispettiva storia familiare. Se la persona obesa proviene da una famiglia sana e longeva e non presenta disturbi circolatori, non si possono sollevare forti obiezioni nei suoi confronti. Tuttavia, come proposizione generale, si deve affermare che l'obesità è un fattore disgenico.

Ma tenete presente che obesità e stoltezza non sono termini sinonimi.

ARTERIOSCLEROSI

Arteriosclerosi significa indurimento delle arterie. Tutti gli uomini sopra i cinquant'anni cominciano a sviluppare un certo grado di arteriosclerosi; ma, se il processo è molto graduale, può essere considerato normale e non costituisce un pericolo per la vita; quando, invece, si sviluppa rapidamente e la pressione sanguigna è di grado elevato, c'è il pericolo di apoplessia. Di conseguenza, l'arteriosclerosi e l'ipertensione arteriosa devono essere considerate come un ostacolo al matrimonio.

Va ricordato che l'atto sessuale è di per sé un pericolo per gli arteriosclerotici e le persone con pressione alta, perché può provocare la rottura di un vaso sanguigno. Ci sono molti casi di morte improvvisa per questa causa di cui il pubblico naturalmente non viene mai a conoscenza. Le persone sposate che scoprono di avere l'arteriosclerosi o l'ipertensione dovrebbero astenersi del tutto dai rapporti sessuali o concederseli solo a intervalli rari e con moderazione.

GOTTA

Una considerazione sulla gotta in relazione alla questione dell'ereditarietà mostrerà quanto le persone possano essere miopi, come possano continuare a credere a una certa cosa per secoli senza analizzarla, fino a quando qualcuno improvvisamente mostra loro l'assurdità della cosa. La gotta è sempre stata considerata una tipica malattia ereditaria, perché si manifestava nei nonni, nei padri, nei figli, nei nipoti e così via. Quindi, certamente, deve essere ereditaria! Ai nostri medici non venne in mente di pensare che forse, dopo tutto, la colpa non era dell'ereditarietà, ma semplicemente che *le stesse condizioni* che producevano la gotta negli antenati la producevano anche nei loro discendenti.

Oggi sappiamo che la gotta è causata da un'alimentazione eccessiva, da un consumo eccessivo di alcol, dalla mancanza di esercizio fisico e da un'errata eliminazione. E poiché, in generale, i bambini conducono la stessa vita dei loro padri, è probabile che sviluppino le stesse malattie dei loro padri. Un uomo povero che conduce una vita astemia non sviluppa la gotta, e se i suoi figli conducono la stessa vita astemia non sviluppano la gotta. (Ci sono alcuni casi di gotta tra i poveri, ma sono molto rari), ma se dovessero iniziare a rimpinzarsi e a condurre una vita scorretta, sarebbero inclini a sviluppare la malattia.

La malattia, quindi, non può essere considerata in alcun modo ereditaria. Nel matrimonio, la gotta in uno dei due coniugi non è una qualità desiderabile, ma non è un ostacolo al matrimonio; e, se il candidato individualmente è sano e libero dalla gotta, il fatto che ci sia stata la gotta nell'ascendenza non dovrebbe giocare alcun ruolo.

PAROTITE

Parotite è il nome comune di quella che tecnicamente viene chiamata parotite (o parotidite). La parotite è un'infiammazione delle ghiandole parotidi. Le ghiandole parotidi sono situate, una per lato, immediatamente davanti e sotto l'orecchio esterno e hanno un peso compreso tra mezzo e un grammo. Appartengono alle ghiandole salivari, cioè producono la saliva, e ogni ghiandola parotidea ha un condotto attraverso il quale riversa la saliva nella bocca. Questi condotti si aprono di fronte ai secondi molari superiori.

Potremmo rimanere sorpresi quando ci viene detto che queste ghiandole parotidi possono avere a che fare con gli organi sessuali, ma non c'è nessun altro organo remoto che abbia un rapporto così stretto e piuttosto misterioso con le ghiandole sessuali come le parotidi. Quando le ghiandole parotidi, una o entrambe, sono infiammate, anche i testicoli o le ovaie possono essere attaccati dall'infiammazione. L'infiammazione dei testicoli può essere così grave da provocarne il raggrinzimento e l'essiccazione; oppure, anche quando non si verifica né il raggrinzimento né l'atrofia dei testicoli, questi possono essere così colpiti da diventare incapaci di produrre spermatozoi. Inoltre, nei casi in cui i testicoli di un paziente affetto da parotite apparentemente non sono stati attaccati, cioè quando il paziente non era a conoscenza di alcuna infiammazione, non aveva dolore né altri sintomi, i testicoli possono essere diventati incapaci di generare spermatozoi.

Oltre ai testicoli, anche la ghiandola prostatica, la cui secrezione è necessaria per la fertilità degli spermatozoi, può essere colpita e *atrofizzata*.

È quindi molto comune che gli uomini che hanno avuto gli orecchioni durante l'infanzia risultino sterili.

Per quanto riguarda la potenza sessuale dei pazienti affetti da parotite, questa varia. Alcuni pazienti perdono completamente la loro virilità; altri rimangono potenti, ma diventano sterili.

La stessa cosa accade alle ragazze attaccate dalla parotite. Possono avere una grave infiammazione delle ovaie (ovarite o ooforite) o l'infiammazione può essere così lieve da sfuggire all'attenzione. In entrambi i casi, la ragazza, una volta cresciuta, può ritrovarsi sterile.

Un uomo che non ha mai avuto una malattia venerea, ma che ha avuto gli orecchioni, dovrebbe farsi esaminare per la sterilità prima di sposarsi. Come spiegato nel capitolo "Matrimonio e gonorrea", nel caso di un uomo possiamo scoprire facilmente se è fertile o sterile. Ma, nel caso di una donna, non possiamo. Il tempo, necessariamente, deve rispondere a questa domanda. In tutti i casi, la parotite riduce le possibilità di fertilità e nessun uomo o donna che abbia avuto la parotite dovrebbe sposarsi senza informare il rispettivo partner del fatto. Non si deve nascondere nulla prima del matrimonio. Quando i partner del contratto di matrimonio sono a conoscenza dei fatti, possono decidere se il matrimonio è desiderabile o meno.

EMOFILIA, O MALATTIA DELL'EMORRAGIA

L'emofilia è una malattia particolare, che consiste in emorragie frequenti e spesso incontrollabili. Il minimo taglio o lo strappo di un dente possono causare un'emorragia grave o addirittura pericolosa. Il minimo colpo, schiacciamento o ferita provoca *ecchimosi* o decolorazioni della pelle. La particolarità di questa malattia ereditaria è che attacca quasi esclusivamente i maschi, ma si trasmette quasi esclusivamente attraverso i membri femminili. Per esempio, la signorina A., che *non è* un'emorragica, proviene da una famiglia di emorragici. Si sposa e ha tre maschi e tre femmine; i tre maschi saranno emorragici, le tre femmine no; i tre maschi si sposano e hanno figli; i loro figli *non saranno* emorragici; le tre femmine si sposano e *i loro* figli *maschi* saranno emorragici.

Qual è la lezione? La lezione è che i ragazzi che sono emorragici possono sposarsi, perché molto probabilmente *non* trasmetteranno la malattia; ma le ragazze che provengono da una famiglia emofilica, indipendentemente dal fatto che siano esse stesse emofiliche o meno, non devono sposarsi, perché molto probabilmente trasmetteranno la malattia.

ANEMIA

L'anemia è una cattiva condizione del sangue. Il sangue può contenere un numero insufficiente di globuli rossi o una percentuale insufficiente della sostanza colorante del sangue, cioè l'emoglobina. Un tipo particolare di anemia che colpisce le ragazze è la clorosi.

L'anemia e la clorosi non possono essere considerate controindicazioni al matrimonio, perché di solito sono curabili. Infatti, alcuni casi di anemia e clorosi sono dovuti alla mancanza di normali rapporti sessuali e i soggetti guariscono molto presto dopo il matrimonio. Ma è meglio e più sicuro sottoporre i pazienti anemici a un ciclo di trattamento e migliorare le loro condizioni prima di sposarsi.

EPILESSIA

Sebbene l'epilessia - nota comunemente come crisi o malattia di caduta - non sia così ereditaria come si pensava un tempo, essendo il suo carattere ereditario accertabile solo in circa il 5% dei casi, tuttavia è un agente decisamente disgenico e il matrimonio con un epilettico è decisamente sconsigliato. Se entrambi i genitori sono epilettici, i figli sono quasi sicuramente epilettici e un tale matrimonio dovrebbe essere proibito per legge. In nessun caso i genitori epilettici dovrebbero mettere al mondo dei figli. Dovrebbe essere compito dello Stato istruirli sui metodi per prevenire il concepimento.

ISTERIA

L'isteria è una malattia le cui caratteristiche principali sono la *mancanza di controllo* sulle emozioni e sugli atti, l'*imitazione* dei sintomi di varie malattie e un'*esagerata* coscienza di sé. Il paziente può avere un dolore estremo nella regione della testa, delle ovaie, della colonna vertebrale; in alcune parti della pelle c'è un'estrema ipersensibilità (iperestesia), così che il minimo tocco provoca un grande dolore; in altre, c'è una completa anestesia, cioè assenza di sensazioni, così che quando si infila un ago il paziente non lo sente. Un sintomo molto frequente è una sensazione di soffocamento, come se una palla salisse in gola e vi si bloccasse (globus hystericus). Possono poi verificarsi spasmi, convulsioni, ritenzione di urina, paralisi, afonia (perdita della voce), cecità e molto altro. Non c'è praticamente nessun disturbo nervoso funzionale o organico che l'isteria non possa simulare.

Negli ultimi anni le nostre idee sull'isteria hanno subito un cambiamento radicale e ora sappiamo che la maggior parte, se non tutti, i casi di isteria sono dovuti a una repressione o a una mancata soddisfazione dell'istinto sessuale o a qualche shock di carattere sessuale nell'infanzia. Troppo spesso una ragazza che era molto isterica prima del matrimonio perde l'isteria come per magia quando contrae un matrimonio *soddisfacente*. D'altra parte, una ragazza sana può diventare rapidamente isterica se sposa un uomo sessualmente impotente o che le risulta sgradevole e incapace di soddisfarla sessualmente.

Sebbene l'isteria, di per sé, non sia ereditaria, è comunque lecito chiedersi se una donna fortemente isterica possa essere una madre soddisfacente. È necessario indagare sull'intera storia familiare. Se l'isteria risulta essere un caso isolato in una determinata ragazza, può essere trascurata, se non estrema; ma se l'intera famiglia o diversi membri di essa sono neuropatici, la condizione è disgenica. Il matrimonio può essere contratto, a condizione che non vengano messi al mondo figli finché non siano trascorsi diversi anni e l'organizzazione della madre non sembri essere diventata più stabile. In alcuni casi, un figlio agisce come una buona medicina contro l'isteria. In breve, ogni caso deve essere esaminato individualmente in base ai suoi meriti e la consulenza di un buon psicologo o psicoanalista può rivelarsi molto preziosa.

ALCOLISMO

Molto dipende da cosa intendiamo per alcolismo. I fanatici considerano un alcolista chi beve un bicchiere di birra o di vino durante i pasti. È un'assurdità. Non si tratta di alcolismo e non può essere considerato un fattore disgenico. Ma quando c'è un'abitudine precisa, per cui l'individuo *deve* bere tutti i giorni, o se si lascia andare a qualche "baldoria" occasionale, il matrimonio deve essere sconsigliato. E quando l'uomo (o la donna) è quello che chiamiamo un vero e proprio ubriacone, il matrimonio non solo deve essere sconsigliato, ma deve essere decisamente proibito per legge.

L'alcolismo, come abitudine, è uno dei peggiori fattori disgenici con cui fare i conti. In primo luogo, la prole è suscettibile di essere colpita, il che è sufficiente di per sé a condannare il matrimonio con un alcolista. In secondo luogo, la capacità di guadagno di un alcolista è generalmente ridotta e rischia di diminuire sempre di più. In terzo luogo, l'alcolista è irritabile, litigioso e rischia di fare del male alla moglie. In quarto luogo, l'alcolista sviluppa spesso debolezza sessuale o completa impotenza sessuale. In quinto luogo, è probabile che l'alcolista sviluppi una gelosia estrema, che può diventare patologica, fino a sfociare in una psicosi.

Se sia il marito che la moglie sono alcolisti, il matrimonio tra loro che genera figli non è solo un peccato, ma un crimine.

Oggi non ci si imbatte più così spesso come un tempo in casi di donne che sposano ubriaconi nella speranza o con l'auspicio di riformarli. Ma questi casi si verificano ancora. È una procedura molto sciocca. Lasciate che l'uomo si ravveda prima, che rimanga ravveduto per due o tre anni, e poi la donna può correre il rischio, se vuole.

LA DEBOLEZZA MENTALE

La debolezza mentale, in tutte le sue gradazioni - compresa l'idiozia, l'imbecillità, l'imbecillità e così via - è fortemente ereditaria ed è uno dei fattori più disgenici con cui abbiamo a che fare. È il più disgenico di tutti i fattori. È più disgenico della pazzia. Il matrimonio con una persona debole di mente non solo dovrebbe essere sconsigliato, ma dovrebbe essere proibito per legge. Un uomo debole di mente ha molte meno possibilità di sposarsi rispetto a una donna debole di mente. Le ragazze deboli di mente, anche al limite dell'idiozia, se sono carine (come spesso sono) hanno ottime possibilità di sposarsi, e non di rado ottengono come marito giovani uomini di buona famiglia che naturalmente non sono molto forti mentalmente, ma sono comunque lontani dall'essere considerati deboli di mente.

Ci sono molti casi di uomini brillanti - più di quanti il pubblico ne abbia un'idea - che hanno sposato ragazze carine, tìmide, pudiche, ma in realtà deboli di mente, e il risultato è stato nella maggior parte dei casi molto disastroso. In molti casi tutti i bambini sono deboli di mente o, se non lo sono, lo sono a tal punto che è impossibile far loro frequentare un'università o una scuola. Tutte le lezioni private sono spesso vane. E il cuore del brillante padre si spezza. Bisogna tenere presente che la debolezza mentale è molto più difficile da individuare in una donna che in un uomo. La debolezza mentale in una donna passa spesso per "carineria" e, poiché tra i conservatori non ci si aspetta che una donna sia in grado di discutere di argomenti attuali, il suo calibro intellettuale viene spesso scoperto dal marito accecato solo alcune settimane dopo la cerimonia di matrimonio.

Poiché qualsiasi istruzione sull'uso dei contraccettivi sarebbe sprecata per i deboli di mente, l'unico modo per proteggere la razza dall'inquinamento con i deboli di mente è la segregazione o la sterilizzazione. La società non avrebbe nulla da obiettare al fatto che i deboli di mente si sposino o abbiano rapporti sessuali, a patto che si possa garantire che non porteranno al mondo nessun individuo debole di mente. Dopo che l'uomo e la donna sono stati sterilizzati, non c'è alcuna obiezione al loro matrimonio.

Se un marito normale, abile o brillante scopre troppo tardi che la mentalità della moglie è di basso livello, è certamente giustificato a usare contraccettivi; e se è deciso ad avere figli, sarà obbligato a divorziare dalla moglie. Naturalmente questo vale anche per la moglie di un marito dalla mentalità debole.

FOLLIA

La follia può essere brevemente definita come una malattia della mente. Non ci addentreremo qui in una discussione su cosa costituisca la vera follia, su cosa si intenda per follia nel senso giuridico del termine e così via, se non per notare che abbiamo due divisioni.

Una è la follia funzionale. Questa può essere temporanea o periodica, è dovuta a qualche causa esterna, è curabile e non è ereditaria. Per esempio, una persona può diventare pazza a causa di un forte shock, di un problema, dell'ansia, di un grave incidente (come un naufragio), della perdita improvvisa e totale del suo patrimonio, della moglie e dei figli (per un incendio, un terremoto, un naufragio o un incidente ferroviario). Queste pazzie sono curabili e non sono trasmissibili. Un altro esempio è la cosiddetta follia puerperale. Alcune donne durante il parto, probabilmente a causa di un'infezione tossica, diventano pazze. Questa pazzia può essere estrema e di carattere maniacale. Tuttavia, spesso passa in pochi giorni *senza lasciare traccia* e può non tornare più o, se torna, può tornare solo durante un altro parto. Questo tipo di follia non è trasmissibile.

La seconda divisione è quella che chiamiamo follia organica. Questa si esprime in mania e malinconia, la cosiddetta follia maniaco-depressiva. È dovuta a una degenerazione del tessuto cerebrale e nervoso ed è ereditaria.

Ma tutta la nostra concezione sulla trasmissibilità ereditaria della follia ha subito un cambiamento radicale. Non esiste un'altra malattia la cui paura di essere ereditaria è responsabile di tanta angoscia e tortura. Negli anni passati, quando c'era uno zio o una zia o un nonno pazzo, questo fatto pesava come una vera e propria incubatrice sull'intera famiglia. Ogni membro della famiglia era torturato dall'angoscia segreta di essere il prossimo a essere colpito da questa malattia, la più orribile di tutte: la malattia della mente. Se un membro ancestrale della famiglia diventava pazzo a una certa età, tutti i membri di quella famiglia vivevano nella paura e nel tremore fino a quando non fossero passati diversi anni *da* quell'età critica, e solo allora avrebbero cominciato a respirare liberamente. In effetti, molte persone sono diventate pazze proprio per la paura di diventarlo. Non si può dubitare che molte persone diventino mentalmente squilibrate per la paura di diventarlo. La paura ha un'enorme influenza sulle funzioni puramente corporee, ma la sua influenza sulle funzioni mentali è incomparabilmente maggiore e spesso una persona ottiene ciò che teme di ottenere.

Ora il carattere ereditario della pazzia non è considerato nello stesso senso assoluto in cui lo era in passato. Pur continuando a considerarla un fattore disgenico, riconosciamo l'importanza fondamentale dell'ambiente; e sappiamo che con un'educazione adeguata, usando l'espressione educazione nel senso più ampio del termine - che include un'adeguata disciplina mentale e fisica - qualsiasi macchia ereditaria può essere contrastata. In relazione a questo argomento, le seguenti statistiche molto recenti si riveleranno interessanti.

Sono state esaminate le famiglie di 558 malati di mente ricoverati nei manicomi della contea di Londra e, secondo le relazioni ricevute dalle autorità scolastiche, solo 15 di queste (meno del 3%) avevano figli con problemi mentali. Per quanto riguarda il momento della nascita dei figli, se prima o dopo l'attacco di pazzia, troviamo i seguenti dati: 56 genitori su 573 hanno avuto figli dopo il primo attacco di pazzia, e 106 figli sono nati dopo l'insorgere della pazzia nel genitore; mentre i restanti 1259 figli sono nati prima che il genitore diventasse pazzo.

Complessivamente, come si vedrà dalla discussione dei vari fattori che rendono il matrimonio ammissibile o meno, sono propenso a considerare l'ambiente un fattore più importante dell'ereditarietà. Le caratteristiche puramente fisiche portano l'impronta indelebile dell'ereditarietà. Ma le caratteristiche morali e culturali, che nell'uomo moderno civilizzato sono molto più importanti di quelle fisiche, sono quasi esclusivamente il risultato dell'ambiente.

NEVROSI-NEVRASTENIA-PSICASTENIA-NEUROPATIA-PSICOPATIA

Non tenterò di dare una definizione esaustiva o concisa dei termini citati nella didascalia, per il semplice motivo che è impossibile darne una soddisfacente. Le condizioni che questi termini designano non costituiscono entità patologiche definite, e molte cose diverse vengono intese da persone diverse quando questi termini vengono menzionati. Verranno fornite solo brevi indicazioni sul significato.

La nevrosi è una malattia funzionale del sistema nervoso.

La nevrastenia è una condizione di esaurimento nervoso, determinata da varie cause, come il superlavoro, le preoccupazioni, lo spavento, gli eccessi sessuali, l'astinenza sessuale e così via. Alla base della nevrastenia, tuttavia, c'è spesso o addirittura in genere un'impronta ereditaria, una debolezza nervosa ereditata dai genitori.

La psicastenia è una nevrosi o psiconevrosi simile alla nevrastenia, caratterizzata da un esaurimento del sistema nervoso, anche da debolezza della volontà, eccesso di scrupoli, paura e sensazione di *irrealtà* delle cose.

La neuropatia è una malattia o un disturbo del sistema nervoso. La psicopatia è una malattia o un disturbo della mente.

Negli ultimi anni si sente spesso parlare di nevrotici, nevrastenici, psicastenici, neuropatici o psicopatici. Si tratta indubbiamente di condizioni anormali e, in generale, di fattori disgenici.

Ma un fattore disgenico in un animale *è* un fattore disgenico e basta. Non ci sono due lati della questione. Ma se c'è qualcosa che dimostra la differenza tra gli animali e gli esseri umani, e che dimostra perché i principi dell'eugenetica, derivati dallo studio degli animali, non possono mai essere *pienamente* applicabili agli esseri umani, sono queste considerazioni che abbiamo ora in discussione. Ripeto, le nevrosi, la nevrastenia, la psicastenia e le varie forme di neuropatia e psicopatia sono fattori disgenici. Ma le persone che soffrono di queste condizioni sono spesso tra i *più grandi geni del mondo*, hanno fatto alcune delle più grandi opere del mondo e, se impedissimo o scoraggiassimo il matrimonio tra persone in qualche modo "anormali" o "strane", dovremmo privare il mondo di alcuni dei suoi più grandi uomini e donne. Perché la follia è alleata del genio, e se dovessimo sterminare tutte le persone mentalmente o nervosamente anormali, dovremmo allo stesso tempo sterminare alcuni degli uomini e delle donne che hanno reso la vita degna di essere vissuta.

Ciò che è vero per gli anormali mentali è vero anche per le persone fisicamente inferiori. Un cavallo o un cane inferiore *è* inferiore. Non c'è compensazione per l'inferiorità. Ma un uomo può essere fisicamente inferiore, può essere, per esempio, un consumatore, eppure può aver dato al mondo alcune delle poesie più dolci e meravigliose. Un uomo può essere zoppo, o sordo, o strabico, può essere gobbo o storpio e del tutto ripugnante dal punto di vista fisico, eppure può essere uno dei più grandi filosofi o matematici del mondo. Un uomo può essere sessualmente impotente e assolutamente inutile ai fini della razza, eppure può essere uno dei più grandi cantanti o dei più grandi scopritori del mondo.

In breve, il problema eugenetico nell'uomo non è, e non sarà mai, così semplice come nel regno animale e vegetale. Se vogliamo perseguire una sana e normale mediocrità, allora i principi dell'eugenetica animale diventano applicabili alla razza umana. Se, invece, vogliamo il talento, se vogliamo il genio, se vogliamo i benefattori della razza umana, allora dobbiamo andare molto piano con le nostre applicazioni eugenetiche.

TOSSICODIPENDENZA O NARCOTIZZAZIONE

La dipendenza da droghe, siano esse oppio, morfina, eroina o cocaina, è un fattore fortemente disgenico. La dipendenza dalla droga non è di per sé trasmissibile, ma la costituzione indebolita o la degenerazione che è generalmente responsabile dello sviluppo della tossicodipendenza è ereditabile.

Alcuni casi di tossicodipendenza sono esterni; cioè, il paziente può avere una buona costituzione sana, nessuna macchia ereditaria, e tuttavia, poiché durante una malattia gli è stata somministrata più volte la morfina, può aver sviluppato una dipendenza dalla droga. Ma questi casi sono rari. E questi casi, se vengono curati e se la dipendenza viene completamente superata, possono sposarsi.

Ma nella maggior parte dei casi non è la tossicodipendenza a causare la degenerazione; è la degenerazione o la costituzione neuropatica o psicopatica a causare la tossicodipendenza. E questi casi rappresentano un rischio matrimoniale negativo.

Ed è molto rischioso per una donna sposare un tossicodipendente con l'idea di riformarlo. Come ho detto per l'alcolista: Lascia che si ravveda prima, lascia che rimanga ravveduto per qualche anno, e poi il resto non è così grande.

MATRIMONI CONSANGUINEI

Consanguineità significa legame di sangue e i matrimoni consanguinei sono matrimoni tra parenti stretti. Il medico viene spesso consultato in merito all'ammissibilità o alla pericolosità dei matrimoni tra parenti stretti. La questione riguarda generalmente cugini di primo grado, cugini di secondo grado, zio e nipote, nipote e zia.

L'idea popolare è che i matrimoni consanguinei siano di *per sé* negativi. I figli di parenti stretti, come i cugini di primo grado, sono inclini a essere difettosi, sordomuti, ciechi, deboli di mente e così via. Questa idea popolare, come molte altre, è sbagliata. E tuttavia, come sempre, ha qualche fondamento. La questione, tuttavia, è abbastanza semplice.

Sappiamo che molti tratti, buoni e cattivi, sono trasmessi per via ereditaria. E naturalmente, quando i tratti sono posseduti sia dal padre che dalla madre, hanno una probabilità molto maggiore di essere trasmessi alla prole rispetto a quelli posseduti da uno solo dei genitori. Se in una famiglia è presente un tratto negativo, come l'epilessia o la pazzia, questo tratto è presente in entrambi i cugini, e la probabilità che i figli di un matrimonio di questo tipo ereditino quel tratto è molto più alta rispetto a quando i genitori sono estranei, dato che la macchia è presente nella famiglia di uno solo dei genitori. Ma se nella famiglia dei cugini non c'è alcuna macchia ereditaria e, ancora di più, se la famiglia è intelligente, se ci sono dei geni in famiglia, allora non ci può essere la minima obiezione al matrimonio tra cugini, e i figli di questi matrimoni sono inclini a ereditare in forte misura il talento o il genio dei loro antenati. In breve, se la famiglia è cattiva, una famiglia al di sotto della media, allora il matrimonio tra cugini o tra zio e nipote dovrebbe essere proibito. Se la famiglia è buona, al di sopra della media, allora il matrimonio tra parenti di quella famiglia dovrebbe essere incoraggiato.

L'idea che i figli di matrimoni consanguinei siano inclini a essere sordomuti non ha alcun fondamento nei fatti. Recenti statistiche provenienti da vari manicomi in Germania, ad esempio, hanno dimostrato che solo il 5% circa dei bambini sordomuti era figlio di matrimoni consanguinei. Se il 95% dei sordomuti aveva genitori non consanguinei, come si può dire che anche nel restante 5% la consanguineità fosse la causa? Se fosse il contrario, allora potremmo dare la colpa alla consanguineità. Così com'è, possiamo ipotizzare anche in questo cinque per cento una mera coincidenza, e non abbiamo il diritto di dire che la consanguineità e il sordomutismo siano in rapporto di causa ed effetto.

È interessante sapere che tra gli Egizi, i Persiani e gli Inca del Perù i matrimoni consanguinei erano molto comuni. I re egizi generalmente sposavano le loro sorelle. Era un'usanza comune e se i figli nati da queste unioni fossero stati difettosi o mostruosi, il fatto sarebbe diventato subito evidente e l'usanza sarebbe stata abolita. Evidentemente la prole di una consanguineità molto stretta era normale, o addirittura superiore alla norma, altrimenti la pratica non sarebbe stata portata avanti così a lungo.

È forse il caso di ricordare che uno dei più grandi scienziati del mondo, Charles Darwin, era figlio di genitori cugini di primo grado.

OMOSESSUALITÀ

L'omosessualità (homos - lo stesso) è una perversione in cui una persona è attratta non da persone di sesso opposto ma da persone dello stesso sesso. Così un uomo omosessuale non si interessa alle donne, ma è attratto dagli uomini. Una donna omosessuale non è attratta dagli uomini; si interessa solo alle donne e può persino detestare gli uomini. Un omosessuale, uomo o donna, non ha il diritto di sposarsi. Il torto commesso da un omosessuale che si sposa è doppio: è un torto al partner e un torto ai figli. Il partner normale è destinato a scoprire l'anormalità, e se lo fa, la vita matrimoniale è molto infelice. Anche se il partner anormale fa il massimo sforzo per nascondere l'anormalità, non può dare alcun piacere al partner normale, perché l'atto sessuale commesso con disgusto non può essere soddisfacente. L'altro torto viene commesso nei confronti della prole. L'omosessualità è ereditaria e nessuno ha il diritto di mettere al mondo degli omosessuali, perché non c'è essere più infelice di un omosessuale. Conosco una donna omosessuale che, consapevole della sua anormalità, si è sposata per avere una casa confortevole. È riuscita a nascondere al marito la sua anormalità e lui la considera semplicemente frigida. Ma ogni atto sessuale le costa torture. Finora è riuscita a evitare la gravidanza. Conosco anche un signore omosessuale molto raffinato e colto, che si è sposato prima di capire la sua condizione. Molti omosessuali, non sapendo che esiste l'omosessualità, non capiscono la propria condizione; si sentono un po' strani, un po' perplessi, ma non sanno che non dovrebbero sposarsi. Poco dopo essersi sposato, la sua condizione gli è apparsa chiara, ma nel frattempo la moglie ha concepito e lui è ora padre di un bambino sano e di bell'aspetto. È possibile che con un'educazione adeguata si possa prevenire lo sviluppo di qualsiasi tratto omosessuale. Va ricordato che una lunga repressione sessuale favorisce lo sviluppo dell'omosessualità.

Ma per sottolineare: l'omosessualità è un fattore disgenico, e nessun omosessuale dovrebbe sposarsi.

SADISMO

Il sadismo è una perversione sessuale in cui la persona trae piacere solo quando picchia, morde, colpisce o infligge altro dolore alla persona di sesso opposto. Il grado di crudeltà varia, ma tutti i sadici dovrebbero essere evitati. Purtroppo il fatto che un uomo sia sadico viene spesso scoperto solo dopo il matrimonio, ma non appena la moglie lo scopre dovrebbe lasciare l'uomo e chiedere il divorzio. Il sadismo è un motivo sufficiente per la separazione o il divorzio. Nessuna persona con un minimo di senso morale dovrebbe essere responsabile di mettere al mondo bambini con una possibile eredità sadica.

La crudeltà sadica è spesso di tipo grossolano, brutale, ripugnante, ma a volte il sadico infligge al suo oggetto "amato" torture raffinate di cui solo un astuto "demone" è capace. Le sofferenze che le mogli di alcuni sadici devono subire sono note solo a loro stessi e a pochi - pochissimi - medici.

MASOCHISMO

Il masochismo è una perversione sessuale in cui la persona, uomo o donna, *ama* subire dolore, percosse, insulti e altre crudeltà per mano dell'oggetto amato. È un fattore disgenico ma molto meno importante del sadismo.

IMPOTENZA SESSUALE

L'impotenza sessuale non è ereditaria, ma l'impotenza del maschio, così completa da non poter compiere l'atto sessuale o che consiste solo in eiaculazioni premature (impotenza relativa o insufficienza sessuale), dovrebbe costituire un ostacolo al matrimonio. Questa impotenza non può interferire con la fecondazione; la moglie può avere figli e i figli non saranno in alcun modo difettosi, ma la moglie stessa, a meno che non sia completamente frigida, soffrirà le torture dell'inferno, e può diventare rapidamente una nevrastenica sessuale, un esaurimento nervoso, o può persino sviluppare una psicosi. Chi soffre di impotenza dovrebbe farsi curare prima del matrimonio fino a quando non sarà guarito; se la sua impotenza è incurabile, allora per il suo bene e per il bene della ragazza o della donna che dovrebbe amare dovrebbe rinunciare all'idea del matrimonio. L'unica eccezione ammessa è il caso in cui la futura moglie sia a conoscenza della natura dei problemi dell'aspirante marito e affermi di non essere interessata a rapporti sessuali volgari e quindi di non preoccuparsi dell'impotenza. Se la moglie è assolutamente *frigida*, il matrimonio può risultare soddisfacente. Ma io avrei sempre dei dubbi, e se la libido della moglie, apparentemente assente ma in realtà solo sopita, si risvegliasse all'improvviso, ci sarebbero problemi sia per il marito che per la moglie. È quindi necessario sottolineare: in tutti i casi di impotenza, attenzione!

FRIGIDITÀ

La frigidità, come abbiamo spiegato in un capitolo precedente, è un termine applicato alla mancanza di desiderio o di piacere sessuale nelle donne. Naturalmente molte donne prima del matrimonio ignorano la loro condizione sessuale. Avendo imparato a frenare i propri impulsi, a reprimere qualsiasi impulso sessuale, spesso non sono in grado di dire se hanno una libido forte o debole, o se ne hanno affatto. E se una determinata donna tragga o meno piacere dall'atto sessuale lo si può scoprire solo dopo il matrimonio. Molte ragazze, tuttavia, sanno benissimo se sono "passionali" o meno, ma non lo dicono. Hanno paura di confessare una totale mancanza di passione: temono di perdere un marito.

La frigidità come agente nel matrimonio può essere considerata da due punti di vista: la prole e il marito. La prole non è influenzata dalla frigidità della madre. Una donna molto frigida, se la frigidità non è dovuta a gravi cause organiche, può avere figli molto sani ed essere una madre eccellente. Per quanto riguarda il marito, dipende molto dal grado di frigidità. Se la donna è semplicemente fredda e, pur non godendo dell'atto, non solleva obiezioni, non può essere considerata un ostacolo al matrimonio. In effetti molti uomini, di per sé non troppo forti sessualmente, pregano per avere mogli un po' frigide. (Va detto, tuttavia, che per alcuni mariti i rapporti con mogli frigide e non partecipanti sono estremamente sgradevoli). Ma quando la frigidità è tale da costituire una forte avversione fisica all'atto, dovrebbe essere considerata un ostacolo al matrimonio. Tale frigidità è spesso la causa di una casa disordinata, spesso porta al divorzio ed è legalmente considerata una causa sufficiente per il divorzio o per l'annullamento del matrimonio, così come lo è l'impotenza nell'uomo.

ECCESSIVA LIBIDO NEGLI UOMINI

Abbiamo visto che l'impotenza sessuale è un fattore disgenico e, se completa e incurabile, dovrebbe costituire un ostacolo al matrimonio. La condizione opposta è quella dell'eccessiva libido. La libido è il desiderio per il sesso opposto. Una quantità adeguata di libido è normale e desiderabile. Una mancanza di libido è anormale. Anche un eccesso di libido è anormale. Ma molti uomini possiedono un eccesso di libido, congenito o *acquisito*. Alcuni uomini torturano le loro mogli "a morte", non letteralmente ma in senso figurato. Nutrendo l'idea prevalente che la moglie non abbia alcun diritto al riguardo, che il suo corpo non sia suo, che debba sempre tenersi pronta a soddisfare i desideri anormali di lui, questi mariti esercitano i loro diritti coniugali senza tenere conto delle condizioni fisiche o dei sentimenti mentali della loro compagna. Alcuni mariti pretendono che le loro mogli li soddisfino *quotidianamente* da una a cinque o più volte al giorno. Alcune mogli che possiedono una libido altrettanto forte non si preoccupano di queste richieste eccessive (anche se col tempo sono quasi certe di sentirne gli effetti negativi), ma se la moglie possiede solo una quantità moderata di sessualità e se è troppo debole nel corpo e nella forza di volontà per resistere alle richieste del suo signore e padrone, la sua salute è spesso rovinata e diventa un relitto. (L'astinenza completa e l'eccessiva indulgenza hanno spesso lo stesso esito negativo). Alcuni uomini "uccidono" quattro o cinque donne prima che la furia della loro libido venga finalmente moderata. Naturalmente, è difficile scoprire in anticipo la libido di un uomo. Ma se una ragazza delicata o una donna dalla sessualità moderata ha motivo di sospettare che un uomo sia in possesso di una libido anormalmente eccessiva, farebbe bene a pensarci due volte prima di fare un passo spesso irrecuperabile.

Finora ho parlato dell'eccesso di libido negli uomini normali, cioè in quelli che per il resto sono normali, sani di mente e in grado, *quando necessario, di* controllare i propri desideri. Esiste una forma di libido eccessiva negli uomini chiamata satiriasi, che raggiunge un livello tale che spesso gli uomini non sono in grado di controllare i loro desideri, e soddisfano la loro passione anche se sanno che il risultato sarà sicuramente un'infezione venerea o diversi anni di prigione. Naturalmente la satiriasi è un fattore disgenico; chi soffre di questo disturbo non è normale, è al limite della follia e non solo non dovrebbe essere autorizzato a sposarsi, ma dovrebbe essere confinato in istituti dove possa essere sottoposto a un trattamento adeguato.

LIBIDO ECCESSIVA NELLE DONNE

Come esistono uomini impotenti ed eccessivamente libidinosi, così esistono donne frigide ed eccessivamente libidinose. Una moglie che possiede una libido eccessiva è una terribile calamità per un marito dalla sessualità normale o moderata. Molte mogli libidinose hanno spinto il marito, soprattutto se lei è giovane e lui è anziano, a una tomba prematura. E "tomba" è usato nel senso letterale, non figurato, della parola. Sarebbe una buona cosa se un uomo potesse scoprire il carattere della libido della sua futura moglie prima del matrimonio. Purtroppo è impossibile. Al massimo si possono fare delle ipotesi. Ma una libido davvero eccessiva da parte del marito o della moglie dovrebbe costituire un valido motivo di divorzio. Quando la libido nella donna è così eccessiva che *non riesce a* controllare la sua passione e, dimenticando la religione, la morale, il pudore, il costume e le possibili conseguenze sociali, si offre a ogni uomo che incontra, si usa il termine ninfomania. È una malattia che corrisponde alla satiriasi nell'uomo, e ciò che ho detto della satiriasi si applica con la stessa forza alla ninfomania. Alle donne ninfomani non dovrebbe essere permesso di sposarsi o di andare in giro liberamente, ma dovrebbero essere confinate in istituti in cui possano essere sottoposte a un trattamento adeguato.

LABBRO LEPORINO

È un difetto congenito che consiste in un intaglio o in una spaccatura del labbro superiore. È dovuto a un difetto di sviluppo dell'embrione e di solito si riscontra in associazione alla palatoschisi.

Probabilmente è ereditario, ma non è comune e non è di grande importanza.

MIOPIA

Miopia significa miopia. Questo difetto è indubbiamente ereditario in una certa misura, ma è dubbio che, in presenza di altre condizioni favorevoli, un uomo rinuncerebbe a una ragazza perché miope o viceversa. Tuttavia, se la condizione è estrema, come a volte è, dovrebbe essere presa in considerazione. E quando sia l'uomo che la donna sono fortemente miopi, si dovrebbe avere qualche esitazione nel contrarre un matrimonio. Se solo il marito è miope, il difetto può essere trasmesso ai figli ma non alle figlie, e queste ultime possono a loro volta trasmettere il difetto ai figli ma non alle figlie. In altre parole, il difetto è più o meno *limitato al sesso*.

ASTIGMATISMO

Si tratta di un difetto dell'occhio, dipendente da qualche irregolarità della cornea o del cristallino, in cui i raggi luminosi nei diversi meridiani non vengono messi a fuoco nello stesso modo. È in una certa misura ereditario, ma ha un ruolo insignificante. È un tratto indesiderabile, ma non può essere considerato un fattore disgenico.

CALVIZIE

La calvizie precoce è un tratto decisamente ereditario. Così come il grigiore precoce dei capelli. Ma è difficile che una donna permetta a questi fattori di giocare un ruolo nella scelta del marito.

CRIMINALITÀ

È avvenuto un cambiamento quasi completo nelle nostre idee sulla criminalità e sono ormai pochissimi i criminologi che credono all'assurdità lombrosiana secondo cui la maggior parte della criminalità è ereditaria e accompagnata da stigmate fisiche di degenerazione. L'idea che il criminale nasca e non si crei è oggi sostenuta solo da un numero insignificante di pensatori. Oggi sappiamo che la percentuale di gran lunga maggiore di crimini è il risultato dell'ambiente, della povertà, con tutto ciò che questa parola implica, della cattiva educazione, dei cattivi compagni. Sappiamo che il figlio di un criminale, educato correttamente, diventerà un cittadino modello, e viceversa, il figlio di un santo, portato nei bassifondi, potrebbe diventare un criminale.

Dobbiamo poi ricordare che ci sono molti crimini che non sono crimini di per sé, ma che sono semplicemente infrazioni alle leggi create dall'uomo, o che rappresentano atti di ribellione contro un ordine sociale ingiusto e crudele. Così, per esempio, un uomo o una donna che, sfidando la legge, fornisse informazioni sul controllo delle nascite e venisse condannato per questo reato, sarebbe legalmente un criminale. Moralmente sarebbe un umanitario di alto livello. Un uomo che lanciasse una bomba contro lo zar russo o contro un governatore russo che incita al pogrom omicida sarebbe considerato un assassino e, se catturato, verrebbe impiccato; e nel fare il pedigree di una famiglia del genere, un eugenista dalla mentalità ristretta sarebbe portato a dire che in quella famiglia c'è della criminalità. Ma in realtà quell'"assassino" potrebbe appartenere agli eroi più nobili della storia.

Gli eugenisti presteranno quindi poca attenzione alla criminalità nell'ascendenza come fattore disgenico. Finché il candidato al matrimonio non è un criminale, la criminalità ancestrale non dovrebbe costituire un ostacolo al matrimonio. Non è probabile che si manifesti atavicamente nei figli. Complessivamente sono state scritte molte sciocchezze sull'atavismo. E si dimentica che le stesse regole di ereditarietà applicate alle condizioni fisiche non possono essere applicate alle qualità spirituali e morali, essendo queste ultime molto più dipendenti dall'ambiente rispetto alle prime. Naturalmente si devono prendere in considerazione le diverse circostanze e ogni caso deve essere deciso in base ai suoi meriti. Non sono ammesse generalizzazioni. Bisogna sempre considerare il *tipo di* crimine.

Inoltre, bisogna tenere presente che non solo un'ascendenza criminale *di per sé* non è un ostacolo al matrimonio, ma che lo stesso candidato al matrimonio può essere un ex criminale, può aver scontato una pena in prigione, ed essere comunque un padre o una madre molto desiderabile dal punto di vista eugenetico. Un uomo che in un impeto di passione o durante una lite, magari sotto l'effetto di alcolici, ha colpito o ucciso un uomo non è quindi un vero criminale. Dopo aver scontato la pena in carcere, potrebbe non commettere più il minimo atto antisociale, diventare un cittadino morale e un marito e padre ideale.

Non si tratta di un appello a favore del cane da ferma. Perché in questo caso, in cui è in gioco il futuro della razza, tutte le altre considerazioni devono essere messe in secondo piano. Chiedo semplicemente una riflessione intelligente sull'argomento. Molti cittadini onorati sono peggiori criminali e peggiori padri di molte persone che hanno scontato una pena detentiva.

PAUPERISMO

Può sembrare strano discutere del pauperismo in relazione al matrimonio e parlarne come di un fattore ereditario, ma è necessario parlarne, perché prevale una notevole ignoranza sull'argomento, essendo generalmente confuso con la povertà. C'è una differenza radicale tra pauperismo e povertà. Le persone possono essere povere per generazioni e generazioni, anche molto povere, senza essere considerate o classificate come pauperisti. Il pauperismo implica generalmente una mancanza di resistenza fisica e mentale, la perdita del *rispetto di sé* e una pigrizia inespugnabile. Naturalmente oggi sappiamo che la pigrizia ha spesso una base fisica, essendo dovuta a un funzionamento imperfetto delle ghiandole interne. Ma qualunque sia la causa della pigrizia, il fatto è che essa è una delle caratteristiche del povero. E se non si può parlare di ereditarietà del pauperismo, le qualità che lo compongono sono trasmissibili. Nessuna donna normale sposerebbe un povero, e la donna che sposerebbe un povero non è disposta a ricevere consigli o a conoscere libri. Ma gli uomini sono talvolta tentati di sposare le figlie dei poveri, se sono carine. Dovrebbero considerare la questione con molta attenzione, perché alcuni tratti ancestrali potrebbero manifestarsi nei figli.

CAPITOLO XXXII

CONTROLLO DELLE NASCITE O LIMITAZIONE DELLA PROLE

Conoscenza della prevenzione del concepimento essenziale-Misapprensioni riguardo alla propaganda sul controllo delle nascite-I contraccettivi moderni non dannosi per la salute-Imperfezione delle misure contraccettive dovuta alla segretezza-Prevenzione del concepimento e aborto radicalmente diversi-Maggiori matrimoni consumati se le informazioni sul controllo delle nascite fossero accessibili legalmente-La domanda di prostituzione sarebbe ridotta-Malattie veneree dovute alla mancanza di conoscenza-Un'altra fase del problema del controllo delle nascite-Conoscenza del controllo delle nascite.se le informazioni sul controllo delle nascite fossero legalmente accessibili - La domanda di prostituzione verrebbe ridotta - Malattie veneree dovute alla mancanza di conoscenza - Un'altra fase del problema del controllo delle nascite - Conoscenza dei metodi contraccettivi in presenza di una macchia di follia, e i risultati felici.

Nessuna ragazza, e nessun uomo se è per questo, dovrebbe entrare nel vincolo del matrimonio senza aver appreso i mezzi più moderni per prevenire il concepimento, per regolare il numero di figli. Con le persone che considerano un peccato qualsiasi tentativo di regolare il numero dei figli, non abbiamo nulla da discutere, anche se crediamo che ci siano pochissime persone, tranne che nella feccia più bassa della società, che non usino qualche misura di regolazione. Altrimenti vedremmo la maggior parte delle famiglie con dieci o venti figli invece di due o tre. Non intendo neppure dedicare questo capitolo a una presentazione dettagliata degli argomenti a favore della regolazione razionale della prole. Dovrebbe essere solo una ripetizione degli argomenti che ho presentato altrove.[8] Ma alcuni punti possono essere toccati in questa sede.

Nonostante il fatto che il tema del controllo delle nascite sia molto più conosciuto oggi di quanto non lo fosse quando abbiamo iniziato a diffonderlo, non se ne parla mai troppo spesso, perché gli equivoci

---

[8] La limitazione della prole attraverso la prevenzione del concepimento.

che lo riguardano vanno quasi di pari passo con la propaganda. In primo luogo, c'è la sciocca idea che si voglia cercare di regolare il numero di bambini con la forza, che si voglia obbligare la gente ad avere un numero ridotto di figli. Niente di più assurdo, a quanto pare, eppure molti ci credono sinceramente. Niente è più lontano dalla verità. Al contrario, pur essendo favorevoli al controllo delle nascite, consigliamo di limitare la prole solo a coloro che per varie ragioni, economiche, ereditarie o igieniche, non possono avere molti figli. Crediamo fermamente che le coppie che godono di ottima salute, che hanno un'eredità incontaminata, che sono in grado di allevare figli e che hanno i mezzi per farlo, dovrebbero avere almeno una mezza dozzina di figli. Se ne avessero una dozzina, meriterebbero il ringraziamento della comunità. Tutto ciò che chiediamo è che in una questione così importante come quella di mettere al mondo dei figli, i genitori che devono portare tutto il peso dell'educazione di questi bambini abbiano il diritto di decidere. Devono avere i mezzi di controllo. Devono poter decidere se avere due, sei o una dozzina di figli.

MISURE CONTRACCETTIVE

L'argomentazione secondo cui i contraccettivi sono dannosi per la salute della donna, dell'uomo o di entrambi può essere liquidata bruscamente. Non è vero per nessuno dei contraccettivi moderni. Ma anche se fosse vero, l'entità del danno che può essere arrecato dai contraccettivi sarebbe come una goccia d'acqua in confronto ai danni derivanti da gravidanze e parti eccessivi. Alcune misure contraccettive richiedono una certa difficoltà di utilizzo, altre sono antiestetiche, ma si tratta di inezie che costituiscono un piccolo prezzo da pagare per il privilegio di poter regolare il numero della propria prole secondo i propri desideri intelligenti.

L'argomento più comunemente addotto contro i contraccettivi è che non sono assolutamente sicuri, cioè assolutamente affidabili, che non prevengono in tutti i casi. Questo è vero, ma ci sono tre risposte che rendono questa obiezione non valida. In primo luogo, molti dei casi di fallimento non sono da attribuire ai contraccettivi in sé, ma al loro uso improprio, disattento e poco intelligente. I migliori metodi del mondo falliranno se usati in modo improprio. In secondo luogo, se le misure sono efficaci nel 98 o 99% dei casi e falliscono nell'1 o 2%, allora sono una benedizione. Alcune donne sarebbero le più felici del mondo se potessero rendere infruttuoso il 98% delle loro relazioni coniugali. In terzo luogo, le imperfezioni delle nostre misure contraccettive sono dovute alla segretezza con cui l'intero argomento deve essere necessariamente circondato. Se il tema del controllo delle nascite potesse essere discusso a fondo nei libri di medicina, non c'è dubbio che in breve tempo avremmo misure assolutamente sicure e che non lascerebbero nulla a desiderare. Ma anche così come sono, le misure sono meglio di niente e, come detto all'inizio di questo capitolo, è dovere di ogni giovane donna acquisire come uno degli elementi della sua educazione sessuale la conoscenza di come evitare gravidanze troppo frequenti. Anzi, lo considero il punto più importante dell'educazione sessuale di una donna, e se non ha imparato nient'altro dovrebbe imparare questo. Questa informazione, infatti, è *assolutamente* necessaria per la sua salute e felicità futura.

ALCUNI CASI QUOTIDIANI

In vent'anni di lavoro per la causa del controllo razionale delle nascite sono entrato in contatto con migliaia e migliaia di casi che dimostrano nel modo più convincente possibile i tragici risultati della maternità forzata o indesiderata, e della paura della maternità forzata o indesiderata.

Alcuni di questi casi si sono verificati nel mio studio, altri mi sono stati riferiti da fratelli medici, altri ancora mi sono stati descritti dalle vittime che vivono in ogni parte di questo vasto Paese. Se dovessi raccogliere e riportare tutti i casi di cui sono venuto a conoscenza in questi vent'anni, senza esagerare, si otterrebbe un volume delle dimensioni dell'ultima edizione dello Standard Dictionary, stampato con gli stessi caratteri piccoli. Alcuni di essi sono davvero strazianti. Fanno venire il voltastomaco per la stupidità della razza umana, per la stupidità e la brutalità dei legislatori. Ma non voglio fare appello alle vostre emozioni. Non voglio prendere in considerazione casi estremi e unici. Racconterò quindi brevemente alcuni casi quotidiani, che vi dimostreranno l'utilità della conoscenza contraccettiva e la tragedia e la miseria causate dalla mancanza di tale conoscenza.

Caso 1. Questa categoria di casi è così comune che mi sento quasi di scusarmi per avervi fatto riferimento. La signora Smith, che chiamerò con il nome di "signora Smith", era sposata da poco più di nove anni e aveva messo al mondo cinque figli. Era un'ottima madre, li allattava da sola, si prendeva cura di loro e tutti e cinque erano vivi e in salute. Ma nel prendersi cura di loro e della casa da sola, perché non potevano permettersi una serva o una bambinaia, tutta la sua vitalità si era esaurita, tutta la sua superba energia iniziale si era ridotta a nulla; i suoi nervi si erano logorati e lei era diventata solo l'ombra di se stessa. E la paura di un'altra gravidanza divenne per lei un'ossessione. La sognava di notte e avvelenava le ore di veglia del giorno. Sentiva di non poter affrontare un'altra gravidanza, un altro parto, con le sue notti insonni e le sue giornate faticose. Chiese al medico che aveva messo al mondo i suoi figli di darle un po' di prevenzione, ma lui si rifiutò di rispondere. "Stai attenta", fu l'unico consiglio che ricevette. E quando, nonostante la prudenza, rimase di nuovo incinta, si fece coraggio, andò dallo stesso medico e gli chiese di abortire. Ma lui era un medico molto rispettabile, un gentiluomo cristiano, e si indignò molto per l'impudenza di lei nel venire da lui e chiedergli di commettere un "omicidio". Le lacrime e le suppliche di lei furono vane. Lui rimase irremovibile.

Se sarebbe rimasto altrettanto irremovibile se invece della signora Smith, che poteva pagare solo venticinque dollari per l'aborto, la paziente fosse stata una delle sue clienti mondane, che poteva pagare duecentocinquanta dollari, è una domanda alla quale non risponderò né in modo affermativo né in modo negativo. La lascio aperta. Mi limito a osservare che nella questione dell'aborto in alcuni casi specifici l'indignazione morale di alcuni medici è inversamente proporzionale all'entità dell'onorario previsto. Un medico che si sente terribilmente offeso quando una donna povera che può pagare solo dieci o quindici dollari chiede di essere sollevata dal frutto del suo grembo, di solito scopre che la donna che può permettersi di pagare cento dollari ha un gran bisogno di essere curata. Oh, no. Non esegue un aborto. Si limita a curare l'utero.

Ma torniamo alla signora Smith. Si allontanò dal medico indignato e irremovibile. Ma era decisa a non dare alla luce un altro figlio. Confidò il suo problema a una vicina, che la mandò da una levatrice. La levatrice non era né molto esperta né molto pulita. La signora Smith dovette ricorrere a lei due o tre volte. Dopo un'emorragia di circa dieci giorni, sviluppò un avvelenamento del sangue, a causa del quale morì pochi giorni dopo, alla giovane età di ventinove anni, lasciando un padre sconsolato, che probabilmente in futuro troverà consolazione in un'altra donna, e cinque figli orfani di madre, che non troveranno mai consolazione. Si può trovare un sostituto per una moglie, ma non c'è un sostituto per una madre.

E tali tragedie si verificano quotidianamente. Che il Signore abbia pietà delle anime di coloro che ne sono responsabili.

Prima di procedere oltre, vorrei dire che è la terribile prevalenza del male dell'aborto, con i suoi mali concomitanti di infezioni, malattie, invalidità cronica e morte, che più di ogni altro fattore ci spinge a fare propaganda per il controllo delle nascite. E coloro che vogliono proibire la diffusione di qualsiasi informazione sulla prevenzione del concepimento fanno direttamente il gioco degli abortisti professionisti. Non potrebbero agire con più zelo se fossero in combutta con questi ultimi e fossero pagati da loro. E dopo aver menzionato il tema dell'aborto, desidero lanciare un avvertimento. Nella nostra propaganda per il controllo delle nascite, dobbiamo stare molto attenti a tenere separate le questioni della prevenzione del concepimento e dell'aborto. La stupida legge mette le due cose nello stesso paragrafo, alcuni laici ignoranti e medici altrettanto ignoranti le trattano come se fossero la stessa cosa, ma noi, nei nostri discorsi e nei nostri scritti, dobbiamo tenere le due cose separate, dobbiamo mostrare alla gente la differenza essenziale tra la prevenzione e l'aborto, tra l'astenersi dal creare la vita e il distruggere la vita già creata; dobbiamo mostrare la malvagità di infliggere la stessa punizione per due cose che sono fondamentalmente diverse, diverse non solo nel grado ma anche nel genere - ed è solo tenendo le due cose separate, mostrando che siamo a favore di una cosa - la prevenzione - e non dell'altra - l'aborto - che potremo mai ottenere la simpatia generale del pubblico e la cooperazione dei legislatori. Non dico che non ci siano molti casi in cui l'induzione dell'aborto sia non solo giustificabile, ma imperativa; ma questa è una questione diversa, e le due questioni non devono essere confuse. E noi ci risentiremmo e dovremmo risentire di qualsiasi tentativo, da parte di nemici o amici, di confonderli.

Caso 2. Il signor A. e la signorina B. si amano. Ma non possono sposarsi, perché lo stipendio di lui è troppo basso. Potrebbero rischiare di sposarsi, se lo spettro di un numero indefinito di figli non stendesse la sua mano di contenimento. Lei proviene da una buona famiglia, è cresciuta, se non nel lusso, nel benessere e nell'intimità, ed è ambizione di ogni buon americano dare alla propria moglie una casa almeno altrettanto buona di quella che le ha dato il padre. Suo padre, tra l'altro, è morto prematuramente per il troppo lavoro nel tentativo di dare tutti i comfort e i vantaggi possibili a una schiera di sei figlie nubili e sposabili.

Come ho detto, la paura dei figli li tratteneva. Ogni anno si riaccendeva la speranza che in un altro anno si sarebbe consumata la loro unione matrimoniale. Ma gli anni passavano. I capelli del signor A. divennero radi e grigi, la signorina B. cominciò ad avere un aspetto sparuto e spelacchiato, e ancora il matrimonio non poteva aver luogo. La signorina B. era molto religiosa e molto corretta, e non avrebbe fatto nulla di sconveniente. A non era altrettanto corretto; faceva visite occasionali altrove e, poiché il corso universitario non prevedeva l'insegnamento della profilassi venerea, si ammalò di gonorrea, dalla quale impiegò circa sei mesi per liberarsi. Per abbreviare la storia, A aveva trentanove anni e la signorina B trentacinque quando il matrimonio, più volte rimandato, è stato consumato, ma Cupido sembrava essere impegnato altrove quando la cerimonia ha avuto luogo, e c'è ben poco di romantico nella loro vita matrimoniale. Il matrimonio è rimasto senza figli, come avevo detto al signor A.

La considero una vita rovinata, e tutto per la mancanza di un po' di conoscenza.

Se gli anti-prevenzione, coloro che si oppongono a qualsiasi informazione sulla prevenzione del concepimento, non fossero così irrimediabilmente stupidi, vedrebbero che dal loro punto di vista sarebbe meglio se tali informazioni fossero legalmente ottenibili. Perché servirebbe a far aumentare i matrimoni che altrimenti rimarrebbero non consumati e, favorendo i matrimoni precoci, servirebbe a ridurre la domanda di prostituzione e a diminuire le malattie veneree. E come è noto, le malattie veneree sono uno dei grandi fattori di suicidio della razza.

Caso 3. Una giovane donna era sposata con un uomo che, oltre a essere un brutale ubriacone, era soggetto a periodici attacchi di follia. Ogni anno o due veniva portato in manicomio per alcune settimane o mesi e poi dimesso. E ogni volta, al momento della dimissione, festeggiava la libertà mettendo incinta la moglie. Lei lo odiava e lo detestava, ma non poteva proteggersi dai suoi "abbracci". E dovette vedersi partorire un figlio anormale dopo l'altro. Implorò il suo medico di darle qualche mezzo di prevenzione, ma quel tettone sostenne l'ignoranza e l'illegalità della cosa. Alla fine la donna si è suicidata, ma non prima di aver dato alla luce sei figli anormali, che probabilmente cresceranno ubriachi, criminali o pazzi.

E poiché ci opponiamo a questo tipo di allevamento, siamo accusati di essere nemici della razza umana, di sostenere il suicidio della razza, di violare le leggi di Dio e dell'uomo. Oh, che un potente Sampson colpisca gli imbecilli con la mascella di un asino, che un Ercole mentale allenti le fontanelle dei loro crani pietrificati e li faccia ragionare!

Caso 4. Questa osservazione riguarda una coppia di coniugi che avevano entrambi una pessima ereditarietà. Il sangue di ciascuno di loro era gravemente contaminato. Il medico che aveva curato il marito li aveva messi in guardia e aveva detto loro che non avevano il diritto di avere figli. Ma qui la situazione era ribaltata. Il medico voleva dare loro i mezzi di prevenzione, ma i coniugi, pii cattolici romani, non volevano andare contro la loro religione e contro Dio (come se Dio volesse un mondo pieno di imbecilli), e si rifiutavano di prendere qualsiasi precauzione. Finora hanno avuto quattro figli. Uno di loro sembra abbastanza normale, tranne per il fatto che è sciocco, e in questo senso è semplicemente come i suoi genitori; due sono sordi e ciechi da un occhio; il quarto è un cretino, praticamente un idiota.

Questo caso ci mette di fronte a un'altra fase del problema. Cosa fare quando i genitori, stupidi e ignoranti, si rifiutano di smettere di allevare materiale inutile? L'agitazione eugenetica, l'educazione, porteranno a un'opinione pubblica così forte che solo gli idioti, che saranno vasectomizzati o segregati, oseranno mettere al mondo bambini con handicap fisici e mentali.

Caso 5. Questa coppia era sposata da otto anni, aveva cinque figli e la moglie disse che non ce la faceva più. Un altro figlio, no, preferiva la morte. Per un po' di tempo praticarono il coito interrotto, con reciproco disgusto, ma quando la moglie fu sorpresa di nuovo, disse: "Basta!". E non permise al marito di avvicinarsi a lei. Lui poteva fare quello che voleva, a lei non importava. Dopo qualche mese lui cominciò ad andare altrove - contrasse la sifilide, dovette abbandonare la sua posizione, la casa fu distrutta, la moglie andò a lavorare, i figli si dispersero - in breve, una casa, che ci dicono essere il fondamento della nostra società, è distrutta, e c'è miseria e miseria tutto intorno - e tutto per la mancanza di un po' di informazione tempestiva.

Caso 6. Il signor A e la signorina B, rispettivamente di ventotto e venticinque anni, si conoscono da diversi anni e, nonostante la loro occupazione, che si suppone renda le persone blasé e ciniche, lui giornalista e lei scrittrice di storie speciali, sono innamorati l'uno dell'altra. Ma la loro occupazione e il loro reddito sono tali che non possono permettersi di avere e crescere dei figli. Vorrebbero sposarsi, ma lo spettro di un figlio, o meglio di bambini, li spaventa; così rimangono single, con grande danno fisico e mentale per entrambi. Accidentalmente imparano a conoscere i mezzi appropriati per regolare il concepimento, si sposano e vivono felici, cioè fino a quando non si trovano nella posizione di avere figli e di allevarli correttamente.

In che modo la società è stata danneggiata dall'acquisizione di informazioni contraccettive da parte di questa giovane coppia?

Caso 7. Il signor C e la signorina D sono innamorati l'uno dell'altra. Purtroppo c'è una forte traccia ereditaria di pazzia da entrambe le parti. Hanno una mentalità troppo elevata per pensare di mettere al mondo dei figli. Potrebbero essere a posto, ma con la follia non si corre alcun rischio. La cosa è troppo terribile. Sono condannati a una vita di celibato, che per loro significa una vita di solitudine e di miseria. Ma come un angelo dal cielo arriva loro la consapevolezza che si può vivere una vita d'amore senza alcuna pena. Si sposano e non c'è coppia più felice che viva.

In che modo la società è stata danneggiata da questa coppia che ha ottenuto la conoscenza dei contraccettivi?

Caso 8. I coniugi E sono sposati da cinque anni. Hanno un figlio di quattro anni che mostra sintomi inequivocabili di epilessia. I coniugi sono inorriditi e un'indagine rivela che nella generazione precedente di lei c'è stata una buona dose di epilessia. Naturalmente, il figlio successivo potrebbe non essere epilettico. Ma potrebbe anche accadere. Nessun genitore con un minimo di senso di responsabilità correrebbe questo rischio. Decidono di rinunciare ai rapporti coniugali. Lo mantengono per circa tredici o quattordici mesi; poi una notte accade un incidente e molto presto lei si ritrova incinta. Dichiara che preferirebbe morire piuttosto che partorire e doversi occupare di un altro bambino epilettico. Si reca da un medico amico che la fa abortire e ora la coppia, non essendo al sicuro da futuri incidenti se vivranno insieme, decide di separarsi e si prospetta una tragedia. Fortunatamente imparano che il concepimento può essere prevenuto e continuano a vivere insieme con beneficio per loro stessi e senza danni per nessuno.

In che modo la società è stata danneggiata dall'acquisizione di informazioni contraccettive da parte di queste persone?

Caso 9. Il signor e la signora F sono sposati da sei anni e in questi sei anni hanno avuto quattro figli. Quando si è sposato, il signor F. percepiva ventidue dollari alla settimana, ed è esattamente quello che percepisce ora. Nel frattempo il costo della vita è aumentato del 25% e ci sono quattro bocche in più da sfamare e quattro corpi in più da vestire. Quale sia stata la differenza in quella piccola famiglia è meglio immaginarlo che dirlo. La madre è invecchiata di sedici anni in questi sei anni e non è rimasta traccia della sua giovinezza. Ama i suoi figli e non vuole liberarsene. Non accetterebbe un milione di dollari per uno di loro, ma non darebbe cinque centesimi per un altro. Ma è proprio questo che li terrorizza: la possibilità di averne un altro. E questa possibilità la rende irritabile, le fa respingere le minime avances del marito, le fa spostare il suo letto in un'altra stanza. Gli dice persino di soddisfare i suoi desideri sessuali altrove - e allo stesso tempo teme e trema che lui possa seguire il suo consiglio. In breve, una bella casa giovane sta per essere sconvolta. Fortunatamente l'uomo legge da qualche parte un articolo sul tema della limitazione volontaria della prole e comincia a indagare; il suo medico si dichiara ignorante, ma lui insiste, il medico indaga e ottiene le informazioni desiderate, che condivide con il paziente. L'armonia si ristabilisce e si ristabilisce una casa felice.

Chi è stato danneggiato dalla coppia che ha ottenuto queste informazioni? E se nessuno è stato danneggiato, e tutti gli interessati ne hanno tratto beneficio, allora perché la trasmissione di tali informazioni dovrebbe essere considerata un reato, punibile come il più atroce dei crimini?

Caso 10. Il signor e la signora G sono sposati da quindici anni. Sono stati genitori di sette figli, un numero sufficiente per qualsiasi famiglia. Questi sette figli sono nati durante i primi undici anni di vita matrimoniale. Negli ultimi cinque anni, temendo di averne altri, si sono prima astenuti e poi hanno adottato un metodo che ogni sessuologo moderno sa essere dannoso per il sistema nervoso dell'uomo e della donna. L'uomo è diventato un relitto: prima nevrastenico, poi impotente, scontroso e brontolone, incapace di andare d'accordo in ufficio, in continuo battibecco con la moglie, che è diventata un relitto altrettanto brutto. Le loro condizioni economiche e i troppi figli piccoli impedirono la separazione dei genitori. Continuarono a vivere insieme, ma come un gatto e un cane legati in un sacco. Ognuno pregava silenziosamente di liberarsi dell'altro. Ma una conversazione ascoltata in uno stabilimento di bagni turchi lo mise sulla strada giusta, e un anno dopo ritroviamo la coppia riconciliata, entrambi in buona salute e con una vita pacifica e abbastanza armoniosa. E coloro che hanno beneficiato maggiormente del cambiamento sono i figli. In che modo la società è stata danneggiata? E ancora, se il medico che ha dato le informazioni al signor G fosse stato preso e condannato, sarebbe stato mandato in prigione per un anno o due o cinque. Se lo sarebbe meritato? Abbiamo qui diversi casi chiari e semplici, senza fronzoli e senza orpelli, che sono tipici di milioni di casi simili e che dimostrano in modo inequivocabile che la legge che vieta di dare informazioni sulla prevenzione del concepimento è brutale, viziosa, antisociale. Una legge del genere non dovrebbe essere abrogata, cancellata dai libri di legge?

CAPITOLO XXXIII

CONSIGLI ALLE RAGAZZE CHE SI AVVICINANO ALLA SOGLIA DELLA FEMMINILITÀ

L'attrazione irresistibile della ragazza per il maschio - Le tentazioni della ragazza non protetta - Alcuni uomini che infastidiscono la ragazza - Rischio di infezione venerea - Pericolo di gravidanza - L'uso di contraccettivi da parte della donna non sposata non può essere sempre affidabile - Natura degli uomini che seducono le ragazze - Eccezioni - Maternità illegittima - Difficoltà per la madre illegittima che deve guadagnarsi da vivere - Il bambino dell'asilo dei trovatelli - Atteggiamento sociale verso la madre illegittima - Il bambino dell'asilo dei trovatelli. La natura degli uomini che seducono le ragazze - Eccezioni - Maternità illegittima - Difficoltà nel cammino della madre illegittima che deve guadagnarsi da vivere - Il bambino dell'asilo dei trovatelli - Atteggiamento sociale verso l'illegittimità - Responsabilità dell'aborto - Pericoli dell'aborto - La ragazza che ha perso la verginità.

Quando una ragazza ha superato il periodo di transizione della pubertà e sta entrando nella giovinezza, esercita un'attrazione irresistibile sul sesso maschile. Sia che dia l'impressione di una lussureggiante rosa rossa o di un delicato giglio bianco, il fascino di una bella, sana e brillante ragazza di diciassette o diciotto anni è innegabile e la sua attrazione per il senso estetico e sessuale di ogni maschio normale è un fenomeno normale e *naturale*. Se sia un bene o un male che sia così, non ci soffermeremo qui a discutere. Ma è un fenomeno naturale, una legge naturale, se vogliamo, e non si litiga con i fenomeni naturali. È inutile. Ma l'attrazione che la ragazza esercita sul maschio è carica di pericoli per lei, e quindi qualche parola di consiglio e di avvertimento non è fuori luogo.

Tentazioni. Sei fortunata, mia giovane amica, se vieni da una casa ben protetta, se sei stata educata correttamente, se hai una madre buona e saggia che sa come prendersi cura di te. I saggi consigli di una madre, dati al momento opportuno, e la sua compagnia per tutto il tempo, sono più invulnerabili di un'armatura di bronzo e più sicuri di porte chiuse e finestre sbarrate. Ma se avete perso vostra madre in tenera età, o se vostra madre non è del tipo giusto - è inutile nascondere che alcune madri non sono come dovrebbero essere - se dovete lavorare per voi stesse, se dovete lavorare in un negozio, in un ufficio, e soprattutto se vivete da sole e non con i vostri genitori, allora le tentazioni sotto forma di uomini, giovani e vecchi, vi incontreranno a ogni passo; sciamano intorno a voi come le mosche su una zolletta di zucchero; si attaccano a voi come le api a un mazzo di caprifoglio.

Non voglio che vi facciate la falsa idea che tutti gli uomini o la maggior parte di essi siano cattivi e meschini, e che siano costantemente alla ricerca di rovinare le ragazze. No. La maggior parte degli uomini è buona e onorevole e troppo coscienziosa per rovinare una giovane vita. Ma ci sono uomini, giovani e anziani, che sono privi di coscienza, che sono così egoisti che il loro piacere personale è la loro unica guida di condotta. Vi assilleranno. Alcuni affermeranno in modo bugiardo di essere innamorati di voi; altri forse crederanno sinceramente di esserlo, scambiando una passione temporanea per il sacro sentimento dell'amore. Alcuni prometteranno addirittura di sposarvi: alcuni lo faranno con sincerità, altri con il deliberato intento di ingannarvi. Altri ancora cercheranno di convincervi che la castità è una vecchia superstizione e che non c'è nulla di male nei rapporti sessuali. In breve, questi uomini useranno tutti i modi e i mezzi per indurvi ad avere rapporti sessuali con loro.

Non farlo!

Non vi sto facendo una predica o un sermone. Non mi sto appellando alla vostra religione o alla vostra morale. Infatti, se avete forti idee religiose o morali contro le relazioni sessuali illecite, non avete bisogno dei miei consigli o di quelli di altri. Ma presumo che tu sia una ragazza più o meno moderna, con poca o nessuna educazione religiosa, o forse una ragazza radicale, che si è scrollata di dosso le catene della religione e della tradizione. E a te dico: "Non farlo: *Non farlo*. Perché? Perché è in gioco il vostro benessere, la vostra felicità futura. Parlo dal punto di vista del vostro bene, e da questo punto di vista vi dico: Resistete a tutti i tentativi che gli uomini fanno esclusivamente per soddisfare il loro desiderio sessuale, la loro lussuria.

Vi chiederete di nuovo: perché? Per diversi motivi. In primo luogo, si corre il rischio di infezioni veneree. Il pericolo non è così grande oggi come in passato, ma è abbastanza grande. Ci sono ancora molti uomini così disonesti da indulgere in rapporti sessuali con una donna quando sanno di non essere radicalmente guariti. Lo stesso uomo che non si sposerà se non è sicuro di essere perfettamente guarito, non esiterà a sottoporre una ragazza o una donna passeggera al rischio di un'infezione venerea. Lo so personalmente, perché li ho curati; sì, ho curato diversi giovani intelligenti e radicali che hanno infettato giovani ragazze. E alcune di queste ragazze, a loro volta, per ignoranza e innocenza, hanno infettato altri uomini. Quindi, il primo pericolo è quello dell'infezione venerea.

Il secondo pericolo, ancora più grande e più certo del primo, è quello dell'ingravidamento. E la gravidanza per una ragazza, nelle nostre attuali condizioni morali e socio-economiche, è una terribile calamità. Viene ostracizzata ovunque e significa, se scoperta, la sua morte sociale. Ma voi direte: "Non ci sono rimedi che possono essere usati per prevenire il concepimento? Non siete voi stessi tra i principali controllori delle nascite del mondo, tra i principali sostenitori dell'uso dei contraccettivi?". Sì, mia cara signorina, ma non ho mai affermato che i contraccettivi siano *assolutamente* infallibili, non ho mai affermato che siano efficaci *al 100%* nel *100% dei* casi. Ma se sono efficaci 999 volte o anche 990 volte su 1000 sono una benedizione. E migliaia di famiglie le considerano tali. E se una donna sposata viene beccata una volta ogni tanto, la sfortuna non è poi così grande. Ma se l'incidente capita a una donna non sposata, la disgrazia *è* grande. Inoltre, bisogna tenere presente che gli incidenti sono meno probabili per le donne sposate che per quelle non sposate. La donna sposata non ha paura, non ha bisogno di segretezza, e può seguire il metodo di preparazione con attenzione e deliberazione. La ragazza non sposata, *di norma*, non ha le opportune comodità, deve mantenere una maggiore o minore segretezza, la fretta è non di rado necessaria, ed è per questo che gli incidenti sono più probabili nonostante l'uso di contraccettivi. Il secondo pericolo, ancora più sinistro del primo, è quello della gravidanza. "Ma se capita una disgrazia, non posso far produrre un aborto?". No, non sempre. I medici disposti a indurre un aborto non si trovano ad ogni angolo. Ma non è questo il punto principale. Quello che ho da dire sull'argomento lo dirò più avanti in questo capitolo.

Allora è bene che teniate presente che proprio quegli uomini che si impegnano al massimo, che mettono a dura prova ogni fibra e ogni nervo per conquistarvi, vi disprezzeranno e vi detesteranno non appena saranno riusciti a farvi cedere ai loro desideri. Questa è una delle peggiori macchie sul carattere dell'uomo, una macchia da cui il carattere femminile è completamente esente. Alcuni uomini - per fortuna non sono molto numerosi - sono talmente schifosi dal punto di vista morale che provano un piacere morboso nel vantarsi pubblicamente delle loro conquiste sessuali e spacciano senza scrupoli il nome della ragazza che, con astute false promesse o altri mezzi, sono riusciti a sedurre. Naturalmente per una ragazza del genere è difficile o impossibile sposarsi e deve finire i suoi giorni in solitudine, senza la speranza di una casa propria.

Per questi motivi vi consiglio vivamente e sinceramente di non cedere alle sollecitazioni di uomini sconsiderati o senza scrupoli, che non pensano ad altro che ai loro grossolani piaceri sensuali. È un consiglio dettato dal buon senso, dal vostro interesse più profondo, a prescindere da qualsiasi considerazione religiosa o morale.

Il consiglio di cui sopra, o se volete chiamatelo sermone, è rivolto principalmente alle giovani ragazze, quelle di età compresa tra i diciotto e i venticinque anni. Se una ragazza ha raggiunto l'età di ventotto o trent'anni ed è disposta a intraprendere relazioni sessuali illecite ad occhi aperti, con piena consapevolezza delle possibili conseguenze, allora è affar suo e nessuno le dirà di no. Nessuno ha il diritto di interferire.

Il mio consiglio non deve essere inteso come rivolto ai casi in cui vi è un sincero affetto reciproco e una comprensione reciproca. Si tratta di una questione completamente diversa, che non ha nulla a che vedere con i casi in cui l'uomo è l'inseguitore o il seduttore e la donna è una vittima riluttante o non consenziente.

Ma qualunque sia il rapporto tra l'uomo e la ragazza, sia che lei abbia ceduto in un impeto di passione, sia che sia stata sedotta con false promesse, con la persuasione "morale", con l'influenza ipnotica o con il metodo volgare dell'ubriachezza, cosa deve fare se si ritrova, con orrore, in una condizione di gravidanza? Le strade percorribili sono due: lasciare che la gravidanza giunga a termine o ricorrere all'aborto.

Se lascia portare a termine la gravidanza, ha l'alternativa di allevare lei stessa il bambino apertamente o di metterlo segretamente in un manicomio. Nel primo caso, la necessità di riconoscere pubblicamente la maternità illegittima richiede un coraggio morale tale che nessuna donna su mille ne è all'altezza. Non è solo il coraggio morale a essere richiesto; l'ostracismo sociale potrebbe essere sopportato con stoicismo e persino con equanimità, se non fosse spesso associato alla paura o al pericolo reale di morire di fame. Con il nostro sistema attuale, infatti, la madre illegittima si vede preclusa molte vie di attività. Un'insegnante di scuola perderebbe immediatamente il suo posto, così come una donna che ricopre una qualsiasi carica pubblica. Si teme che il suo esempio possa avere un'influenza contaminante sui bambini o sui suoi colleghi. Non potrebbe nemmeno essere un'assistente sociale: so di più di una donna che ha perso la sua posizione presso istituzioni sociali o filantropiche non appena si è scoperto che non rispettava rigorosamente il codice convenzionale di moralità sessuale. Né poteva essere un'istitutrice privata.

Si vede quindi che riconoscersi madre illegittima richiede così tanto coraggio, così tanto sacrificio, che oggi sono davvero poche le madri all'altezza del compito. Soprattutto se si considera che le umiliazioni e le indignazioni a cui il bambino è sottoposto e i successivi rimproveri del bambino stesso rendono la vita della madre un vero e proprio inferno. Quindi questa alternativa è generalmente fuori discussione.

Consegnare il bambino a un manicomio o a una "fattoria dei bambini" significa generalmente condannarlo a una morte lenta, e nemmeno tanto lenta. Infatti, come dimostrano le statistiche, circa il novanta-novantacinque per cento di tutti i neonati in questi istituti muore entro pochi mesi. E i pochissimi che sopravvivono e crescono non hanno una vita felice. La vita è già abbastanza dura per chiunque; per i bambini che vengono al mondo con l'handicap dell'illegittimità, la vita è davvero una tortura. È con il cuore spezzato, in genere, e perché non c'è altra via d'uscita dal dilemma, che una madre affida il suo bambino a un manicomio. Spera e prega per una morte rapida.

Considerando la sorte pietosamente infelice della madre illegittima e del figlio illegittimo, non c'è da stupirsi che ogni donna non sposata, non appena si trova incinta, sia freneticamente determinata a sbarazzarsi del bambino nel grembo il prima possibile. E l'aborto prospera in tutti i Paesi civilizzati. Migliaia e migliaia di medici e semi-medici e ostetriche si guadagnano da vivere in questo Paese praticando l'aborto. Quanto maggiore è il disonore con cui l'illegittimità è considerata in un Paese, quanto più severo è il divieto di ricorrere a misure di prevenzione del concepimento, tanto maggiore è il numero di aborti in quel Paese. Ma l'aborto non è una sciocchezza, da intraprendere a cuor leggero. È vero che se eseguito da un medico competente, con tutte le precauzioni asettiche, è praticamente esente da pericoli. Ma se eseguita da un medico negligente o da un'ostetrica ignorante, è probabile che si verifichino dei problemi. Può insorgere un avvelenamento del sangue, la paziente può essere molto malata per un certo periodo e, una volta guarita dalla malattia acuta, può rimanere un'invalida cronica per tutta la vita. E a volte la paziente muore. Se l'aborto sia giustificabile o meno in circostanze particolari è una questione a parte, che ho discusso in un'altra sede. Ma lasciando da parte l'etica della questione, se avete deciso di abortire, assicuratevi di andare da un medico coscienzioso ed evitate i ciarlatani e le levatrici. Una gravidanza inattesa e indesiderata è già una punizione sufficiente e non c'è motivo di punirla ulteriormente diventando un'invalida cronica o pagando con la vita. Non ha senso. Nessuno trarrà profitto dal vostro invalidismo o dalla vostra morte.

Non voglio lasciare questo argomento senza ribadire il fatto che l'aborto non è una sciocchezza, da intraprendere o anche solo da parlare con leggerezza. Troppe donne, non solo nelle file radicali, ma anche in quelle conservatrici, hanno l'abitudine di considerare l'aborto come uno scherzo, un fastidio insignificante, qualcosa di simile a un raffreddore in testa che, pur essendo sgradevole, passerà sicuramente in un giorno o due. Conoscono la signora A e la signora B e forse la signorina C che hanno abortito e in due o tre giorni sono tornate come prima. Sì. Ma non conoscono la signorina D che ha abortito in due o tre giorni. Ma non conoscono la signorina D che riposa nella tomba, né sanno perché la signorina E e la signora F sono invalide a vita. Le donne che superano facilmente l'esperienza dell'aborto sono inclini a parlare della loro fortuna; le donne che sono diventate invalide croniche o che riposano nella tomba a causa di un aborto non sono inclini a parlarne.

E quindi, ancora una volta, ricordate che un aborto non è una cosa da poco.

Un altro consiglio e ho finito. Alcuni uomini di basso livello morale e mentale sono influenzati dall'idea perniciosa che se una ragazza ha perso la verginità - non importa in quali circostanze - non vale più molto ed è una preda libera per chiunque la voglia. E, come bestie da preda, questi miseri esemplari di umanità infastidiscono una ragazza del genere con molta più impudenza e sfacciataggine di quanta ne osino usare nel caso di una ragazza considerata ancora vergine. E, per di più, le ragazze stesse vengono avvelenate da questa idea perniciosa e non osano opporre la stessa resistenza che oppone la vergine. E spesso cedono con rassegnazione, anche se contro la loro volontà, e anche se provano un sentimento di disgusto nei confronti dell'uomo.

Ancora una volta, *non fatelo*. Non nutrite l'idea medievale che, poiché non siete vergini in senso fisico, siete "rovinate", "non buone" e reiette. Non siete niente del genere. Se per una causa o per l'altra non siete più in possesso di un imene intatto, è un problema o una disgrazia vostra e di nessun altro. Per questo motivo non abbassate lo sguardo e non evitate di incontrare le persone. Portate la testa alta, non temete di incontrare le persone e trattate con disprezzo gli scherni degli stupidi e degli ignoranti. L'intero carattere di una persona non dipende dalla presenza o dall'assenza dell'imene, e un passo falso non dovrebbe rovinare l'intera vita di una persona. Un ragazzo non è "rovinato", non è un reietto, perché ha avuto rapporti sessuali prima del matrimonio, e anche se i casi del ragazzo e della ragazza non sono esattamente identici, la povera ragazza non dovrebbe essere costretta a espiare un errore per tutta la vita.

Non è giusto.

CAPITOLO XXXIV

CONSIGLI AI GENITORI DI RAGAZZE SFORTUNATE

Atteggiamento dei genitori verso una ragazza sfortunata - Il caso di Edith e ciò che fece suo padre - I casi pietosi di Mary B. e Bridget C.

Supponiamo che siate i genitori di una ragazza a cui è capitata una disgrazia. Ammetto che si tratta di una disgrazia, di una catastrofe. Probabilmente la più grande catastrofe che, nel nostro attuale sistema sociale, possa capitare a una giovane donna non sposata. Che cosa farete? La disonorerete - disonorando voi stessi - la caccerete di casa, condannandola a una tomba da suicidio o a una vita che spesso è peggiore della morte? Oppure le starete accanto nelle ore più buie, per farle da scudo, per circondarla di un muro di protezione contro un mondo crudele e sconsideratamente curioso, guadagnando così la sua eterna gratitudine e avviandola sulla strada del miglioramento personale e dell'utile lavoro sociale? Quale sarà? Ma prima di decidere, tenete presente che la vostra ragazza non è del tutto colpevole; una parte della colpa è vostra. Se fosse stata educata *correttamente*, questo non sarebbe successo. So che una cosa del genere non sarebbe mai potuta accadere nella mia famiglia. Ma so anche come mi sarei comportato se fosse successo. E vi dirò come si sono comportati un padre e una madre in quelle circostanze.

Erano tutt'altro che ricchi, solo abbastanza agiati; avevano un negozio ben pagato. Edith era il loro tesoro, perché era così bella e piena di vita. Purtroppo era troppo bella e troppo piena di vita. Aveva solo diciassette anni, ma era completamente sviluppata, e aveva molti giovani ammiratori dalla testa vuota, che le facevano piovere addosso sciocchi complimenti e dolciumi stucchevoli. Divenne frivola e civettuola e cominciò a non andare bene al liceo. Fu bocciata all'ultimo anno e si rifiutò di rifare l'anno. Ora che il tempo era tutto suo e non aveva nessuno a cui rendere conto, cominciò a uscire molto spesso e più che mai a flirtare. Una sera rimase fuori più del solito, i genitori erano preoccupati e quando tornò a casa verso le due del mattino ci fu un litigio e il padre, che era un uomo severo e impulsivo, la picchiò di brutto. In seguito uscì molto poco, rimase chiusa in se stessa, divenne piuttosto malinconica, perse l'appetito e non dormì bene. A tutte le domande rispondeva che non aveva nulla, che si sentiva solo un po' indisposta. Passarono così quattro o cinque mesi.

Ma alla fine la condizione non poteva più essere nascosta. La madre fu la prima a scoprirlo. Quando si rese conto che la sua bella Edith, non ancora diciottenne, era incinta, ebbe subito uno svenimento e ci volle un bel po' di tempo perché Edith e la cameriera riprendessero conoscenza. Si distrasse. Si agitava pietosamente, non sapendo cosa fare, quale decisione prendere. Cercò di nascondere la cosa al padre, ma lui capì che c'era qualcosa che non andava e non gli ci volle molto per estorcerle la verità. Come la madre, appresa la tragica verità, si era rifugiata in uno svenimento, così lui si rifugiò in una rabbia da berserker. Si infuriava e si infuriava e rischiava di avere un colpo apoplettico. Voleva colpire la figlia, ma la madre si intromise. Allora ordinò a Edith di uscire di casa e di non varcare mai più la sua soglia. Edith lo guardò per capire se fosse vero; la madre cercò di intercedere, ma lui fu inflessibile e pretese che se ne andasse subito. Edith cominciò a raccogliere alcune delle sue cose, mentre le lacrime le scendevano silenziosamente sul viso.

E qui avvenne un cambiamento improvviso nel padre. Alcuni uomini (e donne) sono schiacciati da piccole disgrazie; le vere catastrofi risvegliano le loro qualità più fini, che giacevano sopite dentro di loro e che avrebbero potuto rimanere tali per sempre. In questi pochi minuti sembra aver subito una metamorfosi completa. Si avvicinò a Edith, la prese tra le braccia, la baciò, le disse di restare, di calmarsi e che avrebbero visto cosa si poteva fare. In pochi giorni fu portata da un medico che praticò un aborto. Per circa sei settimane rimase piuttosto malata e a un certo punto ci fu il rischio di un avvelenamento del sangue. Ma si riprese. Era una ragazza diversa. Si era liberata della sua frivolezza e spensieratezza come di un vecchio abito. Riprese l'ultimo anno di liceo, entrò a Barnard, dove si laureò tra i primi, e presto iniziò a insegnare proprio in quel liceo in cui era stata allieva. Uno degli insegnanti si innamorò di lei e lei si innamorò di lui. Le chiese di sposarlo. Lei non voleva che uno scheletro del passato scendesse a far tintinnare le sue ossa e a rovinare la loro vita matrimoniale, e gli raccontò lo sfortunato incidente. Un buon test, tra l'altro, per scoprire il vero amore e l'ampiezza di carattere di un uomo. Fortunatamente l'amore di quell'uomo era un amore vero, non solo passionale, ed era veramente di larghe vedute, cosa non molto comune tra gli insegnanti di scuola. La loro vita coniugale è stata felice e serena. Il rapporto tra la figlia e i genitori è di amore sincero e di profondo rispetto reciproco.

Non è meglio così?

I genitori di Edith non hanno forse agito in modo più decente, più gentile, più umano, più saggio dei genitori, per esempio, di Mary B, che, quando hanno scoperto il suo stato, l'hanno cacciata di casa, nella quale è stata riportata due giorni dopo, cadavere, ripescata dall'East River? Il padre di Edith non ha forse agito più nobilmente, più saggiamente anche da un punto di vista puramente egoistico, del padre di Bridget C, che ha cacciato la figlia senza un soldo in strada, dove in seguito ha dovuto vederla incipriata e dipinta mentre adescava uomini e ragazzi? La madre morì di crepacuore e il padre, incapace di sopportare la costante e ripetuta vergogna, divenne un incorreggibile ubriacone.

Padri e madri! Educate le vostre figlie, sorvegliatele e proteggetele, affinché la disgrazia di una gravidanza illegittima non le colpisca. Ma se la disgrazia le ha colpite, restate al loro fianco! Non abbandonatele in queste ore buie, le ore più buie nella vita di una ragazza. Non prendetele a calci: sono già abbastanza a terra. Restate al loro fianco, diventeranno brave donne e voi avrete la loro eterna gratitudine. Se non le sostenete, siete peggio delle bestie della giungla e meritate la loro eterna maledizione. Siete indegni di essere, o di essere chiamati, genitori, perché siete privi della minima scintilla di quel sacro sentimento chiamato amore genitoriale, un sentimento che purtroppo in troppi genitori è sostituito da nient'altro che il più sordido e brutale egoismo.

CAPITOLO XXXV

RAPPORTI SESSUALI DURANTE LE MESTRUAZIONI

L'aumento dell'appetito sessuale di molte donne durante le mestruazioni - I rapporti sessuali durante il periodo mestruale - Quando i rapporti possono essere permessi - L'iniezione prima del coito durante le mestruazioni - La fallacia dell'antica idea di lesività.

Ad alcuni può sembrare una domanda strana e superflua, una domanda che non si porrebbe mai. Eppure i laici sarebbero sorpresi se sapessero quanto spesso oggi questa domanda viene presentata al medico specializzato in questioni sessuali. Alcuni mariti si rivolgono al medico lamentando che le mestruazioni sono l'unico periodo in cui le loro mogli richiedono rapporti sessuali, e chiedono se non si possa fare qualcosa per curare quello che considerano un desiderio anormale.

Dal punto di vista biologico, il desiderio della donna di avere rapporti sessuali durante le mestruazioni non dovrebbe sembrare strano o anormale, perché dobbiamo tenere presente che le mestruazioni hanno una certa analogia con il rut degli animali. E gli animali non ammettono rapporti sessuali se non durante il rut.

Recenti indagini hanno rivelato che il numero di donne il cui appetito sessuale *aumenta* nel periodo immediatamente precedente, durante e successivo alle mestruazioni è piuttosto considerevole. Esiste anche una percentuale minore di donne che provano il desiderio *solo durante le* mestruazioni.

In generale, i rapporti durante le mestruazioni dovrebbero essere sconsigliati. Le ragioni sono molteplici. Il primo motivo, che non è necessario approfondire, è di tipo estetico. La seconda ragione è che i rapporti durante le mestruazioni possono, in alcuni casi, provocare una congestione dell'utero e delle ovaie. In terzo luogo, le perdite mestruali, che come sappiamo non sono costituite da sangue puro ma da una miscela di sangue, muco e membrana di rivestimento degenerata dell'utero, possono dare origine a un catarro dell'uretra nell'uomo. In quarto luogo, e questo è un punto da tenere presente, le perdite di cui una donna può soffrire sono sempre aggravate durante le mestruazioni. Per questi motivi i rapporti durante le mestruazioni sono indesiderabili.

Ma se la donna ha una forte libido in quel periodo e non ne ha in nessun altro, si possono avere rapporti durante l'ultimo giorno o due di mestruazioni. Per ovviare a qualsiasi inconveniente e rimuovere le perdite, la donna può fare una leggera iniezione antisettica calda prima del coito. L'antica idea della nocività dei rapporti durante le mestruazioni e dei risultati disastrosi che possono seguirne ha solo un fondamento molto debole. Non poggiano su alcuna base scientifica e, anche se può essere triste affermare i fatti, ci sono molte coppie che si concedono questi rapporti regolarmente e senza alcun danno né per il marito né per la moglie.

CAPITOLO XXXVI

RAPPORTI SESSUALI DURANTE LA GRAVIDANZA

Astinenza completa durante la gravidanza - Risultati negativi dell'astinenza completa - Intensità dei rapporti durante i primi quattro mesi - Rapporti durante il quinto, sesto e settimo mese - Rapporti durante l'ottavo e il nono mese - Astinenza dopo la nascita del bambino.

La domanda se i rapporti sessuali siano consentiti durante la gravidanza viene spesso posta al medico. Alcuni estremisti e teorici chiedono la completa astinenza per tutta la durata della gravidanza. Tale astinenza non solo non è fattibile, ma non è necessaria e può rivelarsi un fattore di disturbo; può creare non solo dissensi, ma anche distruggere la vita amorosa di marito e moglie. Conosco casi in cui la moglie, influenzata da insegnamenti sbagliati sulla necessità di una completa astinenza durante la gravidanza, sui possibili danni al bambino derivanti dai rapporti sessuali, ha continuato a tenere lontano il marito; il risultato è stato che quest'ultimo ha iniziato a frequentare altre donne e ha preso l'abitudine a tal punto da rifiutarsi di smettere del tutto, anche dopo la nascita del bambino. Non ci si può aspettare che un uomo sposato, abituato a rapporti sessuali più o meno regolari, si astenga completamente per nove o dieci mesi. Una tale richiesta è irragionevole e fuori luogo. Tutte le affermazioni sugli effetti nocivi del rapporto sessuale sulla madre e sul bambino sono prive di prove e di fondamento. Durante i primi quattro mesi di gravidanza non è necessario modificare i rapporti sessuali abituali. La loro "intensità" deve essere moderata, la loro frequenza no. Durante il quinto, il sesto e il settimo mese i rapporti sessuali dovrebbero essere praticati a intervalli più rari - una volta ogni due o tre settimane - e l'atto dovrebbe essere compiuto senza alcuna violenza o intensità, e la posizione abituale dovrebbe essere invertita o cambiata in una laterale. Durante l'ottavo e il nono mese è meglio rinunciare del tutto ai rapporti.

Questa astinenza dovrebbe durare fino a circa sei settimane dopo la nascita del bambino. Durante questo periodo l'utero subisce la cosiddetta involuzione, cioè torna alle dimensioni e alla forma che aveva prima della gravidanza, ed è meglio non disturbare questo processo con l'eccitazione sessuale, che provoca ingorghi e congestioni.

CAPITOLO XXXVII

RAPPORTI SESSUALI SOLO A SCOPO DI PROPAGAZIONE

Credere nei rapporti sessuali solo per la propagazione - A cosa porterebbe tale pratica - La natura e i fanatici del sesso - Desiderio sessuale nella donna dopo la menopausa - Istinto sessuale di uomini e donne sterili - L'istinto sessuale ha altri alti scopi.

Alcuni credono sinceramente che l'istinto sessuale sia solo a scopo riproduttivo; sostengono che non dovremmo mai avere rapporti sessuali se non per mettere al mondo un figlio. L'atto compiuto senza tale scopo viene da loro stigmatizzato come lussuria carnale, come peccato. Alcuni dicono addirittura che tale atto equivale a un atto di prostituzione. *Discutere* con queste persone sarebbe una perdita di tempo. Non è giusto mettere in dubbio la buona fede, la sincerità dei vostri avversari, perché mi sono convinto che le idee più folli e bizzarre possono essere sostenute in perfetta sincerità da persone altrimenti sane di mente. Ma non possiamo fare a meno di mettere in dubbio le facoltà di ragionamento di chi ha queste convinzioni.

Vediamo dove ci porterebbe la convinzione di "rapporti sessuali solo per la procreazione". In una coppia normale e sana l'impregnazione segue un legame. Quindi, se una coppia volesse limitarsi a tre, quattro o sei figli, avrebbe il diritto di avere rapporti solo tre, quattro o sei volte nella sua vita. Bisogna infatti ricordare che durante la gravidanza i rapporti sessuali sarebbero proibiti, poiché durante la gravidanza non può avvenire un'ulteriore impregnazione e non deve avvenire alcun rapporto che non abbia come scopo il concepimento di un nuovo essere umano. Se le persone credessero nelle famiglie numerose e accettassero di avere dodici figli - nessun anti-malthusiano si aspetterebbe di più - avrebbero diritto a dodici rapporti durante la loro vita matrimoniale. Supponendo che non ogni atto sia seguito da una gravidanza, ma che ci vogliano in media tre o quattro volte per ottenere il risultato desiderato, si avrà che durante il periodo fertile della moglie la coppia può avere rapporti sessuali da una volta ogni tre o quattro anni a una o due volte l'anno.

Può una persona sana di mente, che conosca l'istinto sessuale, fare richieste di questo tipo a persone sposate che vivono nella stessa casa e magari occupano lo stesso letto? Bisogna tenere presente che non appena la moglie raggiunge la menopausa tutti i rapporti devono cessare, perché non può più rimanere incinta e i rapporti sessuali senza una probabile o possibile gravidanza sono un peccato. Ricordate anche che, per quanto bella, giovane e appassionata possa essere la moglie, se ha qualche piccolo problema che rende impossibile una gravidanza, i rapporti sessuali devono essere assolutamente evitati. E naturalmente se il marito o la moglie sono sterili, bisogna rinunciare per sempre a qualsiasi rapporto, per quanto forte possa essere la libido di uno o di entrambi.

È strano che la Natura non abbia agito secondo la formula dei nostri fanatici del sesso: niente gravidanza, niente rapporti sessuali. Se avesse voluto così, avrebbe abolito il desiderio sessuale nella donna subito dopo la menopausa. Purtroppo non è così. Sappiamo infatti che la libido sessuale nelle donne dopo la menopausa è spesso e per diversi anni più forte di prima. Perché? La Natura non ha nemmeno abolito l'istinto sessuale e il desiderio appassionato di rapporti sessuali in tutti quegli uomini e quelle donne che, per un motivo o per l'altro, sono sterili o comunque così difettosi che dall'unione non può nascere alcun figlio.

Come ho detto all'inizio, è una perdita di tempo *discutere* la questione. Coloro che credono che i rapporti sessuali siano solo per scopi razziali, sono i benvenuti nella loro convinzione e sono i benvenuti a viverla. (Dobbiamo ribadire la nostra opinione che l'istinto sessuale ha altri alti scopi oltre a quello di perpetuare la razza e che le relazioni sessuali possono e devono essere praticate tutte le volte che sono utili alla salute fisica, mentale e spirituale dell'uomo e della donna. Non si possono stabilire regole ferree per quanto riguarda la frequenza. Per alcune persone possono essere sufficienti tre volte all'anno, altre possono richiedere rapporti tre volte al mese (il massimo per la media) e altre ancora possono non essere soddisfatte con meno di tre volte alla settimana. La *libido sexualis* umana non può essere messa in uno stampo di ferro e non bisogna prestare attenzione ai fanatici religiosi che non conoscono la fisiologia e la psicologia e che possono solo fare confusione.

CAPITOLO XXXVIII

Vaginismo

Vaginismo-Dispareunia-Differenza tra vaginismo e dispareunia-Clitoride aderente come causa di masturbazione e convulsioni.

Con il termine vaginismo si intende uno spasmo o una contrazione dolorosa dell'orifizio vaginale che rende il rapporto sessuale molto difficile o impossibile.

Alcuni casi di vaginismo, o meglio di falso vaginismo, possono essere dovuti a lacerazioni o infiammazioni dell'orifizio vaginale, ma nei casi autentici di vaginismo non si può riscontrare alcuna malattia locale, perché il vaginismo autentico è di origine nervosa.

Dispareunia significa rapporti sessuali dolorosi o difficili, per qualsiasi causa. Si differenzia dal vaginismo per il fatto che la causa è generalmente locale, cioè può essere un'infiammazione, una lacerazione come in seguito a una reclusione, una dimensione ridotta o un'atresia della vagina, ecc. Quando il vaginismo è presente, è presente in riferimento a tutti gli uomini, infatti il semplice tocco del dito o di uno strumento può richiamare uno spasmo doloroso; mentre la dispareunia può manifestarsi con un uomo ed essere assente con un altro. L'origine della parola dispareunia dimostra che questo può essere il caso, poiché *dyspareunos* in greco significa male accoppiato.

La dispareunia non deve essere confusa con il vero vaginismo. Nella dispareunia l'atto sessuale può essere liberamente praticato, solo che l'atto è doloroso o sgradevole. Nel vaginismo il rapporto sessuale è *impossibile*. In casi eccezionali in cui il marito tenta di usare la forza bruta, la moglie può svenire, avere convulsioni o diventare isterica. Se il marito insiste nel tentativo di avere rapporti, la moglie può scappare o, in casi eccezionali, tentare il suicidio.

CLITORIDE ADERENTE O FIMOSI

La parola fimosi significa "imbavagliamento" ed è un termine applicato alla costrizione o al restringimento del prepuzio, in modo che le ghiandole del clitoride non possano essere liberamente scoperte. Questa condizione può dare origine a un accumulo di smegma o di secrezione che può causare infiammazione, prurito e irritazione nervosa. Questo può essere a sua volta la causa della masturbazione. Alcuni sostengono che un clitoride aderente possa addirittura essere la causa di convulsioni simili all'epilessia. In alcuni casi provoca vescica irritabile, incapacità di trattenere l'urina e pipì notturna a letto.

In tutte le ragazze, grandi o piccole, che mostrano la tendenza a masturbarsi o semplicemente a manipolare i genitali, o che lamentano prurito, il clitoride deve essere esaminato e, se si trovano aderenze, devono essere separate. Questa operazione può essere facilmente eseguita sotto anestesia locale.

CAPITOLO XXXIX

STERILITÀ

Definizione di sterilità - Il marito deve essere esaminato per primo - Sterilità di un figlio - La donna fertile - La salpingite come causa di sterilità - Leucorrea e sterilità - Spostamento dell'utero e sterilità - Chiusura del collo dell'utero e sterilità - Sterilità e malattie costituzionali - Trattamento della sterilità.

La sterilità o sterilità è una condizione di incapacità di avere figli. Negli anni passati, quando una coppia era senza figli, prevaleva l'opinione che la colpa fosse esclusivamente della donna. Non si pensava nemmeno che la colpa potesse essere dell'uomo. Oggi sappiamo che in almeno *il 50%* dei casi di sterilità o di matrimoni senza figli, la colpa non è della donna ma dell'uomo. In condizioni di sterilità è quindi molto poco saggio sottoporre la moglie a un trattamento senza aver prima esaminato il marito. Ciononostante, questo accade ancora spesso, soprattutto tra le classi più basse o tra gli ignoranti. Ci sono casi in cui la donna passa da un medico all'altro per anni e viene sottoposta a ogni tipo di trattamento, quando un semplice esame del marito dimostrerebbe che la colpa è sua.

Alcune donne hanno un figlio e in seguito non sono in grado di darne altri. Questa condizione è chiamata sterilità da un solo figlio. In genere è dovuta a un'infiammazione delle tube di Falloppio che chiude le aperture delle tube verso l'utero, in modo che gli ovuli non possano più passare *dalle* ovaie *attraverso* le tube *verso l'*utero. Questa infiammazione può essere il risultato del parto, perché il parto da solo può provocare un'infiammazione, oppure può essere dovuta a un'infezione contratta dal marito.

Per essere fertile, cioè per poter concepire e dare alla luce un bambino vivo, gli organi genitali esterni e interni della donna devono essere normali, le sue ovaie devono produrre ovuli sani e non ci devono essere ostacoli sul percorso, in modo che gli ovuli e gli spermatozoi possano incontrarsi. Anche la mucosa dell'utero deve essere sana, in modo che quando l'ovulo impregnato si attacca all'utero possa svilupparsi senza problemi, senza ammalarsi o nutrirsi male e venire espulso.

Dobbiamo sempre ricordare che la parte della donna nel generare figli e nel perpetuare la razza è molto più importante di quella dell'uomo. Quando l'uomo scarica i suoi spermatozoi, il suo lavoro è finito: inizia solo quello della donna.

Le condizioni che causano la sterilità nelle donne sono molte, ma la causa più comune è una salpingite o un'infiammazione delle tube di Falloppio, che può essere causata dalla gonorrea o da qualsiasi altra infiammazione. Anche una grave leucorrea può essere causa di sterilità, perché le perdite leucorree possono essere fatali per gli spermatozoi. Un'altra causa è una grave flessione o rotazione dell'utero in avanti o all'indietro. Anche l'apertura del collo dell'utero, l'os, può essere chiusa, o praticamente tale, a causa di un'ulcerazione, di forti applicazioni, ecc. In alcuni casi la sterilità può essere dovuta a una grave malattia costituzionale, quando la persona è molto deperita e talmente anemica da interrompere le mestruazioni. Purtroppo non è sempre così, perché le donne anche negli ultimi stadi della tisi possono rimanere incinte, e spesso lo fanno. Purtroppo la sifilide non causa sterilità, ma solo aborti spontanei fino a quando non viene controllata dal trattamento.

Il trattamento della sterilità può essere eseguito con successo solo da un medico competente, in particolare da uno che si dedica in modo particolare a questo tipo di lavoro. Ma voglio ribadire ancora una volta a tutte le donne sterili che desiderano avere un figlio di non farsi curare e di non farsi nemmeno visitare prima che il marito si sia sottoposto a un esame.

CAPITOLO XL

L'IMENE

Differenza tra castità e verginità-Culto dell'imene intatto-Sacrificio dell'imene a volte essenziale per la salute della ragazza-Certificato del medico che ha rotto l'imene.

In un capitolo precedente ho detto che l'assenza dell'imene non è una prova di non castità, così come la presenza dell'imene non è una prova di perfetta castità. Castità e verginità non sono sinonimi, e una ragazza può possedere una verginità fisica, cioè un imene intatto, e tuttavia essere moralmente non casta. Può avere l'abitudine di indulgere in pratiche sessuali innaturali. Ma i laici non conoscono questi fatti o non vogliono conoscerli, e l'imene intatto è ancora venerato come un feticcio. Questo sarebbe di poca importanza, se non si traducesse spesso in inutili sofferenze per la bambina o la ragazza. Molte malattie e una buona dose di sterilità derivano dalla paura di manomettere l'imene.

Quando un ragazzo ha qualche problema agli organi genitali, come la fimosi, la balanite o qualsiasi altra cosa, viene subito portato da un medico, che intraprende il trattamento necessario. Quando una bambina si lamenta di prurito intorno ai genitali o di qualche perdita, la madre esita a lungo prima di portarla da un medico. Teme che il medico faccia qualcosa all'imene. E così tenterà, usando pomate e lavaggi, e nel frattempo la malattia progredirà, cioè peggiorerà. Quando la porta da un medico e questi dice che per curare il caso in modo completo l'imene deve essere stirato o aperto, la madre rifiuta il suo consenso e la malattia viene lasciata progredire. Conosco molti casi del genere. Questo è sbagliato. Quando la salute della ragazza lo richiede e la sua futura capacità di generare figli è in gioco, non si dovrebbe esitare a sacrificare l'imene.

Anche se in futuro il clamore che si fa oggi sull'imene, l'eccessiva venerazione in cui viene tenuto, apparirà ridicolo, e anche se lo considero sciocco e piuttosto umiliante per la ragazza, tuttavia oggi, quando il marito medio pone tanta enfasi sulla presenza di un imene non rotto, un medico che nel corso di un'operazione o di un trattamento abbia occasione di tagliare o rompere l'imene, farà bene a dare alla paziente un certificato in tal senso. Se in futuro dovessero sorgere dubbi sulla castità della ragazza, questa potrà dimostrare con il certificato del medico che la perdita della verginità non è dovuta a rapporti sessuali. Naturalmente i rapporti tra marito e moglie, o tra futuri coniugi, dovrebbero essere tali da non richiedere alcun "certificato"; ma la realtà differisce dall'ideale, e in alcuni casi che conosciamo i sospetti del marito sono stati fugati dalla dichiarazione orale o scritta del medico.

Questo è il posto giusto per sottolineare che se la sposa ha un imene molto forte, tenace e resistente, il nuovo marito non dovrebbe usare la forza bruta per romperlo. In primo luogo, perché il dolore potrebbe essere troppo lancinante e ciò potrebbe creare nella moglie un'avversione ai rapporti sessuali che potrebbe durare per molti mesi o anni, in alcuni casi per sempre. In secondo luogo, può verificarsi una grave emorragia, che può richiedere l'aiuto di un medico per essere arrestata. In caso di imene molto resistente, il marito dovrebbe fare diversi tentativi; l'obiettivo dovrebbe essere una dilatazione graduale e delicata, con l'aiuto di un po' di vaselina e non una rottura forzata; il risultato sarà di solito soddisfacente. In casi eccezionali può essere necessario l'intervento di un medico. L'operazione di taglio dell'imene è di poco conto.

È interessante sapere che alcune mogli hanno rapporti sessuali per mesi e anni e l'imene rimane intatto. Anche in presenza di un imene intatto può verificarsi una gravidanza.

CAPITOLO XLI

L'ORGASMO È NECESSARIO PER L'IMPREGNAZIONE?

Soppressione dell'orgasmo da parte della donna per prevenire la gravidanza - Risultati negativi della soppressione da parte della donna - Orgasmo: Ipotesi - Ipotesi fantasiosa - Perché le donne appassionate spesso non riescono a diventare madri - Consigli alle donne appassionate che desiderano concepire.

Tra i laici è piuttosto diffusa l'opinione che, per concepire, una donna debba provare un orgasmo, debba avere avuto una piacevole sensazione voluttuosa durante l'atto. Se non ha un orgasmo, l'impregnazione non può avvenire. Alcune donne sono così sicure di questo, che quando vogliono evitare il concepimento reprimono qualsiasi sensazione orgastica; come si suol dire, non si lasciano andare. Il che, tra l'altro, è una delle cause della frigidità femminile. Se non si permette abitualmente a un certo sentimento di svilupparsi, se lo si reprime ripetutamente all'inizio, al suo primo manifestarsi, esso rischia di atrofizzarsi del tutto, di diventare permanentemente soppresso, o la soppressione si sviluppa in un disturbo nervoso.

Tra i medici non si è raggiunta una perfetta unanimità sul ruolo dell'orgasmo nell'impregnazione. Alcuni sessuologi, come Kisch e Vaerting, ritengono che abbia un ruolo importante; altri, come Forel, ritengono che non ne abbia alcuno. Il fatto che l'orgasmo non sia *necessario* per l'impregnazione non ammette discussioni. Le donne che soffrono di frigidità in modo estremo, le donne che non hanno mai provato un orgasmo, le donne che reprimono l'orgasmo, le donne nel sonno o sotto narcosi, le donne che sono state violentate, le donne che detestano i loro mariti, rimangono incinte spesso e volentieri. Ma ha un qualche ruolo? Facilita l'impregnazione? A parità di altre condizioni, un rapporto sessuale accompagnato da un orgasmo avrà più probabilità di risultare fecondo di uno in cui l'orgasmo era del tutto assente? A questa domanda sono costretto a rispondere affermativamente. Perché dalle varie indagini che ho fatto non si può dubitare che l'utero durante l'orgasmo eserciti una certa aspirazione; e che l'impregnazione sia *più probabile* quando gli spermatozoi vengono risucchiati nell'utero rispetto a quando vengono lasciati liberi di farsi strada con la propria forza di movimento, è ovvio e scontato. Nel primo caso gli spermatozoi impiegano meno tempo per raggiungere l'ovulo e ci sono meno possibilità che muoiano durante il tragitto, per malnutrizione o per essere entrati in contatto con secrezioni a reazione acida. C'è un altro punto. Non lo propongo come un fatto dimostrato o suscettibile di prova. Si tratta di una semplice ipotesi, ma a mio avviso è un'ipotesi corretta e plausibile. Credo che le forti contrazioni spasmodiche che si verificano durante l'orgasmo abbiano un'influenza non solo nell'accelerare lo scoppio di un follicolo grafiano e l'estrusione di un ovulo, ma anche nell'aiutare la tuba di Falloppio ad afferrare l'ovulo e ad aiutarlo nel percorso verso l'utero. Non è quindi affatto inconcepibile che il concepimento possa avvenire durante o entro brevissimo tempo da un atto accompagnato da un orgasmo adeguato. Molte donne affermano di provare sensazioni particolari e inconfondibili non appena il concepimento è avvenuto, e calcolando il giorno del probabile parto sappiamo che hanno ragione. Prendendo quindi in considerazione tutti i vari dati, siamo pienamente giustificati nell'affermare che, sebbene un orgasmo o una sensazione voluttuosa durante l'atto non siano affatto *necessari* per l'impregnazione, in molti casi sono un fattore di aiuto.

Alcuni sostengono che la prole risultante da un atto orgastico sia più sana e meglio sviluppata di quella risultante da un rapporto sessuale in cui le parti non provano alcun orgasmo. La ragione addotta è che il concepimento in prima istanza avviene rapidamente, gli spermatozoi sono meglio nutriti e più vigorosi. A mio parere, si tratta di un'ipotesi fantasiosa che non deve essere presa sul serio.

È piuttosto frequente che donne di natura fortemente passionale, con forti sentimenti orgastici e normali sotto tutti i punti di vista, non riescano a diventare madri. Un'attenta indagine delle loro perdite mestruali dimostrerà che *non è perché non hanno concepito*, ma perché l'ovulo impregnato viene espulso ogni volta; in altre parole, ogni mese hanno un aborto in miniatura. E questi aborti, o meglio aborti, sono dovuti alle contrazioni spasmodiche dell'utero e dei suoi annessi che accompagnano l'orgasmo. In questi casi ho consigliato alla donna di cercare di rimanere passiva durante l'atto, di reprimere l'orgasmo, e i risultati hanno dimostrato in alcuni casi la saggezza del mio consiglio. Una volta avvenuto il concepimento, dopo che è saltata una mestruazione, la donna dovrebbe astenersi dai rapporti sessuali del tutto o almeno per due o tre mesi, fino a quando il feto non sia saldamente attaccato all'utero o non vi si sia stabilito.

CAPITOLO XLII

FRIGIDITÀ NELLE DONNE

Significato del termine frigidità-Tipi di frigidità-Grande percentuale di donne frigide-Repressione delle manifestazioni sessuali e frigidità-Frigidità e masturbazione-Frigidità e debolezza sessuale del marito-Frigidità e antipatia del marito-Cause organiche della frigidità-Una donna frigida può diventare passionale-Trattamento della frigidità.

La parola frigidità significa freddezza e quando una donna non ha desiderio di avere rapporti sessuali o non prova piacere quando li ha, si dice che è frigida.

Alcuni casi soffrono solo di mancanza di desiderio, altri solo di mancanza di piacere e altri ancora di entrambi. In alcuni casi la frigidità è congenita, cioè la mancanza di desiderio e l'incapacità di provare piacere durante l'atto sono innate. Nella maggior parte dei casi, invece, è acquisita, o è solo temporanea, ed è dovuta a varie cause. La frigidità è molto più diffusa tra le donne che tra gli uomini. Alcuni medici sostengono che sia presente nel 50% di tutte le donne. Forse si tratta di un'esagerazione, ma se si considera il venticinque per cento, ci si avvicina alla verità.

Le cause della frigidità nella donna sono molteplici, ma ecco le più importanti: La prima e più importante è la repressione di tutte le manifestazioni sessuali che la donna non sposata deve praticare, e ha dovuto praticare per molti secoli. Quindi una parte della frigidità è ereditaria. Non si può sradicare completamente un istinto naturale, ma che reprimendolo continuamente, non dandogli la possibilità di affermarsi, lo si possa indebolire, su questo non c'è dubbio.

La seconda causa è la masturbazione. I casi di dipendenza da masturbazione eccessiva sono molto inclini a sviluppare non solo frigidità, ma anche una completa avversione per l'atto sessuale e l'incapacità di provare piacere o orgasmo. Si tratta di casi che incontriamo ogni giorno.

Una terza causa molto importante è la debolezza sessuale del marito. Quando il marito è sessualmente debole (soffre di eiaculazioni precoci) non riesce a risvegliare l'istinto sessuale nella donna, oppure, se è stato risvegliato, rischia di trasformarsi non solo in frigidità, ma anche in avversione all'atto.

La quarta causa è spesso solo l'antipatia verso il marito. Le ultime due cause, la debolezza del marito e l'antipatia nei suoi confronti, sono purtroppo molto frequenti, e una moglie che era frigida con un marito può mostrarsi molto passionale quando sposa un altro uomo.

La quinta causa è la paura della gravidanza.

Queste sono le cinque cause principali. Altre cause possono essere malattie dell'utero, lacerazioni del collo dell'utero, infiammazione delle ovaie, vaginismo, malattie della tiroide, ecc.

È un fatto spiacevole che le donne che erano frigide fino a circa quarant'anni possano diventare molto passionali dopo questa età.

Per quanto riguarda il trattamento della frigidità, poco o nulla si può fare per la frigidità congenita. La maggior parte degli altri tipi di frigidità, invece, può essere curata.

CAPITOLO XLIII

CONSIGLI ALLE DONNE FRIGIDE, IN PARTICOLARE ALLE MOGLI

Consigli alle donne frigide - Atteggiamento di uomini diversi verso mogli frigide - L'orgasmo è un sentimento soggettivo - Un inganno innocente giustificabile - Il caso di una demi-mondaine.

Desidero darvi un consiglio che è di estrema importanza per voi. Ho esitato un po' prima di scrivere questo capitolo, ma il benessere di così tante donne dipende dal seguire questo consiglio e ho visto la vita di così tante mogli rovinata per non averlo seguito, che ho deciso di dedicare qualche parola all'argomento.

Come sapete, circa un terzo o un quarto di tutte le donne (in altre parole, una su tre o quattro) sono sessualmente frigide. Hanno poco o nessun desiderio sessuale o, se lo hanno, non provano alcuna sensazione voluttuosa durante l'atto e non raggiungono mai l'orgasmo. Se non siete sposati, bene. Ma se siete sposate e vi capita di appartenere al tipo frigido, *non informate vostro marito del fatto*. Questo potrebbe portare a grandi e permanenti problemi. Ad alcuni mariti non importa. Alcuni sono addirittura contenti se le loro mogli sono frigide. In questo modo possono consultare i loro desideri in materia, possono avere rapporti sessuali quando vogliono e *nel modo in cui vogliono*. Non devono adattarsi ai modi della moglie, non devono prolungare l'atto fino a quando lei non raggiunge l'orgasmo, ecc. In breve, alcuni mariti considerano una moglie frigida come una benedizione, un tesoro donato da Dio. Ma, come ho già detto più volte, in materia sessuale ogni uomo è legge a sé, e alcuni uomini si sentono estremamente male e dispiaciuti quando scoprono che le loro mogli non hanno "sentimenti". Alcuni si infuriano, altri si disgustano. Alcuni perdono il piacere del rapporto sessuale, altri affermano di non poterlo avere con una donna che non risponde adeguatamente. Alcuni iniziano a frequentare altre donne, mentre altri minacciano o chiedono il divorzio (ovviamente, questi uomini non possono amare veramente le loro mogli; possono usare la frigidità delle mogli come *scusa* per liberarsi di loro).

Ora, un uomo non ha modo di sapere se una donna prova o meno sensazioni durante l'atto, se gode o meno, se ha un orgasmo o meno. Queste sono sensazioni soggettive e l'uomo non può conoscerle se non glielo dite voi. Se appartenete al genere indipendente, se disprezzate la simulazione e l'inganno, se, come prezzo per essere perfettamente sincera, siete disposte, se necessario, a separarvi da vostro marito o a divorziare, bene. Siete un essere umano libero e nessuno ha il diritto di dirvi cosa fare del vostro corpo. Ma se tieni a tuo marito, se tieni alla tua casa e magari ai tuoi figli, e non vuoi che ci sia alcuno scompiglio, allora l'unica cosa da fare è non informare tuo marito della tua frigidità. E non vi farà male simulare una sensazione che non provate, e nemmeno imitare l'orgasmo. Lui non si accorgerà di nulla, si divertirà di più e nessuno sarà ferito dal vostro piccolo inganno, che in fondo è una specie di bugia bianca, e non è affar vostro. Un inganno innocente che non fa male a nessuno, ma al contrario giova a tutti gli interessati, è perfettamente lecito.

Può sembrare piuttosto strano dare pubblicamente il consiglio di ingannare e simulare. E senza dubbio è la prima volta che questo consiglio viene dato a mezzo stampa. Ma poiché ho una sola religione: la massima felicità del maggior numero di persone, ripeto che non vedo nulla di male nel consigliare qualcosa che giova a tutti (interessati) e non danneggia nessuno. Più di una famiglia che rischiava di essere distrutta è stata preservata sana e salva grazie a un piccolo e semplice consiglio che ho dato alla moglie, all'insaputa del marito. Lui era soddisfatto e da allora tutto è filato liscio.

Alcune donne hanno paura di simulare un sentimento voluttuoso o orgastico, perché pensano che il marito possa scoprire se il loro sentimento è autentico o se stanno solo simulando. (Le donne, e anche gli uomini, hanno idee strane sui temi sessuali). Non è così. Una nota demi-mondaine, molto ricercata perché nota per la sua "passionalità", ha confessato di non aver mai goduto di un rapporto sessuale o di aver provato un orgasmo. Ma sua madre, che soffriva anch'essa di frigidità assoluta, le insegnò a simulare la passione, dicendole che in questo modo avrebbe potuto guadagnare barili di denaro; cosa che fece.

È deplorevole che le mogli o i mariti siano costretti a ricorrere all'inganno o alla simulazione; la perfetta franchezza dovrebbe essere l'ideale da perseguire. Ma nelle nostre attuali condizioni sociali e con l'attuale codice morale, una bugia bianca occasionale è il minore dei due mali; può essere il minore di una dozzina di mali.

CAPITOLO XLIV

STUPRO

Definizione di stupro-Età del consenso-Parere unanime degli esperti-Casi eccezionali-False accuse di stupro dovute a perversione-Sogni erotici sotto anestesia che causano accuse contro medici e dentisti.

Avere rapporti sessuali con una donna con la forza, senza il suo consenso, si chiama stupro. Quando la donna non è in grado di dare il proprio consenso, come quando è pazza, debole di mente, incosciente o ubriaca, o quando non ha l'età in cui può legalmente dare il proprio consenso, costituisce anch'esso uno stupro, e la pena è la stessa. L'età del consenso varia a seconda dei Paesi e degli Stati, ma di norma è compresa tra i sedici e i diciotto anni. Quindi, se una ragazza al di sotto dell'età legale del consenso dovesse dare il suo consenso o anche se dovesse spingere l'uomo ad avere un rapporto sessuale con lei, l'uomo sarebbe punito proprio come se avesse commesso uno stupro.

La pena per lo stupro è molto severa in tutti i Paesi civili e va dai dieci anni di reclusione all'ergastolo, mentre in alcuni Stati dell'Unione la pena è la morte.

Non è mia intenzione addentrarmi in una discussione esaustiva di questo doloroso argomento. In questo breve capitolo desidero solo mettere in evidenza due fatti.

In primo luogo, è opinione quasi unanime di tutti gli esperti che sia praticamente impossibile per un uomo commettere uno stupro su una ragazza o una donna adulta normale, se questa oppone davvero tutta la resistenza di cui è capace. Naturalmente, se l'uomo colpisce la donna con un colpo, facendole perdere i sensi, la questione è diversa. Ma se l'uomo non usa alcuna brutalità e la donna oppone tutta la resistenza di cui è capace, lo stupro è praticamente impossibile. È tuttavia possibile che in alcuni casi la ragazza sia talmente paralizzata dalla paura da essere incapace di opporre resistenza. Quando l'uomo la minaccia di morte o di gravi lesioni fisiche, si tratta di stupro anche se la ragazza non oppone resistenza.

Il secondo punto è che è stato stabilito che delle molte accuse di stupro portate in tribunale *la maggior parte* sono false. Su cento casi solo una decina sono veri. Il resto è falso. Questa falsa accusa di stupro è dovuta a una particolare perversione di cui soffrono alcune donne. Alcuni casi sono dovuti a isteria, a immaginazione: le donne credono davvero che sia stato commesso uno stupro o un tentativo di stupro nei loro confronti, mentre le indagini dimostrano che l'accusa è completamente falsa. Molte accuse di stupro sono dovute al desiderio di vendetta o semplicemente a motivi di ricatto.

I medici e i dentisti più attenti si rifiutano di somministrare gas esilarante o un altro anestetico alle donne se non in presenza di altre persone, perché, come è noto, l'anestetico spesso provoca nelle donne sogni e sensazioni erotiche e fa loro credere che il medico abbia commesso o stia per commettere un'aggressione indecente nei loro confronti, e quando escono dall'anestesia possono essere così sicure della realtà del loro sogno da sporgere denuncia contro il medico. Molti uomini hanno subito disgrazie e imprigionamenti e hanno avuto la vita rovinata o addirittura hanno pagato la pena di morte a causa di false accuse contro di loro da parte di donne perverse, isteriche, vendicative o ricattatrici.

CAPITOLO XLV

L'UNICO STANDARD DI MORALITÀ SESSUALE

Castità - Doppio standard di moralità - Tentativo di abolire il doppio standard - Matrimoni tardivi e castità negli uomini - Consigli dannosi dati alle giovani donne - La castità negli uomini non è sempre dovuta a principi morali - Uomini casti e mariti soddisfacenti - Dichiarazione del professor Freud - Dichiarazione del professor Michels - Cosa una ragazza ha il diritto di pretendere dal suo futuro marito - Tre casi che mostrano gli effetti disastrosi di insegnamenti sbagliati.

Quando un uomo sposa una ragazza si aspetta che sia casta, cioè vergine, senza alcuna esperienza sessuale. Dagli uomini non ci si aspetta la stessa castità in generale. Finché un uomo è sano, privo di malattie veneree, le sue precedenti esperienze sessuali non costituiscono un ostacolo al matrimonio. Questo è il cosiddetto doppio standard di moralità sessuale.

Negli ultimi anni alcuni uomini e donne di buon senso hanno cercato di abolire questo doppio standard e di introdurre un unico standard di moralità. In altre parole, chiedono che l'uomo che si reca al letto matrimoniale sia altrettanto casto, altrettanto vergine di sua moglie. Non sappiamo se gli sforzi di questi bravi uomini e donne saranno mai coronati da successo. Se sia o meno auspicabile che i loro sforzi *siano coronati dal* successo lo lasciamo in sospeso. Una discussione completa di queste questioni appartiene a un libro più avanzato sull'etica sessuale. In questa sede mi limiterò a dire che, considerando il fatto che l'istinto sessuale nei ragazzi si risveglia pienamente all'età di quindici o sedici anni e che attualmente il matrimonio, in particolare tra le classi professionali, è impossibile prima dei ventotto, trenta o trentacinque anni, sembra impossibile e indesiderabile aspettarsi che gli uomini vivano una vita perfettamente casta fino al matrimonio, per quanto tardi possa avvenire.

Coloro che hanno studiato l'istinto sessuale nell'uomo sembrano ritenere che la castità negli uomini normali e sani fino ai trent'anni o giù di lì sia impossibile, e che quando viene realizzata lo sia a spese della salute fisica, mentale e sessuale dell'individuo. Tuttavia, lasciando fuori dalla discussione le questioni controverse, resta il fatto che la stragrande maggioranza degli uomini di oggi si concede rapporti sessuali prima del matrimonio. E chi esorta le nostre giovani donne a rifiutare di sposare uomini che non siano stati perfettamente casti rende un pessimo servizio alla nostra femminilità. Così com'è ora, con tutti i mandomi tra cui scegliere, ci sono molte, troppe, vecchie zitelle. Con solo il dieci per cento da scegliere (perché si ammette che almeno il 90 per cento di tutti gli uomini ha relazioni prematrimoniali), cosa farebbero le nostre donne? Praticamente tutte dovrebbero rinunciare alla speranza di sposarsi e diventare madri. E se questo dieci per cento, che è rimasto casto fino al giorno del matrimonio, fosse almeno una classe superiore di uomini in ogni caso, ci sarebbe una certa compensazione. Purtroppo, questo è ben lungi dall'essere il caso, perché, come tutti i sessuologi esperti vi diranno, c'è generalmente qualcosa di sbagliato in un uomo che rimane assolutamente casto fino all'età di trenta, trentacinque o quarant'anni. Non si tratta sempre di principi morali, ma per lo più di codardia o di debolezza sessuale. E per quanto possa essere triste dirlo, questi uomini perfettamente buoni e casti non sono in genere mariti soddisfacenti e le loro mogli non sono certo le più felici. Sono pienamente d'accordo con il professor Freud nella sua affermazione "che l'astinenza sessuale non aiuta a costruire uomini d'azione energici e indipendenti, pensatori originali, coraggiosi sostenitori della libertà e della riforma, ma piuttosto dei deboli santarellini". E ancora di più è l'affermazione del professor Michels, che dice:

"Il desiderio che la propria figlia possa sposare un uomo che, come lei e su un piano di parità, faccia la sua prima esperienza dei misteri più sacri della vita sessuale, è un desiderio che *può portare a profonde disillusioni*. Anche se oggi la domanda di giovani casti è estremamente limitata, l'offerta lo è ancora di più e l'articolo *è di qualità così scadente* che nella pratica concreta il tentativo di soddisfare questo desiderio rischia di portare a risultati che non corrispondono affatto alle speranze ispirate dalla contemplazione dell'idea astratta di purezza. Molti individui fisicamente integri di entrambi i sessi *sono molto più contaminati* di quelli che hanno avuto esperienze sessuali reali. Altri ancora, superiori in astratto e dal punto di vista fisico-sessuale, sono *eticamente inferiori ai non casti*, cosicché l'unione con questi ultimi avrebbe più probabilità di rivelarsi felice di un'unione con coloro che sono nominalmente puri". E ancora: "I padri attenti di figlie sposabili, che cercano questa verginità nei loro generi, se la trovano, raramente la troveranno come garanzia del possesso simultaneo di solide qualità morali".

Tutto ciò che una ragazza ha il diritto di chiedere è che il suo futuro marito sia in buona salute, fisica e sessuale, e che sia esente da malattie veneree. La sua vita sessuale precedente, a patto che sia un uomo di buona moralità in generale, non la riguarda. Anche se l'uomo è stato così sfortunato da aver contratto la gonorrea, questo fatto non dovrebbe costituire un ostacolo al matrimonio, a condizione che ne sia completamente guarito. L'unica eccezione è rappresentata dalla sifilide. La ragazza ha il diritto di rifiutare assolutamente di unirsi a un uomo infetto da sifilide, a meno che non sia disposta, e lo faccia ad occhi aperti, a vivere la sua vita senza figli. Nella sifilide non possiamo mai dare una *garanzia assoluta* di guarigione e non abbiamo il diritto di sottoporre una donna a qualsiasi pericolo di infezione da sifilide, sia esso minimo, senza che lei lo sappia e lo accetti.

EFFETTI DISASTROSI DEGLI INSEGNAMENTI SBAGLIATI

Quali effetti disastrosi possa avere un insegnamento sbagliato che inocula nelle menti delle nostre donne idee sbagliate, lo dimostrano i seguenti tre casi riportati brevemente in *The Critic and Guide:*

Il caso 1 era una ragazza di ventiquattro anni, di genitori benestanti, laureata. Era fidanzata con un giovane davvero molto gentile e simpatico, che senza dubbio sarebbe stato un marito eccellente. Ma durante gli ultimi due anni di università si era imbevuta della stupidità del single standard, e "castità per gli uomini, voti per le donne" era diventato il suo slogan. Chiese al suo fidanzato se fosse stato assolutamente casto prima di conoscerla. Lui non volle fare l'ipocrita e le disse la verità: non lo era. Ma le assicurò che non era mai stato infettato e che la sua salute generale e sessuale era in ottime condizioni. Essendo allora di umore esaltato, lei ruppe impulsivamente il fidanzamento, dichiarando che suo marito avrebbe dovuto essere "puro" come lei. Ben presto si pentì del suo passo, perché amava quell'uomo; ma l'orgoglio non le permise di prendere l'iniziativa di una riconciliazione, e nel frattempo il suo ex fidanzato si innamorò e sposò un'altra ragazza. Dopo quattro anni, quando rischiava di diventare zitella, sposò un uomo molto inferiore a lei dal punto di vista sociale e intellettuale, e in tutto e per tutto inferiore al suo ex fidanzato. Il suo non è un matrimonio felice.

Il secondo caso è simile al primo, tranne per il fatto che la giovane donna in questione, ormai non più giovanissima, vive ancora nella beatitudine della vita da single, e le possibilità che diventi una moglie o anche solo la fidanzata di qualcuno stanno rapidamente svanendo. Posso aggiungere che il suo fidanzato, che lei ha scartato a causa della sua mancanza di verginità, era un giovane medico molto brillante, che ora ha molto successo ed è felicemente sposato. Ho sentito dire che è una persona molto infelice, che rischia di sprofondare in uno stato permanente di malinconia. E aveva un carattere molto allegro.

Il terzo caso è particolare perché il fidanzato *era* assolutamente casto. Lei glielo chiese e lui le disse che non aveva mai avuto rapporti con nessuno e che non aveva mai avuto traccia o sospetto di malattie veneree. La giovane non era soddisfatta. Volle che il fidanzato le portasse un certificato di uno specialista che lo attestasse. Il giovane le rispose che era una sciocchezza, che non si sarebbe sottoposto alle spese e ai fastidi di una serie di esami quando *sapeva* che non solo non aveva alcuna malattia venerea, ma che non c'era alcuna possibilità di contrarla. No, questo non la soddisfa. Si insospettì. "Se non ha nulla da temere, perché si oppone a portare un certificato?". "Non ho nulla da temere, ma pretendo che tu mi rispetti e ti fidi di me al punto da credere che io stia dicendo la verità quando dichiaro una cosa con tanta sicurezza. Se non avete questa fiducia in me adesso, la nostra vita futura non promette molto bene". Una parola tira l'altra e poi lui ruppe il fidanzamento, come avrebbe fatto qualsiasi uomo che si rispetti in quelle circostanze. Lui è sposato, lei no e probabilmente non lo sarà mai. Tre giovani vite rovinate da insegnamenti perversi.

CAPITOLO XLVI

DIFFERENZA TRA LA VITA SESSUALE E AMOROSA DELL'UOMO E DELLA DONNA

Affermazioni apparentemente contraddittorie-Interpretazioni errate delle parole Istinto sessuale e amore-Differenza nelle manifestazioni degli istinti sessuali maschili e femminili-Istinto sessuale dell'uomo più volgare di quello della donna-Si risveglia il desiderio sessuale nel ragazzo e nella ragazza-Desiderio di carezze della donna-Desiderio principale di rapporti sessuali dell'uomo-Rapporti sessuali normali come mezzo per trattenere un uomo-Ragione fisiologica Perché l'uomo è posseduto-L'uomo e l'amore fisico-La donna e l'amore spirituale-Preliminari del rapporto sessuale nell'uomo e nella donna-Attributi fisici-Qualità mentali e spirituali-Differenza tra l'amore e l'"essere innamorati"-L'amore come stimolo per l'uomo-Quando l'uomo ama-Quando la donna ama-Gli interessi più coinvolgenti dell'uomo-L'innamoramento fastidioso per l'uomo-Tendenze poligame dell'uomo-La donna single-affettuosa nella sua vita sessuale e amorosa - Uomo e donna biologicamente diversi.

Leggendo libri o ascoltando conferenze sul sesso, incontrerete affermazioni che vi sembreranno contraddittorie. Una volta leggerete o sentirete dire che l'istinto sessuale è molto più sviluppato nell'uomo che nella donna; la volta successiva vi imbatterete nell'affermazione che il sesso svolge un ruolo molto più importante nella donna che nell'uomo. Una volta sentirete dire che gli uomini sono ipersessuati, che sono per natura poligami e promiscui, mentre la donna è monogama e di norma sessualmente frigida; la volta successiva vi verrà assicurato che senza l'amore la vita di una donna non è nulla, e vi troverete di fronte ai noti e spesso citati due versi di Byron: L'amore dell'uomo è una cosa a parte della vita dell'uomo, è l'intera esistenza della donna.

Queste contraddizioni sono solo apparenti e derivano da due fatti: in primo luogo, le parole sesso o istinto sessuale e amore sono usate indistintamente e in modo intercambiabile come se fossero termini sinonimi, cosa che non sono; in secondo luogo, non si tiene conto delle differenze essenziali nelle nature e nelle manifestazioni degli istinti sessuali nell'uomo e nella donna. Se queste differenze vengono chiarite, le apparenti contraddizioni scompaiono. Il fatto saliente da tenere presente è che nell'uomo l'istinto sessuale ha un carattere più sensuale, più fisico, più grossolano e grossolano, se non si hanno obiezioni a questi aggettivi, rispetto alla donna. Nella donna è più fine, più spirituale, più platonico, per usare questo termine stereotipato e scorretto. Nell'uomo le manifestazioni sessuali sono più centralizzate, più locali, più concentrate negli organi sessuali; nella donna sono più diffuse in tutto il corpo. In un ragazzo di quindici anni la libido sexualis può essere pienamente sviluppata, può avere erezioni potenti e un forte desiderio di rapporti sessuali normali; in una ragazza di quindici anni può non esserci traccia di alcun desiderio puramente sessuale; e questa *mancanza* di desiderio di rapporti sessuali *fisici* può manifestarsi nelle donne fino a venti o venticinque anni (cosa che non vediamo mai negli uomini normali); Infatti, le donne di venticinque anni e anche più, che non sono state stimolate e la cui curiosità non è stata suscitata da romanzi, immagini e racconti dei loro compagni sposati, possono non provare alcun desiderio sessuale fino a diversi mesi dopo il matrimonio. Ma mentre il loro desiderio di rapporti sessuali veri e propri si risveglia molto più tardi rispetto agli uomini, il loro desiderio di amore, di carezze, di abbracci, di amicizia intima, di lettere d'amore, si risveglia molto prima rispetto agli uomini e occupa una parte maggiore della loro vita; pensano all'amore più spesso durante le ore di veglia e lo sognano più degli uomini.

Un uomo - tenete sempre presente che quando parlo di uomini e donne parlo sempre della media; le eccezioni in entrambe le direzioni si trovano in entrambi i sessi - un uomo, dico, generalmente si stanca di prestare attenzioni a una donna se sente che alla fine non porteranno all'obiettivo biologico: il rapporto sessuale. Una donna può stare con un uomo per anni senza avere rapporti sessuali, essendo pienamente soddisfatta o più o meno soddisfatta dai sostituti sessuali: abbracci e baci.

E questo è il posto migliore per fare riferimento alla nozione così assiduamente inculcata nelle menti delle giovani donne, secondo cui un persistente rifiuto delle richieste dell'uomo è un modo sicuro per mantenere l'affetto di un uomo; che non appena l'uomo ha soddisfatto i suoi desideri, non ha più bisogno della ragazza. Questo può essere il caso della feccia più bassa, dal punto di vista morale, del sesso maschile, ma è l'opposto del sesso maschile nel suo complesso. E credo che Marcel Prevost sia stato il primo a sottolinearlo (nel suo *Le Jardin Secret*). Non c'è niente che tenga così tanto l'affetto di un uomo come le normali relazioni sessuali. E la causa di ciò non è, come si potrebbe supporre, semplicemente morale, in quanto l'uomo si considera in onore e in dovere di attenersi alla donna di cui possiede il corpo. No, c'è una ragione molto più forte e sicura: la ragione è di carattere fisiologico. Nasce una forte attrazione fisica che nella subcoscienza dell'uomo gioca un ruolo più forte dell'onore e del dovere. Naturalmente bisogna evitare gli eccessi, perché gli eccessi portano alla sazietà, e la sazietà è altrettanto inimica all'amore quanto l'eccitazione senza alcuna soddisfazione.

SCELTA TRA AMORE FISICO E SPIRITUALE

Ma torniamo alla nostra tesi: la differenza tra la vita sessuale e amorosa dell'uomo e della donna. Se un uomo dovesse *scegliere* tra l'amore fisico, cioè i rapporti sessuali veri e propri, e l'amore spirituale, cioè le effusioni, i baci, le lettere d'amore, eccetera, in genere sceglierebbe il primo. Se una donna dovesse *scegliere*, generalmente sceglierebbe il secondo. L'uomo e la donna preferirebbero entrambi allo stesso tempo: l'amore fisico e quello spirituale. Ma non è questo il punto. La questione è: se si dovesse *scegliere*; e allora i risultati sarebbero quelli che ho appena indicato. La correttezza delle mie affermazioni sarà confermata da chiunque abbia una certa conoscenza della sessualità umana. Un uomo può godere appieno di un rapporto sessuale senza alcun preliminare; per una donna i preliminari sono della massima importanza e quando mancano è spesso incapace di provare piacere. Anzi, non di rado la sensazione di piacere è sostituita da un senso di insoddisfazione e persino di disgusto. L'uomo si preoccupa di più degli attributi fisici e meno di quelli mentali e spirituali del suo partner sessuale; per la donna è esattamente il contrario. Tralascio l'impotenza sessuale, perché si tratta di un vero e proprio handicap, e un uomo che ne soffre non fa altro che irritare la donna senza soddisfarla. Per questo non lo sopporta. Ma quando l'uomo è sessualmente potente - può essere anziano e casalingo - le sue altre caratteristiche fisiche giocano un ruolo minimo con la donna; le sue qualità mentali e spirituali contano molto di più. Anche se una donna può essere in grado di dare a un uomo una perfetta soddisfazione sessuale, e può avere un carattere angelico, se il suo corpo non è tutto ciò che si può desiderare, l'uomo sarà insoddisfatto e infelice.

L'AMORE NELL'UOMO OCCUPA UN POSTO SUBORDINATO

Per quanto ci si possa sforzare, non si può prescindere dal fatto che nella vita dell'uomo l'amore occupa un posto subordinato. Sto parlando dell'amore e non dell'"essere innamorati". L'innamoramento, come è stato sottolineato in un altro luogo, è un fenomeno decisamente patologico, simile alla pazzia, e quando un uomo è innamorato può assorbire ogni sua fibra, può occupare ogni minuto delle sue ore di veglia, può trascurare tutto il suo lavoro e sottrarsi a tutti i suoi doveri, in realtà è propenso a rendersi molto più ridicolo di quanto lo sia una donna in circostanze simili. È meno paziente, ha meno controllo su se stesso, è meno capace di soffrire, è meno capace di sacrificarsi. Ma tutto questo, come ho detto, si riferisce all'"essere innamorati", che è una cosa completamente diversa dall'amare. Un uomo può amare profondamente e, se il suo amore è ricambiato, continuerà a lavorare in modo sereno e tranquillo. Lavorerà meglio per questo - l'amore è uno stimolo meraviglioso - ma sarà perfettamente soddisfatto se vedrà il suo amore per un'ora o due ogni giorno, o anche una o due volte alla settimana. E se ha un lavoro importante e interessante da fare, può separarsi dal suo amore per tre mesi o sei mesi senza che il suo cuore si spezzi. Non è così per le donne. Una donna che ama considera ogni giorno in cui non vede il suo amante un giorno perso. In questi giorni tende a essere infelice e inefficiente nel lavoro e sopporta la separazione con molta più difficoltà dell'uomo. Non credo che ciò sia dovuto al fatto che l'amore di una donna sia sempre più intenso di quello di un uomo; no, ma quest'ultimo ha di solito altri interessi che occupano i suoi pensieri e le sue emozioni, mentre la maggior parte dei pensieri e delle emozioni delle donne sono incentrati sull'uomo che amano. Quando una donna ama, potrebbe e vorrebbe passare tutto il suo tempo con l'uomo che ama. Non si stancherebbe mai di fare l'amore (non mi riferisco ai rapporti sessuali), o semplicemente di stare vicino all'uomo. Per la donna l'amore è una cosa che non ha bisogno di stanchezza. L'uomo invece si stanca nettamente. Per quanto possa amare una donna, troppi rapporti d'amore diventano stucchevoli per lui e vuole andarsene. Anche la semplice vicinanza, se troppo prolungata, diventa fastidiosa per lui, e comincia ad agitarsi e a tirare le catene, anche se queste sono solo di velluto. La donna dovrebbe conoscere questi fatti e agire di conseguenza.

TENDENZA POLIGAMA NELL'UOMO

Veniamo ora all'ultimo punto della nostra discussione: la tendenza poligama o varietista dell'uomo rispetto alla tendenza monogama della donna. Indipendentemente da ciò che possono dire i nostri moralisti, che cercano di adattare i fatti alle loro teorie invece di adattare le teorie ai fatti, resta il fatto che l'uomo è un animale fortemente poligamo o varietista. Che molti uomini vivano per tutta la vita senza aver avuto rapporti con altre donne oltre alla propria moglie, lo ammetto volentieri. Lo affermo nonostante i sorrisi increduli di tutti i cinici e i roué del mondo. Ho conosciuto personalmente un gran numero di uomini di questo tipo. Ma che lo facciano senza alcuna lotta, e in alcuni casi con una lotta molto dura, è categoricamente negato. E che centinaia di migliaia di uomini non siano all'altezza della lotta - o non vogliano impegnarsi in alcuna lotta - e vivano una vita sessualmente promiscua, chiunque sappia qualcosa della vita com'è lo testimonierà. E la sua testimonianza sarà corroborata dai rapporti delle commissioni per il vizio e dalle dichiarazioni dei tenutari di case malfamate. Per una grande percentuale di uomini una vita strettamente monogama è fastidiosa, dolorosa, sgradevole o assolutamente impossibile. Mentre il numero di donne che non si accontentano di un solo compagno è estremamente ridotto.

Un uomo può amare profondamente e sinceramente una donna e allo stesso tempo fare l'amore con un'altra donna, o avere rapporti sessuali con lei o addirittura con delle prostitute. È una cosa abbastanza *comune* tra gli uomini. È piuttosto raro per le donne, anche se può accadere. Come ripetuto e ribadito più volte, ci sono sempre casi eccezionali, ma stiamo parlando della media e non dell'eccezione. La *regola* è che nella sua vita sessuale e amorosa la donna è molto più leale, molto più fedele, molto più monoaffettiva del suo signore e padrone.

Per questo motivo è migliore, superiore all'uomo? È inutile parlare di meglio o peggio, di superiore o inferiore. È così che sono. L'uomo e la donna sono stati fatti così dalla natura, da mille secoli di eredità, da mille secoli di ambiente. Le differenze hanno radici biologiche ed è inutile lottare e inveire contro la natura e la biologia. La cosa giusta da fare è riconoscere i fatti e trarne il meglio. Fare la parte dello struzzo, ignorare deliberatamente i fatti che non sono piacevoli, può essere facile, ma è saggio?

CAPITOLO XLVII

IMPRESSIONI MATERNE

Credenza diffusa nelle impressioni materne - Nessun singolo caso ben autenticato di impressione materna - Nascita di mostruosità - Esempi ridicoli forniti dai medici - Il cosiddetto shock è spesso un prodotto dell'immaginazione della madre - Quattro casi di presunte impressioni materne - La salute della madre durante la gravidanza può avere effetti sulla salute generale del bambino.

Molte persone ritengono che le forti impressioni subite dalla madre durante la gravidanza possano produrre segni o difetti nel bambino. Questa credenza risale alla più remota antichità ed è diffusa tra tutte le razze. La credenza si riferisce in particolare alle emozioni di spavento o di sorpresa improvvisa; così si ritiene che se una donna durante la gravidanza dovesse essere spaventata da qualche animale, il bambino potrebbe portare il marchio dell'animale sul suo corpo, o potrebbe addirittura nascere con la forma dell'animale. Migliaia di *presunti* casi di questo tipo sono stati dimostrati. Non c'è quasi nessun laico, o soprattutto una laica, che non affermi di conoscere casi autentici di impressioni materne.

È un compito ingrato cercare di infrangere credenze consolidate, e non spero di riuscire a convincere tutti i miei lettori che tutte le storie e gli esempi di impressioni materne sono falsi e privi di fondamento scientifico. Ma considero mio dovere affermare la mia convinzione, che la si accetti o meno. A mio parere, non esiste un solo caso *ben autenticato* di impressione materna. Non c'è quasi un caso di difetto o mostruosità la cui causa si suppone sia dovuta all'impressione materna, che non possa essere spiegata in qualche modo naturale o semplicemente per caso. Migliaia di donne sono spaventate o scioccate da immagini sgradevoli, da uomini storpi, da animali, eppure i loro figli nascono perfettamente normali. D'altra parte, nascono molti bambini segnati, o difettosi, o mostruosi, la cui causa non può essere attribuita alle impressioni materne. Allora perché non può accadere che, quando la madre è stata spaventata da qualcosa durante la gravidanza e il bambino è nato con qualche segno o difetto, quest'ultimo sia stato semplicemente un incidente e non il *risultato* dell'impressione? Il fatto che una cosa *segua* un'altra cosa non significa che sia stata *causata* da quest'ultima.

Molti dei casi portati come esempio, anche da parte di medici, sono così ridicoli che nessun uomo di scienza può dar loro il minimo credito per un momento. Quando un medico (il dottor Thomas J. Savage) racconta di aver assistito una signora che era stata spaventata da una grossa rana verde a metà gravidanza o giù di lì, e che aveva partorito una mostruosità, la cui testa aveva la forma di una grossa rana, con gli occhi e la bocca e persino il colore di una rana, allora o sta dicendo una verità, o si dimostra ignorante e credulone come può esserlo una vecchia analfabeta. Il medico dovrebbe sapere che a metà della gravidanza il bambino è *completamente formato* e che non esiste la possibilità che un essere umano già formato cambi la sua forma in quella di un animale. Un altro esempio riportato dallo stesso medico, che dimostra il calibro della sua mentalità, è quello di un bambino che, da neonato, non abbastanza grande per camminare, "strisciava sul pavimento e raccoglieva piccoli oggetti come spilli, chiodini, piccole perline, senza la minima difficoltà o inciampo". Il motivo di questa "notevole" abilità il buon dottore lo attribuisce al fatto che quattro mesi prima della nascita di questo bambino la madre aveva fatto una gita nel bosco e si era divertita a raccogliere noci di noce di noce che aveva trovato sparse tra le foglie di cui il terreno era fittamente ricoperto!

Molto spesso il cosiddetto shock o spavento che la madre prova durante la gestazione è semplicemente un prodotto della sua immaginazione. Conosciamo molti casi in cui le madri non hanno mai detto che era successo loro qualcosa, e solo dopo che il bambino è nato con qualche segno o difetto hanno iniziato a cercare le cause e hanno affermato che era successa loro una cosa del genere durante la gravidanza, ma a un'indagine approfondita si è scoperto che il presunto evento aveva avuto origine nel cervello della madre.

In breve, sebbene il tema delle impressioni materne sia interessante e richieda ulteriori indagini, al momento non esiste alcuna giustificazione scientifica per la credenza nelle impressioni materne. In particolare, dobbiamo cercare qualsiasi storia di impressioni materne durante l'ultima parte della gravidanza, durante il quinto, sesto, settimo, ottavo o nono mese. Perché dopo che il bambino è completamente formato, nessuna impressione mentale o psichica può fargli delle voglie, amputargli gli arti o convertirlo in qualsiasi tipo di mostruosità.

Dopo che quanto sopra era stato scritto e pronto per la stampa, mi sono imbattuto in quattro casi di presunte impronte materne in un libro di Laura A. Calhoun ("Sex Determination and Its Practical Application"). I primi tre casi sono riportati dall'autrice senza alcun commento, prendendoli evidentemente per pura moneta. Il quarto caso è stato indagato dalla signora, la quale è franca nel dire che quello che all'inizio sembrava un chiaro caso di impressione materna non era nulla di simile, ma solo un caso di ereditarietà. Per spezzare un po' la monotonia, riprodurrò qui i quattro casi con le parole della signora.

La prima è quella di "una madre che, durante la gravidanza, fu obbligata a mangiare carne di pecora per un certo tempo continuativo. La donna provò un'improvvisa avversione e disgusto per questa carne, tanto che si limitò a mangiarla piuttosto che soffrire la fame di carne. Dopo la nascita del suo bambino si riprese da questo disgusto spasmodico per questa particolare carne. Ma il bambino, fin dai primi giorni di vita, non poteva sopportare l'odore o il sapore della carne di pecora. Ogni volta che il bambino tentava di mangiare quella carne, il risultato era sempre lo stesso: indigestione e mancata assimilazione, di solito accompagnata da crampi da indigestione acuta".

Nel secondo caso "la particolare 'voglia' di sgombro di un'altra madre incinta. Il suo bambino nacque con quelli che sembravano essere i contorni, di colore marroncino, di uno sgombro sul fianco, e il disegno non si è mai sbiadito negli anni successivi, e la capacità del bambino di mangiare e digerire lo sgombro era più che normale".

Il terzo caso: "Il 'desiderio' di un'altra madre incinta era di avere del cervello da mangiare. Questo le fu fornito. Ma mentre si avvicinava lentamente al piatto di cibo deliziosamente preparato, fremendo di gioia e con l'impazienza di un bambino di mangiarlo, un gatto si avvicinò al piatto e prima che lei potesse impedirlo mangiò il cervello e leccò il piatto. Piangeva come avrebbe potuto fare un bambino, ed era infelice e affranta per la sorte del cervello che aveva aspettato con tanta ansia di soddisfazione, come lo sarebbe stato un bambino. Poco dopo nacque il bambino, e su una delle sue scapole c'era una rappresentazione del pasticcio di cervelli, disegnata con contorni marroncini, che non svanì quando il bambino crebbe".

Il quarto caso: "Vivevano in una casetta in mezzo a un giardino fiorito, che a sua volta dava su un ampio frutteto, un marito e una moglie affettuosi e fedeli con il loro primogenito. La moglie era ora nei primi mesi di gravidanza del secondo figlio. Il loro vicino più prossimo era una famiglia messicana, tra i cui membri c'era un affascinante giovane di circa ventidue anni. Lui, sua sorella e sua madre frequentavano spesso la piccola famiglia di tre persone. Ma il giovane messicano era il più assiduo e il fatto che il marito fosse in casa o meno non lo sconcertava. Gli uomini d'affari devono passare le ore del mattino, e a volte anche quelle del pomeriggio, in ufficio, ma i giovani messicani ricchi e aristocratici vanno a cavallo tutto il giorno, addobbati con bardature d'argento, di cuoio e di velluto, sia per il cavallo che per il cavaliere. Era abitudine di questa signora passeggiare tra i suoi fiori e alberi da frutto. Ed era abitudine di questo giovane caballero apparire improvvisamente davanti a lei durante queste passeggiate. I suoi occhi sbigottiti non tardavano a percepire la visione dei suoi occhi scuri e ardenti fissi su di lei, che con un pretesto e l'altro gli faceva capire che era congedato e che si sarebbe ritirata in casa. Quando stava per aprire un cancello, all'improvviso e inaspettatamente il giovane messicano appariva dall'altra parte e con gentilezza apriva il cancello, con gli occhi scuri e appassionati sempre puntati su di lei, anche se le sue parole erano riservate ed educate. Se il marito era presente, la situazione era ancora la stessa. Con ogni mezzo prolungava il suo soggiorno.

Un giorno d'estate questa signora era sdraiata sul suo divano in veranda, dormendo, con gli occhi coperti. In quel periodo soffriva di una malattia agli occhi che era epidemica in quella parte del paese. Sentì dei passi avvicinarsi, ma non si scompose, pensando che fosse suo marito. Dopo un po' di tempo, all'improvviso si tolse il velo dal viso e, ai suoi occhi stupiti, si trovò davanti il giovane messicano, che la guardava intensamente con profonda preoccupazione. In quel momento arrivò il marito e il giovane gli parlò di un'erba che cresceva in quella località e che, a suo dire, avrebbe curato la malattia degli occhi. Quando le foglie di questa pianta venivano schiacciate, trasudavano un latte giallastro; con una mezza dozzina di applicazioni di questo latte sugli occhi doloranti, essi guarivano.

Dopo di che il giovane caballero cavalcava su e giù, alla maniera messicana, davanti alla casa, tirando le redini ogni volta che riusciva a scorgere la signora o a scambiare due parole con lei. Questo non mancava mai di infastidirla e di incutere un improvviso e acuto terrore nel suo cuore. La sua apparizione era sempre inaspettata e sempre accompagnata da uno sguardo rapace, appassionato e cupo. Anche se era un giovane dall'animo pulito.

In seguito, quando il bambino nacque, uno dei suoi occhi era caratterizzato dal colore e dal fuoco degli occhi dell'audace spagnolo, mentre l'altro occhio era un tranquillo occhio grigio-blu. Ciò era tanto più notevole in quanto nessuno dei due genitori del bambino aveva occhi simili. Si trattava di un caso di impressione materna?

Dopo aver indagato, ho scoperto che i nonni della madre del bambino avevano gli stessi occhi del bambino. Quelli del nonno erano grandi, scuri e lampeggianti, mentre quelli della nonna erano miti e grigio-azzurri. Così 'bang!' è finita la teoria dell'impressione mentale e al suo posto è arrivata la legge fisica della reversione".

Non vorrei essere frainteso nel sostenere che le condizioni della madre durante la gravidanza non abbiano alcun effetto sul bambino e che quindi non sia necessario prendere precauzioni e prestare particolare attenzione alla sua salute e ai suoi sentimenti. Non è così. Ma quello che voglio trasmettere è questo: Se la salute della madre durante la gravidanza è cattiva, se è preda di preoccupazioni e ansie, se ha subito un grande spavento o uno shock, la salute generale del bambino può risentirne. Può nascere morto o la madre può avere un aborto spontaneo. Ma non produrrà quei segni specifici, quelle deformità e quelle mostruosità che comunemente si ritiene siano il risultato delle impressioni materne.

Se insisto in modo particolare sul tema delle impressioni materne, è perché ho pietà delle povere madri e voglio risparmiare loro il più possibile inutili preoccupazioni e ansie. Inoltre, voglio che credano nella verità e non nell'errore.

CAPITOLO XLVIII

CONSIGLI AGLI SPOSI E A CHI STA PER DIVENTARLO

Il matrimonio come istituzione ideale - Il matrimonio monogamico - Alcune ragioni delle deviazioni dei mariti - L'importanza delle prime settimane di vita coniugale - La necessità di capire all'inizio - Prevenire e rompere le abitudini - L'individualità della moglie - Mariti infantili, Non vizioso-L'interesse della moglie per gli affari del marito-Il marito "tanghero"-Il marito ben curato-Il cattivo odore.Il marito "tanghero"-Il marito ben curato-Il cattivo odore della bocca-Il cattivo odore di altre parti del corpo-Trattamento per il cattivo odore della sudorazione-Una polvere benefica-Consigli per flirtare-La biancheria intima elegante-I vestiti esterni raffinati e la biancheria intima scadente e sporca-Delicati aggiustamenti dell'atto sessuale necessari con alcuni uomini-La moglie che discute le manie del marito-Un segreto professionale-Un caso di impotenza temporanea-L'indiscrezione della moglie-Il risultato disastroso-Il grande caso di impotenza. Il risultato disastroso - Lo stomaco grosso - L'atteggiamento della moglie verso la relazione coniugale - Comportamento preliminare e durante l'atto - Frigidità congenita - Idee viziose e prudenti sull'atto sessuale - Rapporto sessuale solo a scopo procreativo - Paura della gravidanza da parte della moglie - Il rimedio - Altre cause - Moglie che fa richieste troppo frequenti - Sacrificare il futuro per il presente - Considerazioni estetiche.

Se il matrimonio nella sua forma attuale sia un'istituzione ideale destinata a durare per sempre, se abbia bisogno di riforme radicali prima di poter essere considerato ideale, o se abbia difetti fondamentali insanabili, sono questioni che non discuteremo qui. Il fatto è che attualmente la maggior parte della popolazione adulta del mondo è sposata; e la parte che non lo è vorrebbe esserlo. E la maggior parte dell'umanità civilizzata che vive in uno stato di matrimonio monogamico, è bene che ne tragga il meglio, che ne tragga la massima felicità possibile, che eviti il più possibile l'infelicità e che faccia tutto il possibile per renderla permanente. La separazione o il divorzio sono rimedi di ultima istanza, a cui si ricorre quando si è allo stremo delle forze. Ma la cosa giusta da fare è evitare la necessità di ricorrervi. Credo che una lettura attenta e ponderata di questo capitolo aiuterà marito e moglie ad andare più d'accordo, a evitare inutili attriti e a mantenere la reciproca attrazione fisica e spirituale che chiamiamo amore per un periodo più lungo di quanto potrebbe accadere altrimenti.

Ho la fiducia e ascolto le confessioni intime di più uomini e donne probabilmente di qualsiasi altro medico in America, o forse nel mondo. Per ragioni facilmente comprensibili, mi raccontano cose che non penserebbero di dire al loro medico abituale. Sono venuto a conoscenza di molte delle ragioni che in molte famiglie hanno portato prima alla freddezza, poi all'allontanamento, ai litigi, alla separazione e al divorzio. Conosco i primi passi che, in molti casi, portano il marito verso un'altra donna. E vorrei dirvi che, pur credendo fermamente nelle tendenze poligame o piuttosto varietiste dell'uomo medio, sono convinto che una delle grandi ragioni per cui tanti uomini sposati si rivolgono alle prostitute, o hanno amanti o amiche, sia da ricercare nelle mogli stesse. Molte mogli *spingono* i loro mariti a frequentare altre donne e sono le uniche responsabili delle loro sofferenze, del raffreddamento degli affetti dei loro mariti e forse anche dell'abbandono. Nelle pagine che seguono cercherò, come già detto, di evidenziare alcuni degli scogli e delle secche su cui spesso si infrange la corteccia matrimoniale e di offrire alle mogli alcuni suggerimenti che le aiuteranno a conservare l'affetto dei mariti e forse anche la loro fedeltà.

Sebbene i consigli siano rivolti principalmente alle mogli, si troverà qua e là un consiglio salutare per i mariti. Alcuni consigli sono applicabili a entrambi i partner, e per quanto riguarda i suggerimenti che riguardano solo il marito, sarà bene che le mogli richiamino l'attenzione dei loro mariti.

Le prime settimane o i primi mesi sono i più importanti nella vita di una coppia di sposi. La stabilità del matrimonio, la felicità futura, spesso dipendono dalle cose che si fanno o si lasciano fare durante le prime settimane di vita matrimoniale. È necessario raggiungere una certa intesa fin dall'inizio. Se vostro marito fa certe cose che vi dispiacciono e che sapete che non dovrebbero essere fatte, è meglio dirlo subito. È più facile prevenire l'instaurarsi di un'abitudine che interromperla dopo che si è instaurata.

Mantenere la propria individualità. Il primo consiglio che ho da darvi è: *Mantenete la vostra individualità.* È una constatazione banale, ma perfettamente vera, che troppi uomini che durante il corteggiamento erano la personificazione della cavalleria, assumono un tono dittatoriale non appena il nodo è stato sciolto. Pensano che la moglie abbia cessato di esistere come essere umano a sé stante, che sia stata assorbita e che con la perdita del suo nome abbia perso il diritto di avere le proprie opinioni, i propri gusti e, naturalmente, i propri amici. Agli amici che sono sgradevoli per uno dei partner coniugali si deve rinunciare a volte; ma non permettete che la vostra intera personalità venga oscurata. Spiegate a vostro marito che siete ancora un essere umano vivente e indipendente. Non dico che dobbiate subito iniziare a litigare. Non c'è niente di più offensivo per me di una donna militante e combattiva, che si porta dietro un'etichetta e che è sempre pronta a insistere sui suoi "diritti". Ma con la dolcezza e la fermezza si può ottenere molto. E ricordate che molti mariti si comportano in questo modo non per cattiveria, ma perché sono stupidi o infantili. A volte si tratta di semplice sconsideratezza. Sono stati educati in modo sbagliato e alcuni di loro pensano sinceramente che reprimendo la personalità della moglie, cancellandola, agiscano nel suo interesse. "È per il suo bene". Un discorso serio con un marito a volte ha un effetto meraviglioso. A volte può cambiare completamente la corrente dei suoi pensieri. Naturalmente, se il marito è un mascalzone, uno sciocco presuntuoso o un bruto, non si può fare nulla con lui; ma fortunatamente non tutti i mariti appartengono a queste categorie.

Interesse per gli affari del marito. Interessatevi agli affari di vostro marito. Indipendentemente dall'occupazione di vostro marito, dovreste possedere un'intelligenza sufficiente per capire cosa sta facendo. È quasi incredibile quanto poco sappiano alcune mogli della professione o del lavoro del marito. È una cosa negativa quando donne sconosciute capiscono il lavoro di vostro marito meglio di voi e quando lui trova in loro ascoltatori più intelligenti e più comprensivi. Potrebbe rivolgersi a loro per avere compassione. Se vostro marito è uno scienziato, un ricercatore o un professionista, non è necessario che conosciate tutti i dettagli del suo lavoro, ma dovreste conoscerne il carattere generale. E se potete aiutarlo nel suo lavoro, anche se si tratta solo di cercare riferimenti, compilare tabelle e statistiche o semplicemente scrivere a macchina, sarà apprezzato da lui e a volte aiuterà a stringere un po' di più i legami.

C'è un'altra ragione importante per interessarsi e capire gli affari del marito. Quando il marito muore - e non di rado un uomo viene portato via nel fiore della giovinezza e del vigore - la moglie viene spesso lasciata alla mercé del freddo mondo, senza soldi e senza una professione. Se comprende l'attività del marito, può continuarla e rimanere economicamente indipendente. Questo si riferisce non solo alle attività ordinarie, come i negozi o le agenzie, ma anche a occupazioni più o meno specializzate, come ad esempio l'editoria. Conosciamo i casi di due vedove di editori di riviste mediche. Quando i loro mariti sono morti, tutti si sono commossi con loro: come faranno a vivere? Ma loro hanno capito i dettagli dell'attività dei loro mariti e sono andate avanti. E ora quelle riviste hanno un successo finanziario superiore a quello che avevano quando i mariti erano al timone.

Comportamento della moglie nei confronti dei rapporti sessuali.
Sto per affrontare un argomento delicato. Ma, per quanto delicato, deve essere affrontato con decisione, perché probabilmente è responsabile di più infedeltà maschile di tutte le altre cause messe insieme. Parlo del rapporto della moglie con i suoi doveri coniugali, cioè con le relazioni sessuali. Troppe donne considerano l'atto sessuale come una seccatura, una prova, qualcosa di sgradevole da sbrigare al più presto; considerano le richieste del marito in questo senso come un'imposizione, come ingiuste o addirittura come brutali; e il loro comportamento prima e durante l'atto è tale da raffreddare l'ardore di qualsiasi uomo raffinato e sensibile. Le ragioni di questo comportamento da parte di molte mogli sono molteplici; non è questa la sede per esaminarle in dettaglio. Le accennerò brevemente. Una grande causa è la frigidità congenita. La donna è fredda, frigida, non ha desiderio di rapporti sessuali e non prova alcun piacere, alcuna sensazione da essi. Queste donne non sono da biasimare, anzi sono da compatire. Ma anche loro possono comportarsi in modo da non respingere i loro mariti. (Vedi **capitolo XLIII**).

Un'altra grande causa è l'educazione viziosa e prudente, che considera l'atto sessuale come qualcosa di impuro, indecente, animalesco, brutale. Queste donne hanno bisogno di un buon "discorso" e, se non sono sciocche per natura, una buona spiegazione spesso risolve la questione. Al pari di questa prudenza generale, c'è l'infame idea, promulgata da alcuni uomini e donne semi-insani e mentalmente decrepiti, che il rapporto sessuale sia solo a scopo di propagazione. Che solo quando si vuole un figlio il rapporto è lecito; in tutti gli altri momenti è un peccato, un "atto di prostituzione", un'offesa agli occhi di Dio, ecc. Naturalmente, se la moglie ha queste idee, il marito merita poca comprensione. Un uomo dovrebbe sapere quali idee ha la donna che sta per diventare sua moglie e la madre dei suoi figli. Ma purtroppo questo argomento, il più importante del sesso e della sessualità, non viene mai toccato dai fidanzati (sarebbe così indelicato!), e dopo il matrimonio si trovano spesso ai poli opposti. Anche in questo caso una bella chiacchierata a cuore aperto può fare molto bene. Ho avuto diversi casi di questo tipo in cui una piccola conversazione o addirittura una lettera hanno salvato la coppia dalla rottura.

In molti casi la causa del rifiuto è la paura di una gravidanza. In questo caso la moglie ha ragione. Ma il rimedio è semplice: darle un'istruzione completa sull'uso delle misure contraccettive. Altre cause sono: masturbazione eccessiva, vaginismo, malformazione locale, infiammazione, ecc. Ma qualunque siano le cause del "cattivo comportamento" della moglie, sono tutte suscettibili di trattamento. Alcune necessitano di un trattamento medico, altre di un trattamento psichico, altre ancora di un semplice colloquio di buon senso, da cuore a cuore.

E sottolineo: Non respingete i vostri mariti quando vi chiedono favori sessuali, almeno non respingeteli troppo spesso. Le famiglie in cui i rapporti sono piuttosto frequenti e in cui le mogli partecipano pienamente e con entusiasmo sono famiglie più felici di quelle in cui l'atto sessuale è praticato raramente e con brontolii e commenti da parte della moglie.

Ma naturalmente non dovete nemmeno arrivare all'estremo opposto. Non dovete fare richieste troppo frequenti a vostro marito. Per un uomo l'atto significa molto di più che per una donna; comporta una maggiore fatica fisica e mentale, e una moglie irragionevole in questo senso sta seminando discordia e infelicità. Sta sacrificando il futuro al presente. Il marito rischia di soffrire di sazietà o impotenza e la moglie può essere costretta a condurre una vita di continenza molto più a lungo di quanto avrebbe dovuto fare se fosse stata moderata. In nessun settore della vita la moderazione è così importante come nella vita sessuale. Il non uso, l'uso insufficiente e l'uso eccessivo sono tutti negativi. Una partecipazione reciprocamente gioiosa, desiderosa e moderatamente frequente all'atto sessuale contribuirà maggiormente a una vita felice e lunga.

Biancheria intima delicata. Questo potrebbe essere considerato un argomento troppo delicato o troppo insignificante per essere trattato in un importante libro sul sesso. Ma non c'è nulla di troppo delicato o insignificante che riguardi la felicità umana, e mi crederete se vi dico che una bella biancheria intima o una lingerie raffinata gioca un ruolo molto importante nella vita coniugale. E ogni donna sposata dovrebbe avere la biancheria intima più bella e più delicata che può permettersi. Una camicia da notte raffinata o elaborata può essere più importante di una gonna o di un cappello costosi. Purtroppo troppe donne ignorano questo fatto. Esternamente saranno ben vestite, ma le loro sottovesti, le loro mutande e le loro camicie saranno della qualità più comune e di dubbia freschezza e immacolatezza. E se c'è qualcosa nella toilette di una donna che dovrebbe essere immacolatamente fresco e pulito è, sottolineo, la sua biancheria intima. Seta, pizzo e batista delicata sono da preferire, se ci si può permettere, e bisogna prestare attenzione al colore. Di norma, un rosa delicato è il colore che la maggior parte degli uomini preferisce. L'atto sessuale con alcuni uomini richiede gli aggiustamenti più delicati, e le condizioni della biancheria intima possono determinare il desiderio e la capacità o l'incapacità dell'uomo di compiere l'atto. Perciò ripeto: sia che siate sposate da poco, sia che siate sposate da un quarto di secolo, assicuratevi che la vostra biancheria intima sia la migliore che le vostre possibilità vi consentano, e che sia sempre dolce, fresca e delicata. Questo vi aiuterà a conservare l'affetto di vostro marito. So che alcuni presunti saggi si faranno beffe di questa affermazione. Potrebbero dire che un affetto che può essere influenzato dal tipo e dalle condizioni della biancheria intima non vale la pena di averlo o di conservarlo. Ma cosa ne sanno questi saggi! Cosa sanno delle numerose e sottili influenze che gradualmente rafforzano o indeboliscono i nostri affetti? Seguite questo consiglio e ve ne sarete grati.

Non offendere l'estetica. Alcune donne pensano che, essendo sposate con i loro mariti, non devono a questi ultimi alcuna considerazione estetica. Le cose che avrebbero orrore di far vedere a un estraneo le fanno davanti agli occhi del marito senza esitare. Per esempio, per non menare il can per l'aia, anche se l'argomento non è piacevole, urinano in presenza del marito, o gli fanno vedere i loro pannolini mestruali sporchi, ecc. Alcuni mariti possono non farci caso; ma alcuni uomini sono molto sensibili - gli uomini in generale sono più estetici delle donne - e l'indifferenza verso la moglie può avere origine da qualche procedura volgare o antiestetica da parte della moglie. L'atto sessuale, come già detto, è un meccanismo molto delicato, ed è molto facile disorganizzarlo. È noto che in molti casi l'atto della minzione davanti all'uomo ha abolito istantaneamente il desiderio sessuale dell'uomo che era presente prima. Un uomo mi ha raccontato che, avendo notato in un armadio molti stracci sporchi di sangue mestruale, non ha potuto avere rapporti con sua moglie per diversi mesi. Potreste pensare che queste siano tutte piccole cose, ma la vita è fatta di piccole cose e molte vite coniugali sono andate in frantumi per aver trascurato le piccole cose.

Pancia alta. Evitate, se possibile, il ventre alto, il ventre grosso o quello che in linguaggio tecnico chiamiamo addome pendulo. Non c'è niente di più fatale per la bellezza della donna e per l'amore dell'uomo di un ventre grosso, e in particolare di un ventre pendulo. Le toglie la giovinezza e la rende matronale, e la matronalità è fatale al romanticismo. Non è tanto la corpulenza in generale che viene contestata: alcuni uomini, come è noto, preferiscono le donne grassocce e robuste. Ci sono tribù selvagge che preferiscono donne obese con addomi enormi, ma non è questo il caso della razza caucasica, non nei paesi civilizzati, in ogni caso, e sicuramente non negli Stati Uniti. Per prima cosa, riducete i carboidrati, fate uso di massaggi e idroterapia, camminate per ore e ore, ma riducete il vostro grande addome o, meglio ancora, non lasciatelo diventare grande. La prevenzione, qui come altrove, è molto meglio della cura.

Cattivo odore dalla bocca. Non conosco nessun altro disturbo fisico così pericoloso, così fatale per la permanenza della relazione amorosa, come un forte odore offensivo dalla bocca. Come un gas nocivo rovina una pianta delicata, così un forte cattivo odore rovina la delicata pianta dell'amore. Sì, una forte zaffata maleodorante raffredda la passione più ardente. L'opinione pubblica rimarrebbe sbalordita se sapesse quanti casi di separazione e divorzio non sono dovuti ad altro che a un cattivo odore della bocca. Pertanto, se vi capita di soffrire di questo spiacevole disturbo, non perdete tempo a rivolgervi a un medico competente e non stancatevi di curarvi, per quanto fastidioso e lungo possa essere il trattamento, finché non sarete completamente guariti. È importante per la vostra felicità.

Odori provenienti da altre parti del corpo. Gli odori provenienti da altre parti del corpo devono essere evidenti per la loro assenza. Di norma non sono necessari ausili artificiali. Bagni frequenti e pulizia generale sono sufficienti. L'odore naturale femminile - l'odore *femminile - è* piacevole, attraente e non ha bisogno di essere mascherato. Tuttavia, in presenza di un odore sgradevole proveniente dai genitali, dai piedi o dalle ascelle, è necessario applicare un trattamento adeguato; in questi casi l'uso di un profumo delicato, di una bustina o di un talco profumato è del tutto lecito. Non solo lecito, ma anche consigliabile.

Un ottimo trattamento per la sudorazione e il cattivo odore dei piedi è il seguente: immergere i piedi notte e mattina in una bacinella d'acqua a cui è stata aggiunta un'oncia (due cucchiai) di soluzione di formaldeide. Asciugare con cura e poi strofinare bene la polvere seguente. È semplice, economico ed efficace:

Acido salicilico	un dram
Acido borico	un'oncia
Allume essiccato	due once
Talco	quattro once

Un po' di polvere deve essere versata nelle calze ogni mattina e le calze devono essere cambiate molto spesso, una o due volte al giorno. Questa polvere è efficace anche contro la sudorazione e il cattivo odore delle ascelle.

Non sto dando alcun trattamento per il cattivo odore della bocca, perché questa condizione può essere dovuta a una grande varietà di cause. La causa può risiedere nel naso; può risiedere nella bocca, nei denti cariati, nella gola, nelle tonsille. Può essere dovuta a un cattivo stomaco, a qualche malattia dei polmoni, ecc. A volte è dovuto alla sovralimentazione. Ciò che sarebbe utile in una condizione potrebbe essere inutile in un'altra. La cosa giusta, quindi, è rivolgersi a un medico competente, fargli individuare la causa del disturbo e delineare il trattamento adeguato.

Leucorrea. Alcuni uomini si trovano nell'*assoluta impossibilità* di avere rapporti sessuali con una donna che sanno essere affetta da leucorrea. La sola conoscenza del fatto toglie loro la *capacità* di compiere l'atto. Li rende impotenti. Li disgusta, e il disgusto è fatale per la potenza sessuale. Solo oggi ho visto nel mio ufficio una donna che chiedeva ansiosamente consigli e cure. Era sposata da cinque anni. Ha sempre avuto la leucorrea, a partire dal quindicesimo anno di età, per quanto si ricordi. Per il resto non soffriva. Per i primi tre anni circa la sua vita matrimoniale è stata felice. Poi, in un momento sfortunato, ha raccontato al marito della sua leucorrea profusa e subito ha notato un cambiamento in lui. Non riusciva a nascondere del tutto l'espressione del suo volto. Da allora non ebbe più rapporti con lei. Fece alcuni tentativi, ma si rivelarono insoddisfacenti per entrambi e lei notò che lui si costringeva a farlo contro la sua volontà. Lei prese alcune medicine brevettate e si rivolse a un medico, ma senza alcun risultato. Ora, se non riusciva a guarire, temeva che il marito avrebbe chiesto la separazione o il divorzio. Se avete la leucorrea, curatela. E ricordate che non dovete necessariamente coinvolgere vostro marito in tutti i vostri disturbi inestetici.

Fedeltà. La fedeltà della moglie è importante quasi quanto la fedeltà. È assolutamente sleale che una moglie parli con le sue amiche o amici delle peculiarità, delle manie o delle debolezze del marito. Le peculiarità del marito, così come quelle della moglie, dovrebbero essere considerate un segreto professionale. Così come a un medico è vietato parlare con estranei dei problemi del suo paziente, allo stesso modo una moglie non dovrebbe parlare di suo marito, né un marito di sua moglie. Conosco un caso in cui un marito appena sposato era temporaneamente impotente (e la colpa era anche della moglie). Ne parlò in tutta confidenza a una sua cara amica. L'amica lo raccontò in tutta confidenza a un'altra amica. E così la cosa andò avanti finché non giunse alle orecchie del marito. Da quel momento non tentò più di avere rapporti con la moglie; ne derivò una freddezza che portò a una separazione, che persiste tuttora. La moglie implorava il perdono, ma lui non era in grado di concederlo, tanto si sentiva profondamente ferito.

Flirtare. Non flirtate. Gli uomini rischiano di fraintendervi e voi rischiate di farvi la reputazione di donna dissoluta senza averla in alcun modo meritata. Non dico che dobbiate sempre avere un'espressione di divieto e sgridare chi osa sorridervi o comunque rendere omaggio al vostro fascino femminile. Ma c'è una differenza tra un'espressione amichevole e il flirtare. Tuttavia, quando vostro marito comincia a trascurarvi, un leggero flirt può essere giustificato. A vostro marito farà *sempre* bene sapere che oltre a lui ci sono altri maschi al mondo e che alcuni di questi trovano interesse nella donna che lui considera una sua proprietà permanente ed esclusiva.

Mariti sgobboni. Non lasciate che vostro marito diventi uno sgobbone. È proprio questo che intendo. Non c'è bisogno di giri di parole. Alcuni mariti non hanno mai acquisito l'abitudine - o se l'hanno acquisita l'hanno persa in fretta - di considerare le loro mogli come delle signore. "Non è una signora, è solo mia moglie", è una battuta ben nota, ma alcuni uomini non la prendono come uno scherzo. Alcuni uomini pensano che davanti alle loro mogli possono essere sciatti e sporchi quanto vogliono. Fate capire a vostro marito che la pulizia e la freschezza non sono un attributo "limitato al sesso" e che, come un marito vuole che la moglie sia pulita, graziosa e curata, così una moglie può apprezzare le stesse qualità nel marito. Alcune donne sono molto esigenti e, pur non dicendo nulla ai loro mariti per paura di irritarli, possono pensare molto.

Assicurazione sulla vita. Ogni marito dovrebbe stipulare un'assicurazione sulla vita, per quanto gli è possibile. Questo dovrebbe essere il dovere più piacevole del marito, soprattutto quando la moglie non ha una professione propria e ci sono bambini piccoli da crescere. La mancanza di considerazione, la sconsideratezza - che definirei disonestà - da parte di molti mariti che affermano di amare le loro mogli è semplicemente straziante. Chi di noi non conosce casi di mogli raffinate con figli lasciati senza un soldo e costrette alla schiavitù salariale o addirittura a lavori umili per la negligenza dei loro mariti? Questo è accaduto anche a mogli i cui mariti guadagnavano da tre a diecimila dollari l'anno. Disattenzione, negligenza, procrastinazione... e poi era troppo tardi. Non c'è uomo che guadagni anche solo venti dollari a settimana che non abbia un'assicurazione. Una volta ero povero, molto povero. E il pensiero terrificante: "Che ne sarebbe di mia moglie e dei miei due figli se mi togliessero il lavoro all'improvviso?" mi ha fatto passare molte notti agitate e insonni. Quando ho stipulato un'assicurazione di mille dollari ho provato un certo sollievo. Ma sentivo che era insufficiente. Perciò ho fatto uno sforzo supremo e ho presto sottoscritto un'altra assicurazione di diecimila dollari. E vi assicuro che il premio annuale di duecentottantasei dollari era un peso terribile per me. In alcuni momenti mi sembrava di dovervi rinunciare. Ma mi sono privato di molte necessità (non si trattava di lussi) e ho pagato regolarmente i premi. In compenso ho passato notti tranquille. Era rassicurante sapere che se mi avessero portato via nella prima giovinezza, mia moglie, altrettanto giovane, e i miei due bambini non sarebbero rimasti senza un soldo. Sono convinto che un'assicurazione sulla vita adeguata allunghi la vita di una persona, perché elimina la preoccupazione per il futuro di moglie e figli.

Ripeto, ogni marito dovrebbe avere un'assicurazione sulla vita. E l'abitudine dello sposo di regalare alla sposa una consistente polizza di assicurazione sulla vita è molto buona. Non si tratta solo di una protezione finanziaria per la moglie, ma anche di una garanzia di buona salute per il marito.

Fare testamento. Un altro punto. Ogni marito dovrebbe fare testamento. Si tratta di un punto delicato di cui la maggior parte delle mogli esiterebbe a parlare con i propri mariti, ma il marito dovrebbe occuparsene personalmente. Un testamento non accorcia la vita di nessuno, ma è molto comodo in caso di decesso improvviso. Naturalmente, questo è particolarmente importante se ci sono dei beni. Se il marito muore senza testamento, la moglie deve affrontare un'infinità di problemi e burocrazia. Deve essere nominato un esecutore testamentario, deve prestare delle cauzioni, ecc. Se il marito lascia un testamento che nomina la moglie esecutrice unica, senza vincoli, si evitano tutti i problemi. Presumo, ovviamente, che il marito abbia perfetta fiducia nella saggezza e nell'integrità della moglie. In caso contrario, e in presenza di figli, è bene designare uno o più esecutori testamentari esterni. In ogni caso, è sempre bene che il testamento sia redatto in modo corretto e testimoniato.

CAPITOLO LXIX

UN SISTEMA DI DIVORZIO RAZIONALE

Un sistema razionale di divorzio - Tempeste e burrasche - Due lati della questione del divorzio - Aiuto esterno e problemi coniugali - Un marito che era un esempio di virtù - Il caso della dolce moglie - Il corretto scioglimento dei nodi domestici.

Naturalmente sono favorevole a un sistema di divorzio razionale. Le difficoltà, gli ostacoli, le spese di cui il divorzio è circondato nella maggior parte dei Paesi civilizzati sono semplicemente vergognose. Rendere il matrimonio più difficile e il divorzio più facile è sempre stato il mio motto. Quando la vita insieme diventa insopportabile, è meglio che marito e moglie taglino il legame e divorzino. Il divorzio è preferibile alla separazione, perché entrambi i coniugi possono condurre una nuova vita più felice. Se non ci sono figli da accudire, una semplice dichiarazione di marito e moglie, ripetuta magari dopo tre o sei mesi, dovrebbe essere sufficiente per concedere il divorzio. In presenza di figli, lo Stato dovrebbe assicurarsi che questi vengano accuditi adeguatamente prima di concedere il divorzio. Nel caso in cui una sola parte chieda il divorzio, il caso dovrebbe essere studiato attentamente da una commissione che dovrebbe includere medici e psicologi; inoltre, l'adulterio non dovrebbe essere l'unica causa di divorzio.

Sì, sono a favore di un sistema di divorzio ragionevole, razionale e semplice. Ma raccomando sempre attenzione e cautela. "Andare piano" dovrebbe essere il motto che guida marito e moglie in questi casi. Ci sono periodi nella vita di una coppia sposata in cui sembra impensabile continuare a vivere insieme; eppure passa un mese, due o un anno e marito e moglie vivono felicemente insieme e non possono credere che ci sia mai stato un attrito tra loro. Sono davvero poche le coppie che non hanno mai attraversato burrasche o tempeste, le cui vite non sono state oscurate da disaccordi, litigi e antagonismi apparentemente inconciliabili. Ma dopo la tempesta il sole tornava a splendere, e ai litigi seguivano l'armonia e la pace. Dopo di che l'amore si è intensificato. Se il divorzio fosse una questione semplice, una mera dichiarazione, molte coppie che ora vivono in armonia avrebbero divorziato, forse con loro grande rammarico.

Sì, la questione del divorzio ha due facce. Ma la riassumerei come segue: Quando c'è una vera incompatibilità di carattere, quando non c'è amore e non c'è rispetto, allora prima la coppia divorzia e meglio è, e non solo per loro ma anche per i figli, se ce ne sono. Un'atmosfera di odio e disprezzo reciproco non è un'atmosfera sana per i bambini che crescono. Ma se c'è solo irritabilità, scoppi d'ira o disaccordi che, se analizzati, possono essere ricondotti a cause temporanee e rimediabili, il motto dovrebbe essere "Andare piano", "Non avere fretta". Ci sarà sempre tempo per ottenere il divorzio. Se il divorzio è stato ottenuto, anche se ci si pente, molto probabilmente si rimarrà divorziati. Molte coppie divorziate, immagino, si risposerebbero, se non si vergognassero. Temono che li renderebbe ridicoli - e lo sarebbe - agli occhi dei loro amici.

ESTRANEI NEI GROVIGLI DOMESTICI

Se avete un disaccordo con vostro marito, cercate di risolvere il problema da soli. Non chiedete aiuto all'esterno. Ve ne pentirete. Le zampe di un estraneo sono troppo grossolane e antipatiche per intromettersi nei delicati aggiustamenti che costituiscono la vita coniugale, e dopo che avrete superato il vostro disaccordo e vivrete di nuovo in armonia vi vergognerete di guardare in faccia quella terza persona, e probabilmente serberete rancore nei suoi confronti.

Nel complesso, gli estranei non sono adatti a mischiarsi nelle differenze interne tra marito e moglie. È assolutamente impossibile per un estraneo sapere dove si trova il problema e chi è il colpevole. A volte non c'è un colpevole. Entrambi i coniugi possono avere ragione, possono essere persone adorabili eppure insieme possono formare una miscela incompatibile ed esplosiva. E poi ancora, la parte che agli occhi degli estranei può sembrare quella angelica, in realtà può essere quella diabolica. È risaputo che persone che all'esterno possono sembrare la personificazione dell'onore e della buona natura, in casa possono essere dei veri diavoli. Da tempo ho rinunciato non solo a immischiarmi, ma persino a giudicare le disarmonie domestiche. Perché è quasi impossibile per un estraneo giudicare in modo giusto. Conoscevo un marito che era considerato un esempio di virtù. E quando c'era uno scontro tra lui e la moglie, tutti erano portati a dare la colpa alla moglie. Ma poi si scoprì che il marito aveva certi modi di fare che rendevano la vita della moglie una vera tortura. E viceversa. Conosco un altro caso in cui la moglie era considerata la cosa più dolce del mondo. Aveva dei modi gentili, ma non amava il marito e gli rendeva la vita un inferno. Con autentica cavalleria lui sopportava tutto, credendo che fosse dovere di un uomo portare la propria croce. Lei gli era infedele, ma era così intelligente e astuta che né lui né gli altri lo sospettavano. Il fatto divenne dolorosamente evidente per lui, quando in una delle rare occasioni in cui si riunirono, lei lo contagiò con una malattia venerea, che lo rese inabile per molto tempo. Nessuno sapeva perché insistesse per la separazione e tutti, a eccezione del suo medico e forse di uno o due altri, lo accusavano di essere un bruto insensibile.

Ribadisco quindi che, in linea generale, i grovigli domestici dovrebbero essere sciolti dagli stessi aggrovigliatori. Non è sicuro chiamare persone estranee - parenti o amici - che rischiano di rendere il groviglio ancora più intricato e, per di più, di far ricadere la colpa sull'innocente e di conferire al colpevole il premio Montyon per la virtù e la gentilezza.

CAPITOLO L

CHE COS'È L'AMORE?

L'amore è definibile? - Sollevare un angolo del velo - Due opinioni sull'amore - La prima opinione: Il rapporto sessuale e l'amore-La seconda opinione-Il granello di verità in ognuna-La verità sull'amore-Fondamento dell'amore-Attrazione sessuale e amore-La donna frigida e il marito-Casi sconcertanti d'amore-Il paradosso-La cecità dell'amore e la visione penetrante dell'amore-Limiti dell'intimità-L'avversione fisica e la genesi dell'amore-L'accoppiamento nel regno animale-L'accoppiamento nelle razze basse-L'amore nelle persone di alta cultura-Differenza nell'amore del selvaggio e dell'uomo di cultura-Distinzioni tra gli amori-Varietà d'amore e varietà di uomini-L'amore senza desiderio sessuale-Riforma dell'amore e dell'amore. Amori-Varietà d'amore e varietà di uomini-"Amore" senza desiderio sessuale-Rafforzamento e desiderio-Cause dell'amore a prima vista-"Forze magnetiche" e amore a prima vista-Il lato patologico-Differenziazione delle fasi dell'amore-Infatuazione-Differenza tra le fasi dell'amore e dell'amore. Soddisfazione sessuale e infatuazione - Soddisfazione sessuale e amore - Infatuazione scambiata per amore - L'amore è la più misteriosa delle emozioni umane - Grande amore e felicità suprema.

Non cercherò di dare una definizione, breve o estesa, dell'Amore. Molti ci hanno provato e hanno fallito, e io non tenterò l'impossibile. Né cercherò di discutere l'amore in tutti i suoi innumerevoli dettagli.[9] Per farlo sarebbe necessario un libro molto più voluminoso di quello che avete davanti. Tuttavia, cercherò di sollevare un angolo del velo che circonda questa emozione umana più misteriosa, più sconcertante e più complessa, in modo che possiate intravedere il suo intricato meccanismo e forse capire cosa sia l'amore almeno nella sua essenza.

Amore sessuale e platonico. Esistono due opinioni molto diverse, anzi diametralmente opposte, su ciò che costituisce l'amore. Una ritiene che l'amore sia amore sessuale, attrazione sessuale, desiderio

---

[9] Per evitare confusioni, preciserò che sto parlando dell'amore tra i sessi opposti, e non dell'amore materno, dell'amore omosessuale, dell'amore per il proprio Paese, ecc.

sessuale. Per i sostenitori di questa opinione, amore e desiderio sessuale o "lussuria" sono sinonimi. E ridono e sogghignano di fronte a qualsiasi tentativo di idealizzare l'amore, di presentarlo come qualcosa di più fine e sottile, per non dire più nobile, della semplice attrazione sessuale. Chi scrive ha sentito una donna cinica - e più di un uomo - dire: "L'amore? L'amore? Non esiste. Il rapporto sessuale è amore, e non c'è altro.

L'altra opinione è che l'amore, il vero amore, l'amore ideale o, come viene talvolta chiamato, l'amore sentimentale o l'amore platonico, non abbia nulla a che fare con il desiderio sessuale, con l'attrazione sessuale. Anzi, i sostenitori di questa opinione considerano l'amore e l'attrazione sessuale - o la lussuria, come amano chiamare quest'ultima - come concetti antitetici, come reciprocamente antagonisti ed esclusivi.

Entrambe le opinioni, come spesso accade per le opinioni estreme e unilaterali, sono sbagliate. Entrambe le opinioni hanno una ragione di esistere, perché in entrambe c'è un fondo di verità. Ma un granello di verità non è tutta la verità, e se un'opinione contiene novantanove parti di non verità per una parte di verità, l'effetto dell'opinione è praticamente lo stesso che se fosse tutta falsa.

Ecco la verità, o almeno ciò che penso sia la verità, come mi appare dopo molti anni di riflessione e di osservazione.

Il fondamento dell'amore. Il *fondamento*, la *base* di ogni amore è l'attrazione sessuale. Senza attrazione sessuale, in misura maggiore o minore, non può esistere l'amore. Se la prima manca del tutto, il secondo non può esistere. Questo può essere preso come un assioma. Alcuni possono chiamarlo amore, ma analizzandolo si scopre che non è così. Può essere amicizia, può essere gratitudine, può essere rispetto, può essere pietà, può essere abitudine, può essere persino un *desiderio* o una *disponibilità* ad amare o a essere amati, ma non è amore. L'esperienza lo ha dimostrato in migliaia e migliaia di tristi casi. La ragazza che sposa un uomo fisicamente ripugnante per lei, che *non* prova *alcuna* attrazione fisica e sessuale per lei, pur provando per lui tutti i sentimenti sopra citati, cioè amicizia, gratitudine, rispetto e pietà, si sta preparando un giaciglio senza gioia su cui dormire. A meno che non appartenga a quella classe di donne che chiamiamo frigide, cioè che sono prive di qualsiasi desiderio sessuale e non sentono il bisogno di relazioni sessuali. Una donna del genere può essere abbastanza o addirittura molto felice con un marito che la respinge fisicamente, ma che le piace o rispetta. E ciò che ho detto per la moglie si applica con ancora più forza al marito. Un uomo che sposa una donna che gli è fisicamente antipatica è un pazzo criminale.

Ripeto, l'attrazione sessuale e fisica è la *base*, il fondamento dell'amore. È vero che vediamo alcuni casi di amore che ci lasciano perplessi. Non riusciamo a capire cosa "lui" abbia visto in "lei" o cosa "lei" abbia visto in "lui". Ma ricordiamo questo paradosso che, per quanto paradossale, è comunque vero: L'Amore è cieco, ma vede anche in modo acuto e penetrante; vede cose che noi, che siamo indifferenti, non possiamo vedere. La cecità dell'Amore la aiuta a non vedere certi difetti che sono ben visibili a tutti gli altri; ma, d'altra parte, la sua visione penetrante la aiuta a vedere le buone qualità che sono invisibili agli altri. E una persona sgradevole può possedere alcune qualità *fisiche* compensative, come l'ardore passionale o il forte potere sessuale, che la rendono irresistibile per un membro del sesso opposto.

Ma la bellezza, la bruttezza o la deformità hanno i loro limiti, e sfido chiunque a portare un caso autentico in cui un uomo si sia innamorato di una donna - o viceversa - che aveva un enorme tumore su un lato del viso, che la faceva sembrare una mostruosità, o il cui naso era infossato a causa del lupus o della sifilide, o la cui guancia era mangiata dal cancro. L'amore in queste circostanze è assolutamente impossibile, perché c'è un'avversione fisica e l'avversione fisica è fatale alla *genesi* dell'amore. Un uomo che ha amato una donna può continuare ad amarla anche dopo che questa è stata sfigurata da una malattia, ma non può innamorarsi di una donna simile.

Ripeto, quindi, e confido che sarete d'accordo con me su questo punto: l'attrazione sessuale è il fondamento di ogni amore tra i sessi opposti. Quando manca l'attrazione sessuale potete dare al sentimento qualsiasi altro nome scegliete: non sarà amore.

Altri requisiti. Ma le fondamenta non sono un'intera struttura. Per assicurare la stabilità di un edificio di alto livello dobbiamo dotarlo di buone e solide fondamenta; ma le fondamenta non fanno l'edificio. Questo rimane ancora da costruire. Così l'attrazione sessuale è il fondamento di ogni amore, ma *non* costituisce l'amore. Sono necessari molti altri fattori, molte altre pietre meravigliose prima che la meravigliosa struttura chiamata amore venga realizzata. Questa meravigliosa struttura a volte sorge in un batter d'occhio, come per il tocco di una bacchetta magica - chi non ha visto o sentito parlare di casi di "amore a prima vista!" - ma la rapidità della crescita della struttura chiamata Amore non ci impedisce di affermare che per il suo completamento sono necessarie molte pietre, molto materiale variegato e un forte cemento. Le fate a volte lavorano molto velocemente.

Una piccola riflessione mostrerà chiaramente che l'amore non è solo amore sessuale, non è solo un desiderio di appagare l'istinto sessuale. Se l'amore fosse solo un desiderio sessuale, allora un membro del sesso opposto, o almeno un membro attraente, sarebbe uguale all'altro. E in effetti negli animali e nelle razze inferiori, dove l'amore come lo intendiamo noi non esiste, è così. Per un cane maschio qualsiasi femmina è buona come un'altra, e viceversa. I gatti non sono particolari nella scelta delle loro compagne, né lo sono le mucche, i cavalli, ecc. Lo stesso vale per le razze selvagge primitive e persino per le classi inferiori non istruite delle cosiddette razze civilizzate. Per l'ottentotto, il boscimano australiano o il contadino russo una donna vale l'altra. Se il maschio di una razza bassa ha una qualche preferenza, sarà a favore della donna che ha un po' di proprietà.

In realtà, io affermo che il vero amore, il vero amore, è un sentimento nuovo, un sentimento relativamente moderno, assente nelle razze inferiori e che raggiunge il suo massimo sviluppo solo nelle persone di alta civiltà, cultura e istruzione.

Si potrebbe sollevare la banale obiezione che "la natura umana è la natura umana", che tutti i nostri sentimenti sono nati con noi e come tali sono stati ereditati, che sono stati con noi per milioni di anni e che non possiamo dare *origine a* nessun sentimento completamente nuovo. È vero da un certo punto di vista. Non possiamo nemmeno dare origine all'intelletto. Il germe dell'intelletto, con tutte le sue possibilità potenziali, era presente nei nostri antenati primitivi che si arrampicavano sugli alberi. Ma così come c'è differenza tra l'intelletto di un boscimano australiano e quello di uno Spinoza, di uno Shakespeare, di un Darwin, di un Victor Hugo, di un Goethe o di un Gauss, c'è altrettanta differenza tra l'amore di un selvaggio primitivo e quello dell'uomo moderno altamente colto. L'amore o il cosiddetto amore dell'uomo (e della donna) primitivo o ignorante è una cosa semplice ed è praticamente equivalente a un desiderio di gratificazione sessuale. L'amore dell'uomo e della donna veramente colti e altamente civilizzati, pur essendo ancora *basato* sull'attrazione sessuale, è un sentimento così complesso e così dominante che sfida completamente ogni analisi, ogni tentativo di dissezione, come sfida ogni tentativo di sintesi, di costruzione artificiale.

Come già detto, alcuni scrittori cercano di fare una chiara distinzione tra l'amore sensuale e quello sentimentale; molte risme di carta sono state consumate nel tentativo di differenziare l'uno dall'altro; il primo è chiamato amore animale o lussuria; il secondo amore puro o amore ideale; la prima varietà di amore è detta egoista, egoista, l'altra auto-sacrificante, altruista. Queste distinzioni sono molto belle, ma hanno un significato molto limitato. Non esiste una linea di demarcazione netta tra le due varietà di amore, e una si fonde impercettibilmente nell'altra. La maggior parte, se non tutte, le nostre azioni e i nostri sentimenti apparentemente altruistici hanno un substrato egoistico; e la qualità dell'amore dipende dall'amante. In altre parole, non esistono due varietà separate e distinte di amore, ma esistono varietà separate e distinte di uomini. Un uomo fine e nobile amerà in modo fine e nobile; un uomo rozzo e brutale amerà in modo rozzo e brutale. Un uomo fine e nobile può non amare affatto, ma non può amare in modo grossolano ed egoista; e un uomo grossolano e brutale non può mai amare in modo nobile e disinteressato. Il che significa ancora una volta che la differenza non è insita nell'amore, ma nell'amante.

Ma dire che un uomo può amare profondamente una donna e non avere alcun desiderio sessuale per lei è un'assurdità. Un uomo che ama una donna e non vuole possederla (per usare un brutto verbo antico) non la ama, oppure è completamente impotente. Qualunque sia il sentimento che prova per lei, non è amore. Può astenersi dall'avere rapporti sessuali con lei se le circostanze sono tali che i rapporti sessuali possono portare all'infelicità e alla sofferenza di lei, ma astenersi dal fare una cosa, quando la ragione e il giudizio ci portano ad astenerci, non significa non volere quella cosa.

Amore a prima vista. Non c'è nulla di più assodato del fatto che una persona possa innamorarsi appassionatamente e inguaribilmente di una persona di sesso opposto al primo sguardo, in un batter d'occhio, nel senso letterale del termine. Può bastare uno sguardo. E tale amore può esistere fino alla fine della vita e può portare, se ricambiato, alla felicità suprema o, se non ricambiato, alla più profonda infelicità.

Non si sa cosa provochi l'amore a prima vista. Alcuni hanno suggerito che l'oggetto amato mette in moto o in fermentazione alcune secrezioni interne (ormoni) nell'amante che non possono essere "soddisfatte" o "neutralizzate" se non da quella persona; e il possesso dell'oggetto amato diventa una necessità fisica. Questa spiegazione non significa nulla. È un'ipotesi insuscettibile di essere dimostrata. Ma qualunque sia la causa dell'amore a prima vista, si tratta di un fenomeno così misterioso da dare ai mistici e ai metafisici una giustificazione per i loro discorsi sulle "correnti elettriche" e sulle "forze magnetiche". Anche queste frasi non significano nulla, ma sono un tentativo di spiegare la repentinità e l'irresistibilità dell'attacco. L'attrazione dell'amore a prima vista è così potente che si sa che le persone attraversano continenti e oceani solo per intravedere l'oggetto amato; e si sa che le persone sacrificano *tutto - la loro* carriera, i loro beni materiali, la loro posizione sociale, il loro onore, e persino la loro moglie e i loro figli, per ottenere il loro oggetto. E una madre può rinunciare ai figli che ama più della vita, può rischiare l'ostracismo e il disonore, solo per stare con l'oggetto del suo amore. Questo dimostra che l'amore, allora, diventa patologico, perché è patologico qualsiasi sentimento che padroneggia così completamente un individuo che è disposto a sacrificare tutto ciò che ha al mondo.

Infatuazione e innamoramento. Sebbene, come detto, il sentimento dell'amore non si presti facilmente alla dissezione, all'analisi, possiamo comunque differenziarne alcune fasi. Possiamo distinguere tra "essere innamorati", "infatuazione" e "amore". L'innamoramento è, come appena indicato, un fenomeno patologico, morboso. La persona innamorata non è in condizioni normali. Non può vedere nulla, non si può discutere con lui, per quanto riguarda il suo amore. Lei è l'acme della perfezione, fisica, mentale e spirituale; nessuno può essere paragonato a lei. E, naturalmente, l'uomo è ansioso di sposare l'oggetto del suo amore, a meno che non si frappongano ostacoli insuperabili, ad esempio se l'uomo è già sposato.

L'infatuazione può essere forte come qualsiasi sentimento di "innamoramento". Ma con questa differenza. Nell'infatuazione l'uomo può sapere che l'oggetto dell'infatuazione è indegno, può disprezzarlo, può odiarlo, può pregare per la sua morte, può fare di tutto per superare l'infatuazione. In breve, l'infatuazione è un sentimento, principalmente fisico, che l'uomo può analizzare, di cui può riconoscere l'indegnità e l'assurdità, ma che non è in grado di resistere o superare. Si sente stregato, si sente preso in una rete, è ansioso di strappare le maglie della rete, ma non è abbastanza forte per farlo.

E questo è un buon modo per distinguere l'innamoramento dall'infatuazione. Se è innamorato, l'uomo non vuole liberarsi dalle sue catene; non vuole smettere di amare o di essere innamorato. Quando è infatuato, l'uomo spesso usa la sua massima forza di volontà per spezzare le catene. La soddisfazione sessuale è spesso sufficiente a infrangere l'infatuazione; non è sufficiente a distruggere l'amore, ma spesso lo rafforza e lo eternizza.

Né l'innamoramento né l'infatuazione possono durare "per sempre"; sono malattie acute ad alta tensione e di durata relativamente breve. L'infatuazione può trasformarsi in indifferenza o disgusto; l'innamoramento può trasformarsi in indifferenza, odio o in vero amore, un amore stabile e duraturo.

In questo modo si risponderà alla domanda che spesso viene posta: Come vanno a finire i matrimoni che sono il risultato di una passione improvvisa e violenta o di un amore a prima vista? Non si possono dare regole ferree adatte a tutti i casi. Alcuni si rivelano molto infelici: i coniugi scoprono gradualmente di essere del tutto inadatti l'uno all'altro, che i loro temperamenti sono incompatibili, che i loro punti di vista, le loro idee, i loro gusti e le loro antipatie sono diversi. In alcuni casi, quello che doveva essere un grande amore si rivela presto una semplice infatuazione. Seguono la sazietà e il disgusto. In altri casi, invece, come già detto, la passione improvvisa si trasforma in un amore caldo e duraturo e le persone vivono felici e contente.

Il dottor Nyström racconta il caso di un importante medico francese, di alto livello sociale e scientifico, che vide per caso una giovane ragazza per strada. Non aveva la minima idea di chi fosse. Ne fu irresistibilmente attratto. La seguì, salì sullo stesso omnibus e si recò alla casa in cui lei era entrata, suonò il campanello, si presentò, chiedendo scusa per la sua intrusione, ma fu allontanato. Tornò, le spiegò la sua ardente passione e le chiese il permesso di visitare i genitori di lei, gente benestante in campagna, e il culmine fu un amore reciproco e un matrimonio felice.

Molti di noi conoscono casi simili. Ma di norma l'amore che si sviluppa lentamente è più affidabile della fiamma che scoppia all'improvviso.

L'amore è la più complessa, la più misteriosa, la più inanalizzabile delle emozioni umane. Si basa sulla differenza di sesso, sull'attrazione di un sesso per un altro. È favorito dalla bellezza fisica, dalla delicatezza, da una sessualità normale, da un carattere fine, da aspirazioni elevate, dalla cultura e dall'educazione, da interessi comuni, dalla gentilezza e dalla considerazione, dalla pietà, dall'abitudine e da mille altri sottili sentimenti, qualità e azioni, che sono difficili da classificare o enumerare.

Un grande amore, molto ricambiato, è di per sé in grado di rendere un essere umano sommamente felice. *Nient'altro lo è.* Altre cose, come la ricchezza, il potere, la fama, il successo, le grandi scoperte, possono dare una suprema soddisfazione, un grande appagamento, ma la felicità suprema e piena è solo il dono di un grande amore. Tali amori sono rari e i mortali che li raggiungono sono invidiati dagli dei. Ma un grande amore, non corrisposto, soprattutto quando ad esso si aggiunge il sentimento della gelosia, è la più spaventosa delle torture; schiaccerà un uomo come nient'altro, e le vittime di questa catastrofe emotiva sono compatite dagli abitanti del più basso inferno.

CAPITOLO LI

GELOSIA E COME COMBATTERLA

La gelosia è la più dolorosa delle emozioni umane-Danni alla salute-Capriccio mentale-Gelosia come emozione primitiva-Gelosia nel pensatore avanzato e nel selvaggio-Gelosia nel bambino-Sentimenti e fattori ambientali-Fattori essenziali-Vanità-Rira-Dolore-Invidia-La gelosia del marito impotente-Caratteristiche antisociali-Il marito geloso e infedele-Mezzi per sradicare il male-Iwan Bloch sulla questione-Il prof. Robert Michels - Osservazione del Prof. Von Ehrenfels - Havelock Ellis sulla variazione delle relazioni sessuali - Idee avanzate - La donna come oggetto dell'uomo - Il cambiamento e il mutamento - Insegnare ai bambini - Lanciare epiteti contro la gelosia - Unioni libere e gelosia - Sentimenti, azioni e opinione pubblica - La moglie adultera dei giorni nostri - La gelosia che sconfigge il suo stesso oggetto - La gelosia degli oggetti inanimati.

Chi è stato così sfortunato da sperimentare i morsi - o le zanne - della gelosia ammetterà prontamente che si tratta di una delle emozioni più dolorose, se *non* addirittura la più dolorosa, di tutte le emozioni umane. La sofferenza che infligge alle sue vittime è indescrivibile. Nessun'altra emozione umana colpisce così tanto il corpo, sconvolge così tanto la mente, altera così tanto ogni funzione, come la gelosia. La tortura che provoca rende chi ne soffre un oggetto davvero pietoso: la perdita completa del sonno e dell'appetito può portare a un grave deterioramento della salute, mentre la rabbia che spesso provoca può portare alla pazzia vera e propria, o comunque a un grande disturbo mentale. A ragione la fantasia popolare ha immaginato questa emozione maledetta come un mostro dagli occhi verdi.

La gelosia è un'emozione primitiva. È presente non solo nelle razze primitive, ma anche negli animali. Ed essendo un'emozione primitiva, difficilmente potremo sperare di riuscire a sradicarla del tutto. Non nell'immediato futuro, almeno. Ma possiamo modificarla.

L'affermazione spesso sentita che "la natura umana è la natura umana" è solo una mezza verità banale. La parte fondamentale della natura umana - il desiderio di felicità e di evitare la sofferenza - non può essere cambiata, né vorremmo cambiarla se potessimo. Significherebbe la scomparsa della razza umana. Ma che molte delle nostre emozioni primitive possano essere notevolmente modificate dalla cultura, da nuovi standard, da nuovi ideali di moralità, su questo non ci sono dubbi.

Come l'amore nell'uomo moderno è un sentimento completamente diverso da quello che era nell'uomo primitivo, così la gelosia nel pensatore avanzato è un sentimento diverso da quello che era nel selvaggio; e con l'educazione e la vera cultura può essere ulteriormente modificata. Speriamo che in futuro - non mi azzardo a dire quanto presto arriverà - questo sentimento dannoso, degradante e antisociale possa essere interamente o quasi sradicato dal petto dell'uomo.

Il desiderio primitivo - e questo desiderio primitivo della razza è ancora pienamente esibito dai bambini - è quello di appropriarsi di tutto ciò che di bello o utile ha qualcun altro e che noi non abbiamo. Ma la nostra educazione e le nostre norme culturali, compresa la paura delle punizioni, hanno talmente represso questo desiderio, lo hanno messo così profondamente in secondo piano, che gli esseri umani normali non lo sentono quasi per niente.

Sono solo le persone educate in modo scorretto, i malati di mente e coloro che non sono in grado di adattarsi all'ambiente che li circonda ad avere ancora questo sentimento primitivo di prendere o rubare. E così per molti altri sentimenti ed emozioni; e così per la gelosia.

Se noi, alla prima avvisaglia di una manifestazione di gelosia da parte di un bambino, la disapprovassimo, se spiegassimo al bambino o all'adolescente che la gelosia è un sentimento meschino e degradante, che è un sentimento di cui vergognarsi, un sentimento da nascondere e non da ostentare o di cui essere orgogliosi - come fanno alcuni oggi - allora la gelosia si manifesterebbe in un numero molto minore di individui, e coloro che hanno la sfortuna di esserne attaccati cercherebbero di reprimerla, di nasconderla, di superarla, così che alla fine diventerebbe più pallida e meno acuta e le sue conseguenze sarebbero meno significative, meno disastrose sia per la vittima che per le persone interessate. I sentimenti, ricordiamolo, non sono cose spontanee, non influenzate da alcun fattore ambientale. I sentimenti sono come le piante: in un ambiente si può favorire la loro crescita e farli sviluppare in modo rigoglioso; in un altro ambiente si può ridurre la loro crescita e strangolarli.

Per poter inibire la crescita del demone della gelosia, dobbiamo imparare qual è la sua essenza e quali sono i fattori che ne favoriscono lo sviluppo.

CAUSE DELLA GELOSIA

Il fattore essenziale della gelosia è la *paura*. La paura di perdere l'oggetto amato, la paura di perdere la persona che ci dà soddisfazione sessuale o la semplice paura economica di perdere un fornitore materiale. Quest'ultimo tipo di paura, ovviamente, si manifesta più spesso - anche se inconsciamente - nelle donne. Le donne che non provano amore per i loro mariti sono tuttavia spesso ferocemente gelose, perché consciamente o inconsciamente temono che i loro mariti possano abbandonarle per altre donne e che quindi si trovino in una condizione economica precaria.

Un altro fattore di gelosia è la *vanità* ferita. Non ci piace sentire che qualcuno è considerato superiore a noi. Questo sentimento di vanità ferita è presente in altre varietà di invidia o rivalità. Una persona che perde in una gara o che ottiene un voto più basso all'esame rispetto al suo rivale può essere pervasa da un sentimento di invidia e odio di intensità quasi pari, anche se mai così dolorosa, alla gelosia sessuale.

Un altro fattore di gelosia è la *rabbia* per la perdita di ciò che consideriamo di nostra proprietà. Nell'attuale ordinamento sociale, l'uomo considera la moglie una sua proprietà assoluta, e così la moglie considera il marito. C'è rabbia per il fatto che un estraneo osi derubarci o servirsi della nostra proprietà, proprio come ci sarebbe rabbia se un ladro venisse a derubarci di un bene materiale di valore. Questa rabbia o collera che fa parte della gelosia non è un segno d'amore. È molto lontana dall'esserlo. Perché si manifesta anche in uomini e donne che non hanno un briciolo di amore per il proprio coniuge; si manifesta in coniugi che non hanno altro che odio e disgusto per il proprio partner.

Un altro fattore importante è il *dolore*, il dolore per il fatto che la persona che amiamo ha smesso di amarci. Quando amiamo una persona e il nostro amore non è ricambiato, proviamo un dolore che può raggiungere il grado di agonia, anche quando non c'è nessun rivale in campo. Ma quando una persona che ci amava ha smesso di amarci - o lo immaginiamo - e ha trasferito l'amore a un'altra persona, il dolore è molto più grande.

Faccio una digressione per affermare che il timore che una persona abbia smesso di amarci perché ama un'altra è spesso infondato. Si basa sull'idea errata e viziosa che un uomo non possa amare due donne allo stesso tempo, o che una donna non possa amare due uomini allo stesso tempo. Gli psicologi, in particolare quelli che hanno studiato in modo particolare la psicologia sessuale, sanno che questa idea è falsa. Sanno che l'amore può essere diretto contemporaneamente verso due o tre individui. Sanno che un secondo amore non solo non distrugge o diminuisce necessariamente un primo amore, ma può approfondire e rafforzare quest'ultimo.

Un altro elemento è la pura *invidia*. Si tratta di invidia per il fatto che qualcuno abbia ciò che noi non abbiamo, o che abbiamo ma rischiamo di perdere. Così come invidiamo agli altri un'automobile, una bella casa, una posizione sociale elevata, ecc. quando noi non li abbiamo o ne siamo stati privati.

Un punto che vorrei menzionare è che se i mariti che sono diventati impotenti - avendo perso sia il desiderio che la potenza, ma soprattutto quest'ultima - diventano gelosi, la loro gelosia non conosce limiti. Nessun uomo fortemente potente raggiunge mai la stessa intensità di gelosia che raggiunge un uomo sessualmente debole o impotente. La consapevolezza che un altro uomo lo ha soppiantato e che lui stesso non potrebbe sostituirlo *nemmeno se gli fosse permesso,* lo riempie di rabbia impotente; e, come è noto, la rabbia impotente è sempre più intensa di quella potente. Le donne sono esenti da questo tipo di rabbia, perché non sono mai impotenti in questo senso. (Possono essere frigide, ma non sono mai prive della *potentia coeundi*, tranne in casi estremamente rari di *atresia vaginae* o di assenza dei genitali esterni).

Ci sono molte altre componenti che vanno a formare questa gelosia da "regina dei tormenti" o "re dei torturatori", ma quelle che ho elencato sono quelle essenziali.

Che cosa sono? Paura, vanità, rabbia, invidia e dolore. Nessuna di queste qualità è ammirevole, nessuna, ad eccezione della prima e dell'ultima, merita la nostra compassione. Tutte qualità antisociali e anti-individuali. Non si dovrebbe fare tutto il possibile per sradicare una simile erbaccia, che trae il suo sostentamento da radici ognuna delle quali è intrisa di veleno?

Ci è stato detto che nel nostro stato primitivo la gelosia era un istinto sociale; che uccidendo e allontanando i rivali contribuiva a fondare e consolidare la famiglia e a mantenerla pura. Non mi interessa entrare in questa sede in una discussione su questo punto. Ma qualunque ruolo utile possa aver svolto la gelosia in epoche remote (dubito che lo abbia fatto), oggi è un'emozione del tutto inutile, del tutto viziosa, del tutto antisociale e anti-individuale. Si oppone alla vita sociale e distrugge la felicità individuale. E si dovrebbe fare tutto il possibile per soffocarla, strangolarla, eliminarla completamente dalla vita umana.

Sì, non trovo alcun compenso per la gelosia; non trovo posto per essa nella nostra vita moderna e sono completamente d'accordo con Forel, che definisce la gelosia "un'eredità degli animali e dei barbari". "È quello che vorrei dire", dice, "a tutti coloro che, in nome dell'onore offeso, le concedono diritti e la pongono addirittura su un piedistallo. Per una donna è dieci volte meglio sposare un infedele che un marito geloso.... La gelosia trasforma il matrimonio in un inferno.... Anche nella sua forma più moderata e normale, la gelosia è un tormento, perché la diffidenza e il sospetto avvelenano l'amore. Si sente spesso parlare di gelosia giustificata. Io sostengo che la *gelosia non è mai giustificabile*; è sempre un'eredità stupida e atavica, oppure un sintomo patologico".

Ma si può fare qualcosa per sradicare questa emozione angosciante e tormentosa? Io credo di sì, e le vie e i mezzi per sradicare questo male si troveranno analizzando le sue componenti. Forse non riusciremo a distruggere tutte le componenti, ma se ne distruggeremo la maggior parte molto sarà stato fatto.

I fattori alla base della gelosia sono: l'istinto primitivo, presente anche in molti animali, le nostre idee etiche e religiose e il nostro sistema economico. L'istinto primitivo possiamo reprimerlo e modificarlo; difficilmente possiamo sperare di sradicarlo del tutto. Ma possiamo cambiare le nostre idee e il nostro sistema economico. È più facile cambiare le idee che un sistema, ed è dalle idee che dobbiamo iniziare.

La prima idea che dobbiamo cercare di distruggere è che sia impossibile per un essere umano amare più di un altro essere umano allo stesso tempo. Dobbiamo dimostrare che l'amore dell'uomo e della donna moderni, colti ed estetici, è un sentimento estremamente complesso, e che un uomo può amare profondamente e sinceramente una donna per certe qualità e altrettanto profondamente e sinceramente un'altra donna per certe altre qualità. Naturalmente, l'amore non può essere misurato a metro o a moggio, né può essere pesato sulla più delicata bilancia chimica. E può essere impossibile stabilire se l'uomo ami entrambe le donne allo stesso modo o se ami una donna più dell'altra. Ma che un amore non ne escluda un altro, che possa addirittura intensificare l'altro amore, questo è certo, ed è l'opinione di ogni sessuologo avanzato.

Max Nordau, un uomo di alti e austeri ideali, un uomo che nessuno accuserà di tendenza alla licenziosità, dice nel suo Bugie convenzionali: "Può sembrare molto scioccante, eppure devo dirlo: possiamo anche amare *più* individui allo stesso tempo, con una tenerezza quasi uguale, e non mentiamo necessariamente quando assicuriamo a ciascuno la nostra passione. Per quanto possiamo essere profondamente innamorati di un certo individuo, *non cessiamo di essere* suscettibili all'influenza dell'intero sesso".

E Iwan Bloch, che non è mai stato il più grande ricercatore nel campo della sessuologia, pone la domanda: "È possibile che una persona sia *contemporaneamente* innamorata di più individui?". E subito dice: "A questa domanda rispondo con un "sì" incondizionato". E dice ancora: "È proprio la straordinaria e molteplice differenziazione spirituale della moderna umanità civilizzata che dà luogo alla possibilità di un tale amore simultaneo per due individui. La nostra natura spirituale presenta le più svariate colorazioni. È difficile trovare sempre i complementi corrispondenti in un unico individuo".

Il Prof. Robert Michels afferma: "È volontà della Natura che il maschio normale provi una continua e potente attrazione sessuale verso un numero considerevole di donne.... Nel maschio gli stimoli in grado di suscitare l'eccitazione sessuale (questo termine non va inteso qui in senso grossolanamente fisico) sono così straordinariamente molteplici, così ampiamente differenziati che è del tutto impossibile che una sola donna li possieda tutti".

Il Prof. von Ehrenfels osserva argutamente che se fosse un precetto morale che un uomo non dovrebbe mai avere rapporti *più di una volta nella sua vita* con una donna in particolare, questo corrisponderebbe molto meglio alla natura del maschio normale e gli costerebbe molta meno forza di volontà di quella necessaria per vivere all'altezza delle richieste convenzionali della monogamia.

E Havelock Ellis afferma cautamente: "Un certo grado di variazione è coinvolto nelle relazioni sessuali, come in tutte le altre relazioni, e se non vogliamo continuare a perpetuare *molti mali e ingiustizie*, questo fatto deve essere affrontato e riconosciuto".

Ho dedicato molto spazio a questo argomento e, contrariamente alla mia abitudine, ho citato delle "autorità", perché considero questo punto della massima importanza; è il primo passo per combattere il demone della gelosia. Se le nostre mogli, fidanzate e fidanzati potessero convincersi della verità che l'interesse o addirittura l'affetto di un uomo verso un altro membro del sesso femminile non significa la morte dell'amore, o addirittura una diminuzione dell'amore, metà della battaglia sarebbe vinta. Metà dell'infelicità, metà dei litigi, metà dell'autotortura, metà delle case distrutte, in breve, metà del regno tirannico del demone della gelosia, sarebbero scomparsi.

Dobbiamo insegnare alle nostre donne e ai nostri uomini questa verità, insegnarla fin dalla pubertà. Dobbiamo mostrare loro che non tutte le donne possono necessariamente riempire l'intera vita di un uomo, che non tutte le donne possono necessariamente occupare ogni angolo della mente e del cuore di un uomo, e che non c'è nulla di umiliante per la donna in questa idea (e *viceversa*). Bisogna insegnarle a non trovare nulla di vergognoso, doloroso o degradante in un simile pensiero. So che queste idee sono un po' in anticipo sui tempi, ma se nessuno proponesse mai idee avanzate perché sono avanzate, non ci sarebbe mai alcun progresso.

Allora dobbiamo insegnare ai nostri uomini che quando sposano una donna, questa non diventa un loro oggetto, un pezzo di proprietà che nessuno può toccare, nessuno può guardare o sorridere. Una donna può essere una moglie molto buona e fedele e continuare a godere della compagnia di altri uomini, della pressione della mano di un altro uomo o - *orribile dictu* - *persino di* un bacio occasionale.

Allora dobbiamo insegnare ai nostri uomini *e alle nostre* donne che non c'è nulla di vergognoso o umiliante nell'essere rimpiazzati da un rivale. Il cambiamento può essere una vergogna per chi cambia e non per chi è cambiato. Non significa affatto che il cambiamento sia avvenuto perché il rivale è superiore; è risaputo che spesso il rivale è inferiore. Spesso il cambiamento avviene non perché chi cambia è salito, ma perché è sceso, è peggiorato. E spesso chi cambia lo sa bene.

Inculcando queste idee si eliminerebbe il sentimento di vanità ferita che è una componente così importante del sentimento di gelosia.

Inoltre, dobbiamo insegnare ai nostri figli fin dalla più tenera età che la gelosia non è "bella", che è un sentimento meschino, che è un segno di debolezza, che è degradante per la persona che la prova e soprattutto per quella che la manifesta. Le idee inculcate fin dall'infanzia hanno un'influenza potente e le varie idee sopra esposte *avrebbero* un'indubbia influenza nel ridurre al minimo gli effetti mefitici e distruttivi del sentimento della gelosia. Le persone educate correttamente riusciranno sempre a controllare o a sopprimere alcuni istinti o emozioni non vitali su cui la società mette il suo timbro di disapprovazione, che considera "non belli" o disdicevoli.

Sono quindi ottimista per quanto riguarda l'eventuale sradicamento del maggior numero di componenti del sentimento antisociale della gelosia. E quando la donna raggiungerà l'indipendenza economica, allora scomparirà un'altra componente dell'istinto di gelosia: il terrore di perdere un fornitore e di rimanere in povertà.

Gelosia non verso i rivali. La gelosia non deve necessariamente esprimersi solo nei confronti di un rivale sessuale. Una persona può essere gelosa di persone che non possono mai essere rivali sessuali; la gelosia non deve necessariamente riguardare le persone, ma può riguardare oggetti inanimati, il lavoro, la professione o l'hobby di una persona. Così una moglie può essere intensamente gelosa della madre del marito, verso la quale egli è molto affettuoso o semplicemente gentile e premuroso. Può essere gelosa dei propri figli se nota o immagina che il padre li ami intensamente o che trascorra molto tempo con loro. Può essere gelosa dei suoi amici maschi, e molti mariti hanno dovuto rinunciare non solo alle sue conoscenze femminili, ma anche agli amici maschi di una vita, per mantenere la pace in famiglia. Una moglie può essere ferocemente gelosa del successo e della reputazione del marito, e non sono rari i casi in cui la moglie ha posto ogni possibile ostacolo al marito, per farlo fallire nel suo lavoro, per fargli produrre lavori mediocri, tutto per paura che il suo successo gli facesse guadagnare ammiratori, che magari lo avrebbero portato via da lei. Si sa che le mogli fanno di tutto per *esaurire* e indebolire i mariti, per renderli fisicamente poco attraenti, pur di tenerseli. E questo sentimento primitivo, infantile e selvaggio, questo desiderio di monopolio esclusivo è così forte che *non c'è nulla* che una moglie, un'amante o un'amante gelosa non faccia per trattenere l'uomo, per riconquistarlo o, avendolo perso irrimediabilmente, per vendicarsi. Quanto detto per la donna è applicabile con la stessa forza all'uomo. È un grave errore ritenere che la gelosia sia una prerogativa della donna, una sua caratteristica peculiare, o addirittura che sia più forte in lei che nell'uomo. Un uomo può essere selvaggiamente geloso quanto una donna e soffrire le stesse torture dell'inferno.

La gelosia sconfigge il suo oggetto. Una delle caratteristiche peggiori della gelosia è che sconfigge il suo stesso obiettivo. Ci è stato detto, come già detto, che un tempo la gelosia era un istinto razziale, che spaventando i rivali aiutava a fondare la famiglia e a mantenerla casta e pura. Oggi è vero il contrario. Più di un uomo, accusando la moglie innocente di infedeltà e torturandola con sospetti infondati, l'ha spinta tra le braccia di un amante. Siamo tutti più o meno suscettibili alla suggestione e, sospettando continuamente una moglie di una relazione amorosa o illecita, un uomo può impiantare il seme della suggestione in modo così forte da farlo crescere rigoglioso e rendere la moglie incapace di resistere alla tentazione suggerita. E molto spesso è proprio il marito a suggerire l'amante. "Sì, non cercare di negarlo. È inutile. So che hai rapporti con X, so che sei la sua amante". Lui continuava a ripeterlo così spesso alla sua giovane moglie, assolutamente irreprensibile e innocente, e la rendeva così miserabile con la sua maleducazione e brutalità che un giorno lei andò nelle stanze di X e divenne la sua amante. E da allora poté sopportare con equanimità gli sfoghi del marito. "Se ho il nome, tanto vale avere il gioco", è una buona dose di saggezza psicologica. E un marito dovrebbe stare molto attento anche solo a sospettare ingiustamente di una moglie, facendo così il primo passo per rendere reali i suoi sospetti infondati e giustificate le sue accuse ingiuste. E, naturalmente, ciò che vale per il marito vale anche per la moglie. Molte mogli hanno spinto il marito indolente nelle mani di prostitute o amanti a causa delle sue incessanti angherie, delle false accuse e degli epiteti feroci rivolti a tutte le sue amiche e conoscenti.

Sì, da qualsiasi punto di vista la si consideri, la gelosia è un sentimento meschino, cattivo e miserabile. Il fatto che sia un sentimento più o meno universale, che "non possiamo farne a meno", non lo rende meno meschino, meno cattivo, meno miserabile.

Non credo che caratterizzare la gelosia nel modo in cui merita di essere caratterizzata, chiamandola sentimento vergognoso, selvaggio, primitivo, eccetera, la bandisca subito dai petti degli uomini e delle donne in cui ha trovato un posto fisso; lanciare epiteti su di essa non la indurrà a sciogliere i suoi artigli. Purtroppo, so fin troppo bene che le nostre emozioni sono più forti della nostra ragione; l'uomo o la donna il cui povero cuore rosicchia la gelosia giorno e notte non è suscettibile di ragione, non è curabile con gli argomenti; tutto ciò che possiamo fare è simpatizzare con questa persona e chiedere al Signore di compatirla.

Ho conosciuto un uomo che viveva con la moglie in libera unione, cioè non era sposato con lei. Non credeva nel matrimonio. L'amore era l'unico legame che doveva unire le persone; quando l'amore veniva meno, le persone dovevano separarsi in modo amichevole e cameratesco. Se la moglie o l'amante vuole un altro amante, deve essere libera di prenderne uno; è un essere umano libero e non uno schiavo del marito, ecc. ecc. Così parlò l'uomo. Ed era sincero nei suoi discorsi, o credeva di esserlo. Ma una sera, tornando inaspettatamente a casa, trovò un altro uomo; prontamente sparò diversi colpi di pistola contro l'uomo, che fortunatamente per entrambi non risultarono fatali, e poi picchiò e soffocò la moglie - che non era nemmeno sua moglie legalmente - fino a ridurla in fin di vita. Poi l'ha *sposata* e ha smesso di parlare di amore libero. E conosco un gran numero di uomini che potrebbero filosofeggiare per ore sulla vergogna e l'umiliazione di essere gelosi, ma che, non appena c'è un motivo giustificabile per la gelosia, diventano irragionevoli come un bambino e gelosi come lo è sempre stata una donna siciliana illetterata.

Quindi, vedete, non mi sto illudendo con speranze stravaganti. Ma, tuttavia, queste argomentazioni, questi discorsi, non sono del tutto inutili. Un inizio deve essere fatto. Questo saggio forse non aiuterà - se non per i suggerimenti che verranno dati verso la fine - coloro che sono già vittime del demone della gelosia, ma potrà aiutare alcuni a tenersi lontani dalle sue grinfie (o dovrei dire: dalle sue grinfie? Non so se il demone della gelosia sia maschio o femmina).

I sentimenti sono più forti della ragione; ma questo non significa che i sentimenti non possano essere influenzati dalla ragione; decisamente possono esserlo e lo sono, e le loro *manifestazioni* sono modificate da questa influenza; e più una persona è colta, più è istruita (confido che sappiate che uso questi termini nel loro vero significato e non in quello volgare e abusato), più i suoi sentimenti, o almeno le sue azioni, saranno influenzati dalla sua ragione. In particolare, credo nell'effetto che ha sui nostri sentimenti e sulle nostre azioni l'opinione pubblica, le idee universalmente o generalmente diffuse.

Permettetemi di fare un esempio pertinente all'argomento. Un tempo si riteneva universalmente, e in molti luoghi lo si ritiene ancora, che quando una moglie peccava commetteva il crimine più imperdonabile di cui un essere umano potesse rendersi colpevole e che in tal modo *disonorava il* marito. E l'unica cosa giusta da fare per lui era sparare al rivale e cacciare la moglie, o almeno scacciarla. Questa era una *conditio sine qua non*. Riportarla a casa sua era una vergogna, un segno di debolezza imperdonabile, di degenerazione. Le nostre idee in materia sono un po' cambiate. Un marito non è più considerato disonorato, almeno in alcuni strati della società, perché la moglie ha peccato, di quanto una moglie sia considerata disonorata perché il marito ha peccato; e l'adulterio della moglie è ora, dalla maggior parte delle persone razionali, considerato diverso solo nel grado, ma non nel tipo, dall'adulterio del marito. Queste idee umane si sono affermate solo in un periodo relativamente recente, ma il loro effetto si è già manifestato in un gran numero di casi. Il perdono della moglie colpevole sta diventando abbastanza comune. Alcuni casi sono finiti sui giornali. Recentemente una moglie è stata coinvolta in una brutta faccenda; il suo peccato non solo era indiscutibile, ma anche noto; era di dominio pubblico. Ciononostante, il marito le è stato vicino e l'ha riaccolta nella sua casa e tra le sue braccia. E il numero di questi casi che non arrivano ai giornali è molto, molto più grande di quanto il pubblico abbia idea, più grande di quanto sarebbe sicuro stimare. E in una grande percentuale di questi casi il marito comincia a trattare la moglie con più amore, più considerazione, e il legame tra loro diventa più saldo, più permanente.

CAPITOLO LII

RIMEDI PER LA GELOSIA

Prevenzione e cura-Profilassi della gelosia-Rimedio adatto alle circostanze-Il marito negligente e civettuolo-Non si tratta di amore-Consiglio alla moglie dell'uomo civettuolo-Un rimedio efficace anche se volgare-La gelosia deve essere sperimentata per essere compresa-Necessità della libertà di associazione-Linee di comportamento per la moglie-Tentativo per un certo tipo di moglie e marito-L'amante abbandonato-Effetti dell'amore non corrisposto-Desiderio sessuale sublimato-Rimedio all'amore non corrisposto-L'atteggiamento di Goethe-Amori simultanei possibili-Amori succesivi possibili-Amori eterni-Quando le relazioni sessuali possono essere vantaggiose? L'atteggiamento di Goethe - Gli amori simultanei possibili - Gli amori succesivi possibili - Gli amori eterni - Quando i rapporti sessuali possono essere vantaggiosi - I rapporti sessuali acquistabili e il loro valore - Il fidanzamento rotto - I terribili effetti sul giovane - Il giovane passeggiatore - I rapporti sessuali con il fidanzato - L'inondante senso di vergogna - Il crollo - I tentativi di suicidio - Una vita sessuale attiva - I risultati - La prevenzione della gelosia.

Siamo tutti d'accordo che la prevenzione è più importante della cura. Ma quando un paziente arriva con una malattia completamente sviluppata, è inutile parlargli di prevenzione. È troppo tardi per fare sermoni. Ciò che vuole e di cui ha bisogno è una cura, se è possibile averla. Quanto precede si riferisce principalmente alla profilassi della gelosia, alla prevenzione dello sviluppo di questa malattia in futuro.

La domanda è: esiste un *rimedio* per questa malattia? Esiste una *cura* per questa orribile malattia della gelosia?

Le condizioni sono estremamente complesse e il rimedio deve essere adattato alle circostanze. Supponiamo che il marito trascuri la moglie e ne provochi la gelosia, non perché sia innamorato di un'altra donna, ma perché è civettuolo, leggero, con il cervello a piuma e sconsiderato. Questi casi sono la grande maggioranza. Molti mariti che amano o amano le loro mogli e che si credono sicuri del loro amore pensano che sia del tutto appropriato per loro andare a caccia di nuove conquiste e portare avanti piccole relazioni amorose con tutte le ragazze o le donne che possono comodamente.

Non si tratta di amore, ma solo di flirt o relazioni sessuali. In questi casi, la moglie dovrebbe parlare con il marito in modo franco e deciso, dicendogli che il suo comportamento non le piace e che la rende infelice. In molti casi questo basterà a far cambiare il comportamento del marito. Quando questo non basta, quando il marito è troppo egoista e non vuole rinunciare ai suoi piccoli piaceri, allora alla moglie non resta che adottare il vecchio e piuttosto volgare rimedio. È vecchio e, come detto, piuttosto volgare, ma ha il pregio dell'efficacia: molto spesso funziona. Che la moglie adotti tattiche simili, che flirti anche lei, che esca e torni a orari incerti, che tenga il marito indovinato su dove e con chi sia. E nove volte su dieci questo comportamento pienamente giustificabile della moglie, date le circostanze, provocherà un cambiamento rapido e radicale nel comportamento del marito. Lui sarà ben felice di dire basta. Alcune persone sono completamente prive di immaginazione. Non hanno la capacità di mettersi al posto di un'altra persona. La gelosia, in particolare, è un sentimento che nessuno può capire senza averlo provato, a meno che non sia dotato dell'immaginazione di un grande poeta. E poiché pochi mariti hanno una grande immaginazione poetica, è solo dopo aver sentito gli artigli del mostro lacerare i loro stessi cuori che possono capire i sentimenti delle loro mogli e sono disposti ad agire in modo da risparmiare a loro - e a loro stessi, naturalmente - le crudeli torture. Molte mogli e molti mariti mi hanno parlato e scritto su questo argomento e, come già detto, nove volte su dieci il rimedio ha funzionato.

Ma che dire del decimo caso? Che dire dei casi in cui il marito non può o non vuole rinunciare ai suoi flirt e alle sue relazioni esterne? Noi, sessuologi evoluti, sappiamo che non tutti gli uomini, così come non tutte le donne, sono fatti con lo stesso stampo, e ciò che è possibile o addirittura facile per nove uomini può essere molto difficile o assolutamente impossibile per il decimo. Sappiamo che ci sono uomini per i quali una relazione monogamica ferrea è assolutamente impossibile. La stimolazione di altre donne - sia quella puramente mentale, spirituale, sia quella delle relazioni fisiche - è per loro come un soffio nelle narici. In effetti, ci sono uomini la cui stessa possibilità di amare le proprie mogli dipende da questa libertà di frequentare altre donne. Possono essere estremamente gentili e amare teneramente le loro mogli, se allo stesso tempo possono frequentare spiritualmente o fisicamente altre donne. Se sono completamente tagliati fuori da qualsiasi frequentazione con altre donne, iniziano a sentirsi irritabili, annoiati, possono ammalarsi e il loro sentimento nei confronti delle mogli può diventare di risentimento, di cattiva volontà o addirittura di odio. Non è questa la sede per parlare della malvagità di questi uomini: sono fatti così e con questo fatto dobbiamo fare i conti.

Cosa deve fare la moglie di un uomo del genere? Le si aprono due linee di condotta, due vie d'uscita. La linea di condotta dipenderà dal suo temperamento e dalle sue idee sulla moralità sessuale. Ma dovrebbe scegliere la linea di condotta che le causerà meno dolore, meno infelicità. Se è una donna dal carattere orgoglioso e indipendente, in particolare se appartiene al tipo militante, lascerà il marito in fretta e furia, senza badare alle conseguenze. Ma se è una donna di tipo più dolce, più duttile, più flessibile (e posso anche dire più sottile), e se ama veramente il marito, passerà sopra alle sue piccole manie, peccatucci e trasgressioni - e potrà vivere abbastanza felicemente. E arriverà il momento in cui il marito stesso rinuncerà ai suoi peccatucci e alle sue trasgressioni e si legherà con forza alla moglie, sarà legato a lei da vincoli che non potranno mai essere sciolti. *Conosco diversi casi del genere.*

Colgo l'occasione per dire che ho il più profondo disprezzo per la moglie che, scoprendo che il marito ha commesso una trasgressione o che ha una relazione amorosa, lo lascia di punto in bianco, o fa uno scandalo pubblico, o chiede il divorzio. Una moglie del genere *non ha mai* amato il marito e lui se ne è liberato. Ciò che ho detto per la moglie si applica *quasi* con la stessa forza al marito.

L'amante abbandonato. Ma cosa deve fare l'amante abbandonato? Prendiamo il caso di A e B, e facciamo in modo che A rappresenti un uomo qualsiasi e B una donna qualsiasi; o, *viceversa*, facciamo in modo che A sia la donna e B l'uomo, perché nella gelosia e nell'amore ciò che vale per un sesso è applicabile praticamente con la stessa forza al sesso opposto. Supponiamo che A sia intensamente geloso e profondamente, appassionatamente innamorato di B; ma B è del tutto indifferente e non si cura di ciò che A può provare o fare. A e B possono essere sposati o meno; questo non cambia materialmente il caso. Supponiamo che B, se non è sposata con A, se ne vada e sposi un altro uomo, o che, se è sposata con A, se ne vada e lo lasci; oppure supponiamo che B non ami nessun altro, ma rimanga indifferente alle avances di A o lo respinga perché non può ricambiare il suo amore. L'amore non corrisposto, da solo, può causare torture feroci quasi quanto la gelosia più intensa. E A soffre di torture. Cosa deve fare? Cosa farà per salvarsi, per salvare la sua salute, la sua mente, la sua vita? Perché non riesce a mangiare, non riesce a dormire, non riesce a lavorare e sente che sta andando in pezzi. Ha perso la sua posizione e rischia di perdere la ragione. Cosa fare per sfuggire alla pazzia o alla tomba del suicidio? C'è un solo rimedio. Che usi tutte le sue energie per trovare un *sostituto*. Intendo un sostituto vivente. Il mero desiderio sessuale può essere sublimato, in una certa misura, in altri canali, può essere sostituito dal lavoro, dallo studio, da un hobby o da qualche interesse coinvolgente. Un grande amore non corrisposto, con l'elemento della gelosia presente o assente, non può essere sostituito da nient'altro se non da un altro amore. E se un amore altrettanto grande è impossibile, che sia un amore minore o una serie di amori minori. Quando Goethe, uno dei grandi amanti del mondo, non riusciva a percorrere l'ampio viale di un grande amore, percorreva i sentieri secondari di una serie di piccoli amori. Il discorso comune secondo cui una persona non è in grado di amare più di una volta nella vita è una sciocchezza. Un uomo o una donna possono amare, e amare molto profondamente, un certo numero di volte; e amare contemporaneamente o successivamente. Spesso è solo una questione di opportunità. So che *ci sono* amori eterni, che ci sono amori per i quali non si può trovare un sostituto. Ma questi amori supremi e divini sono così rari che tra i comuni mortali possono essere tralasciati. Sono appannaggio di superuomini e superdonne. Normalmente si può trovare un sostituto. L'amore sostitutivo non potrà mai raggiungere l'intensità dell'amore originale, non potrà mai dare una soddisfazione piena o anche solo a metà; ma aiuterà a smussare il filo tagliente, agirà come un emostatico parziale per il cuore sanguinante, lenirà e anestetizzerà la ferita anche se non potrà guarirla completamente. E questo è un aiuto prezioso mentre la persona che soffre sta tornando in sé, mentre i frammenti raccolti di una vita spezzata vengono cementati e mentre il cemento si indurisce. Sì, l'uomo o la donna che si trova nell'inferno a causa di un amore non ricambiato o tradito non dovrebbe perdere tempo a cercare un amore sostitutivo. Non credo che le persone perdano la salute e la mente a causa di una sofferenza che non giova a nessuno.

Ma mi spingerò ancora oltre. Quando non si riesce a trovare un amore sostitutivo, grande o piccolo che sia, allora i semplici rapporti sessuali possono aiutare a diminuire la sofferenza, a calmare il cuore turbolento, ad alleviare il cervello dolorante. Come tutto ciò che è legato al sesso, così le nostre idee sulle relazioni sessuali illecite che non sono legate all'amore sono intrise di ipocrisia e false fino al midollo. Sebbene le relazioni sessuali acquistabili e senza amore non possano, ovviamente, essere paragonate a quelle amorose, tuttavia, secondo il nostro attuale codice sociale, economico e morale, sono le uniche relazioni che migliaia di uomini e donne possono avere, e sono meglio di nessuna; e in una percentuale considerevole di casi un elemento di romanticismo e di maggiore o minore permanenza si lega ad esse, e agiscono come un sostituto più o meno soddisfacente delle relazioni amorose autentiche.

Non sto tessendo ragnatele teoriche. Parlo per esperienza, l'esperienza di pazienti e amici confidenti. Potrei raccontare molti casi interessanti. E potrei farlo, in un volume più appropriato. Qui ne basteranno uno o due.

Aveva ventisei anni ed era uno studente all'ultimo anno del College of Physicians and Surgeons della Columbia University di New York. Era innamorato e si considerava fidanzato da quattro o cinque anni con una ragazza di due anni più giovane di lui. Lei era, ovviamente, la ragazza più bella del mondo, di tutto il mondo; infatti, non c'era nessun'altra a cui paragonarla. Era unica, era sola. Ma da circa un anno era diventata piuttosto fredda nei suoi confronti, il che accendeva ancora di più la sua fiamma. All'improvviso ricevette un biglietto in cui gli si chiedeva di non telefonare più, né di cercare di comunicare in altro modo. Lui le scrisse, ma le sue lettere tornarono indietro senza essere aperte. Poco dopo lesse del fidanzamento di lei con un importante giovane banchiere. Quasi impazzì, e non in senso figurato. La sua insonnia era *totale* e resisteva a tutte le cure. Quando il polso divenne molto rapido e i suoi occhi acquisirono l'aspetto selvaggio che hanno dopo molte notti insonni, si tentò di somministrare degli ipnotici, ma non ebbero praticamente alcun effetto. Il cloralio, il veronal, ecc. lo rendevano solo "drogato", irritabile e depresso, ma non gli davano un'ora di sonno ristoratore. L'appetito era scomparso, di tanto in tanto gli arti si contraevano e lui rimaneva seduto a fissare il vuoto per ore. Di studiare o frequentare le cliniche non se ne parlava e non tentò nemmeno di sostenere gli esami finali. I genitori erano angosciati, ma non potevano fare nulla per lui. Il minimo tentativo di interferenza da parte loro, qualsiasi tentativo di consolarlo, di indurlo a riprendersi, lo rendeva più irritabile, più morigerato, tanto che alla fine lo lasciarono solo. Era praticamente un astemio totale, ma una sera uscì e tornò a casa ubriaco; da allora bevve spesso e pesantemente. I suoi genitori non potevano fare nulla con lui. Una sera a Broadway fu avvicinato da una giovane passeggiatrice. Aveva un viso piacevole e simpatico e lui andò con lei. *Quella fu la sua prima esperienza sessuale.* Fino a quel momento era stato casto. La incontrò di nuovo la sera seguente. A poco a poco tra loro nacque una sorta di amicizia. Lei scoprì la causa del suo dolore e, con premura materna, fece di tutto per consolarlo, e lui cominciò ad aspettare con ansia l'incontro serale con lei. Il suo dolore divenne gradualmente meno acuto, smise di bere, cosa che non gli piaceva e che aveva iniziato a fare solo per attutire il dolore; cominciò a riprendersi e in sei o otto mesi superò l'ultimo anno alla Columbia e si laureò correttamente. Mantenne l'amicizia con la ragazza per oltre due anni, quando lei morì di polmonite. Non la amava, ma gli piaceva stare con lei, perché la sua presenza gli dava conforto fisico e mentale. È possibile che lei lo amasse sinceramente, ma tra loro non c'è mai stato alcun discorso sentimentale e non si sono mai posti il problema della permanenza del rapporto. Entrambi sapevano che era temporaneo. Ma è assolutamente certo che, se non fosse stato per uno dei rappresentanti della classe che viene disprezzata, cacciata e perseguitata da poliziotti brutali e giudici ignoranti, sarebbe diventato un barbone o, molto probabilmente, si sarebbe suicidato, cosa che ha fatto più volte; solo la pietà per la madre e le sorelle lo ha trattenuto.

Ed ecco un altro caso. Una ragazza di circa ventotto anni si innamorò di un uomo di quattro o cinque anni più anziano. L'amore sembrava essere ricambiato e presto si fidanzarono. Lui chiese che il fidanzamento, a causa di alcuni motivi di lavoro, fosse tenuto segreto. Lei non conosceva bene quell'uomo, ma lo aveva incontrato in occasione di diversi intrattenimenti e di eventi ecclesiastici e le era sembrato molto simpatico. Lui trovava sempre qualche scusa per ritardare il matrimonio e, dopo che erano stati fidanzati per circa un anno, cominciò a insistere sui rapporti sessuali. Pur avendo un carattere raffinato e nobile, lei era di natura passionale e non oppose molta resistenza. Molte ragazze che non indulgerebbero in nessun caso a relazioni illecite, considerandole un grande peccato, non hanno alcuna remora ad avere rapporti con i loro fidanzati. Hanno vissuto insieme per circa un anno. Stavano insieme quasi tutti i giorni, tranne ogni tanto, quando lui si assentava per una o due settimane per lavoro. Una volta partì e non tornò più. Le scrisse che i loro rapporti erano finiti; che era un uomo sposato e padre di figli; che aveva sperato di ottenere il divorzio, ma che ora aveva cambiato idea e che lei doveva dimenticarlo, ecc. Tutto era nero davanti a lei. Le costò uno sforzo supremo per non svenire, e fu sostenuta in questo sforzo dal fatto che quando arrivò la lettera si trovava in presenza di amici; un senso di vergogna terribile, opprimente, totalizzante le diede la forza di non tradire la sua condizione e la sua storia di fronte al mondo intero. Ma non appena rimase sola, crollò completamente. L'insonnia era la più assoluta che si potesse immaginare, l'anoressia completa, ma le caratteristiche più angoscianti erano i frequenti svenimenti, le forti palpitazioni del cuore e i tremori. Non provava amore per quell'uomo, come diceva lei stessa. Il suo amore si era trasformato in odio e disprezzo, ma la gelosia era totalizzante. Come un fuoco ardeva in lei, bruciando il suo cervello e la sua anima giorno e notte.

Sentendo di non essere abbastanza forte per sopportare questa tortura fisica e mentale, decise di suicidarsi. Come mezzo scelse il gas. Fortunatamente l'odore divenne percepibile prima che la ferita fosse irreparabile. Si salvò. Ma sentiva di non poter sopportare a lungo la tortura e soprattutto temeva che la sua mente avrebbe ceduto. Aveva un particolare orrore della follia. Decise quindi di fare un altro tentativo, questa volta con il bicloruro. Anche in questo caso si salvò. Una sua amica si rese conto degli eventi che stavano accadendo e la presentò ad alcuni signori amici. Erano persone gentili e più o meno radicali sulla questione del sesso. Per affogare il suo dolore cominciò a uscire molto spesso con quella folla e, con sua sorpresa e gioia, scoprì che presto cominciò a pensare sempre meno al suo spregevole seduttore e, cosa più importante per lei, riuscì presto a dormire. Per circa sei mesi condusse una vita sessuale estremamente attiva, quasi promiscua. Ma poi ha smesso, perché si sentiva normale e non ne aveva più bisogno. Ora è felicemente sposata.

Ho finito questo saggio piuttosto lungo su una delle manifestazioni più dolorose della vita emotiva umana. Ripeto che sono consapevole che i sentimenti sono spesso più forti della ragione; ma dire questo non significa affermare che i sentimenti non possano essere modificati e tenuti sotto controllo dalla ragione. Sono certo che una lettura attenta e aperta di queste pagine e l'accettazione delle idee in esse promulgate aiuterebbero a *prevenire* buona parte dell'infelicità della gelosia e a curarne una certa percentuale dopo che ha trovato alloggio nel cuore di uomini e donne infelici.

Ci sono un paio di altri punti che potrebbero essere toccati, ma con la libertà di stampa in riferimento alle questioni sessuali come esiste oggi in questo Paese, ho detto tutto quello che potevo dire.

CAPITOLO LIII

PAROLE CONCLUSIVE

È mia sincera convinzione - e la conservo nonostante questa orribile e miserabile guerra che sembra stia distruggendo le fondamenta di tutto ciò che ci è caro, distruggendo tutte le conquiste umane e morali che sono state faticosamente costruite nel corso di molti secoli - che arriverà il momento in cui il mondo sarà praticamente libero dal dolore e dalla sofferenza. Quasi tutte le malattie saranno sconfitte, gli incidenti saranno rari, la paura della fame o della povertà o della disoccupazione non perseguiterà più gli uomini e le donne, ogni bambino che nasce sarà ben nato e ben accetto, e le numerose ansie e ambizioni che ora turbano la vita di tanti abitanti della terra non ci tormenteranno più. Saranno i ricordi di un passato morto e dimenticato.

Sì, credo che arriverà il momento in cui il mondo sarà praticamente libero dal dolore e dalla sofferenza. Ma c'è un'eccezione. Non credo che saremo mai in grado di eliminare completamente le *tragedie del cuore*. Per i nostri mali fisici, che saranno pochi, ci sarà una professione medica socializzata; ovunque ci saranno ospedali e case di convalescenza gratuiti. Il problema della disoccupazione sarà affrontato dallo Stato, in modo che non ci sia alcun problema di disoccupazione. Ci sarà lavoro per tutti e ognuno farà il lavoro che gli è più congeniale. Ma lo Stato, temo, non potrà fare nulla nelle questioni di cuore. Quando John amerà Mary con ogni fibra della sua anima, e Mary rimarrà completamente indifferente, nessun medico dello Stato e nessun funzionario del Governo potrà offrire un balsamo o una consolazione al povero John. E se Mary ama Robert, e Robert si comporta in modo tale da spezzare il cuore di Mary, allora nessuna colla ufficiale potrà ricomporlo e nessuna casa di riposo potrà rimetterlo a posto.

Sì, credo che le pene d'amore e le tragedie del cuore faranno soffrire gli uomini e le donne mortali anche nel regime sociale più perfetto. Ma credo anche che questi dolori saranno meno acuti, che la sofferenza sarà meno crudele di quella attuale.

Idee corrette sull'amore, rapporti più liberi tra i sessi, una vita sessuale normale e regolare, un atteggiamento più sano nei confronti di molte cose che oggi sono ingiustamente considerate vergognose o criminali, eviteranno in larga misura le tragedie del cuore e ne faciliteranno la cura laddove non possono essere evitate.

È dovere di tutti coloro che amano l'umanità studiare le varie fasi della sessualità umana e contribuire a diffondere idee sane e umane sul tema del sesso e dell'amore.

L'autore confida che Woman: Her Sex and Love Life contribuirà, in qualche misura, a diffondere idee sane e oneste sul sesso tra gli uomini e le donne d'America.

ALTRI TITOLI